实用中药学

钱桂敏　主编

ZHEJIANG UNIVERSITY PRESS
浙江大学出版社

图书在版编目(CIP)数据

实用中药学 / 钱桂敏主编. —杭州:浙江大学出版社,2022.6
ISBN 978-7-308-22611-0

Ⅰ.①实… Ⅱ.①钱… Ⅲ.①中药学－医学院校－教材 Ⅳ.①R28

中国版本图书馆 CIP 数据核字(2022)第 079041 号

实用中药学

钱桂敏　主编

责任编辑	伍秀芳(wxfwt@zju.edu.cn)
责任校对	殷晓彤
封面设计	雷建军
出版发行	浙江大学出版社
	(杭州市天目山路 148 号　邮政编码 310007)
	(网址:http://www.zjupress.com)
排　　版	浙江时代出版服务有限公司
印　　刷	浙江全能工艺美术印刷有限公司
开　　本	787mm×1092mm　1/16
印　　张	19.25
字　　数	469 千
版 印 次	2022 年 7 月第 1 版　2022 年 7 月第 1 次印刷
书　　号	ISBN 978-7-308-22611-0
定　　价	78.00 元

编　委　会

主　编：钱桂敏

副主编：钱旭武

编　委（以姓氏笔画为序）：

　　　杨　扬　周淑宁　姜雨辰

前　言

　　《实用中药学》是浙江省普通高校"十三五"新形态教材之一,是中药类专业基础课程"中药学"的配套教材。该课程在中药购销、中药制药、中药调剂、中药养护以及中药质量控制等领域处于举足轻重的地位,同时也是中药类专业学生职业教育技能考核的主要内容之一。

　　《"健康中国 2030"规划纲要》明确指出要提高中医药服务能力,推进中医药继承创新。本教材以 2020 版《中华人民共和国药典》(简称《中国药典》)为准,涵盖执业中药师考试大纲中涉及本课程的所有知识点,以实用为主,基于工作过程,满足岗位要求,培养学生合理用药的能力,建立中药形态与功效的联系,为后续专业课如方剂学、中药鉴定学等课程的学习奠定基础。

　　全书分总论、各论两部分。总论分三章介绍中药的基本理论知识,包括中药发展概况,以及中药性能、配伍、应用等基本概念。各论分为十七章,介绍全国多数地区常用中药 400余种,并按照药物功效进行分类,主要介绍各类中药的性味、功效、主治、配伍、应用等知识及相关技能。

　　本教材融合互联网新技术,以嵌入二维码的纸质教材为载体,嵌入视频、音频、作业、测验、拓展资源等数字资源。这种新形态教材在国内外同课程教材中尚属首例,将课堂教学与在线学习无缝对接,克服了课程教学课时不足的缺点,丰富了教学手段,构建了线上线下混合的学习模式,使学生通过对教材的学习,能够很好地理解常见中药的性、功效、应用,为预防、治疗疾病以及保健等正确用药,防止百姓误用、滥用中药提供专业指导。

　　本教材由钱桂敏编写总论以及各论中的第一、六、七、八章,钱旭武编写各论中的第九、十、十一章,杨扬编写各论中的第二、十二、十三、十四章,周淑宁编写各论中的第三、五、十五章,姜雨辰编写各论中的第四、十六、十七章。

　　由于编者水平有限,本教材内容难免存在不当之处,恳请大家在使用本教材过程中提出宝贵意见,以便进一步修订和提高。

编　者

2022 年 6 月

目　录

第一部分

总　论

引　言

中药有着悠久的历史、独特的理论体系和应用形式，充分反映了我国历史文化、自然资源等方面的若干特点，因此人们习惯上把在中医药理论指导下，用于预防、治疗、诊断疾病并具有康复与保健作用的物质，统称为中药。中药对维护我国人民身体健康、促进中华民族的繁衍昌盛做出了重要贡献。

前言

中药主要来源于天然药及其加工品，包括植物、动物、矿物及部分化学、生物制品类药物。由于植物药占绝大多数，使用也更普遍，所以古代相沿把药学叫作"本草"学，而"本草"学也相应被称为"中药学"或"中草药学"。中药学就是专门研究中药的采制、性能、功效及应用方法等知识的一门学科。

中药的概念 1

中药是相对于西药而言的，传统上被称为国药。与中药相近的还有草药。草药系指流传于民间，为民间医生所习用，且加工炮制欠规范的天然药物。草药经过历史考验，往往可以转化为中药。由于中药与草药之间存在密切的联系，所以经常将中药与草药合称为中草药。而民族药是指我国民族地区所习用的药物，其药源与中药基本相同，具有民族医药特色和较强地域性，如藏药、蒙药、傣药、苗药等。民族药与中药同样都是中国传统医药的重要组成部分。

中药的概念 2

中药根据加工的情况可以分为中药材、饮片和中成药三大类。中药只经产地简单加工的，称为中药材，又叫原药材；将中药材按相应的炮制规范进行炮制的，被称为饮片；以饮片为原料，按规定的处方和方法，加工制成一定的剂型，被称为中成药，由于使用方便，中成药已被越来越多的人们所喜用。

中药的概念 3

第一章　中药的起源与发展

中药的发现和应用与中华民族的经济、文化和社会发展同步,是一个漫长而悠远的历史过程。这个过程可以概括为起源、古代发展和现代发展三阶段,经历了不同的时期。

原始社会时期(远古—公元前21世纪)　原始社会人们主要以尝食野生草木度日,所以最先积累了植物药的知识。在狩猎过程中,人们吃到了较多的肉类,发现了动物药,并随畜牧业的发展认识了更多的动物药。就这样,我们的祖先在生产与生活实践过程中认识了中药,在应用中药防治疾病的过程中积累了中药知识。

古代对中药起源的传说,多与"神农"有关。如《淮南子·修务训》载"神农尝百草之滋味,水泉之甘苦,令民知所避就。当此之时,一日而遇七十毒"。可见人们认识药物的艰难过程。因此,原始社会时期是中药的起源阶段。

夏商周时期(公元前21世纪—前221年)　随着社会的发展和文化的进步,传播药物知识的方式由最初的"口耳相传"发展到文字记载。进入奴隶社会,手工业逐步发达,夏代已有精致的陶制器皿。而殷商时期,人们在日常生活中更加广泛使用陶器,同时对食品加工的知识也不断丰富和提高,人工酿酒和汤液的发明对药学的发展起到巨大的作用,汤剂作为中药最常用的剂型之一也得以流传,中药从理论到应用随之进入发展时期。

早期药学知识的文字记述,可追溯到公元前 1000 多年的西周时期。如在《周礼·天官冢宰》篇中就有"医师,掌医之政令,聚毒药以供医事"。先秦时期的诸子书中,有关药物资料的记述颇多。如《诗经》收录 300 多种药用动物、植物名称,可以说是我国现存文献中最早记载具体药物的书籍。《山海经》中记录 126 种药物,所治病种达 31 种之多,包括内、外、妇、眼、皮肤等科疾患,其中有关补药和预防的记载反映了当时我国古代预防医学思想萌芽,可见那时药物知识已相当丰富。

春秋战国时期《黄帝内经》的问世,奠定了我国医学发展的理论基础,对药学的发展同样产生了巨大的影响。如《素问·至真要大论》"寒者热之,热者寒之",《素问·藏气法时论》"辛散""酸收""甘缓""苦坚""咸软"等,奠定了四气五味学说的理论基础。《素问·宣明五气篇》"五味所入,酸入肝、辛入肺、苦入心、咸入肾、甘入脾,是为五入"是中药归经学说之先导。《素问·六微旨大论》"升降出入,无器不有",《素问·阴阳应象大论》"味厚者为阴,薄者为阴中之阳;气厚为阳,薄者为阳中之阴"等,是后世中药升降浮沉学说的理论依据。《黄帝内经》记载方剂 13 首,数目虽少,但剂型并不单一,给药途径也有特色,所用药物对炮制、制剂、用法的要求十分讲究。

成书年代与《黄帝内经》同时或更早的《五十二病方》虽然并非药物专著,但用药却达 240 余种,所载医方 280 多个,所治疾病涉及内、外、妇、五官等科。其载药数目之多,复方用药之早,所治疾病之广,反映出先秦时期用药已具相当规模了。

秦汉时期(前 221 年—220 年)　《神农本草经》(简称《本经》)被公认为是现存最早的本草专著,一般认为该书约成书于东汉末年(约公元 2 世纪)。全书载药 365 种,其中植物药 252 种,动物药 57 种,矿物药 46 种。这些药物按功效不同可以分为上、中、下三品。上品 120 种,滋补强壮,延年益寿,无毒或毒性很弱,可以久服;中品 120 种,治病补虚,兼而有之,有毒或无毒,当斟酌使用;下品 125 种,专祛寒热,破积聚,治病攻邪,多具毒性,不可久服。该书序录部分总结了中药的基本理论,如四气五味、有毒无毒、配伍规律、服药方法、剂型宜忌等,奠定了中药学的理论基础,对后世本草学理论的发展影响深远。书中所载各药的内容以性味、功效、主治为主,多数药效确切可靠。它是我国现存最早的珍贵药学文献,也是中药学成为一门完整学科的重要标志。

神农本草经

两晋南北朝时期(265—581 年)　《神农本草经》成书后,历经后汉、三国、两晋至南北朝,书中药物不断增加新的功效和用途,同时不断发现和增加新的药物。梁代陶弘景搜集整理历代名医相继记录,在《神农本草经》的基础上加以注释,编撰成《本草经集注》。全书七卷,载药 730 种,对魏晋以来药学发展情况做了全面的总结。该书首创药物自然属性分类方法,对药物的形态、性味、产地、采集、剂量、真伪辨别等做了较详尽的论述,强调药物的产地与采制方法同疗效有着密切的关系。该书还首创了"诸病通用药",列举了 80 种药物,如治黄疸通用茵陈、栀子、紫草等,治风通用防风、防己、秦艽、川芎等。此外,该书还考订了古今用药的度量衡,并规定了汤、酒、膏、丸等剂型的制作规范。

本草经集注

在两晋、南北朝时期,对中药学发展起过重要作用的还有风行一时的道家炼丹术与新兴学科分支——炮炙学的创立。如东晋时期葛洪的《抱朴子》即是服食炼丹的代表作之一,书中记载了许多制药化学实验。炼丹术的兴盛既扩大了矿物药的应用范围,又促进了制药化学的发展。刘宋时期雷敩(xiào)的《炮炙论》记述了各种药物通过适宜的炮制,可以提高疗效,减轻毒性和烈性,保证用药安全,从而发展了药物加工炮制技术。

两晋、南北朝的300多年间,出现了大批方书,其中东晋时期葛洪的《肘后备急方》(简称《肘后方》),选方简、便、廉、效,反映晋以前民间疗法的成就,为研究我国古代民间方药(特别是急救方剂)提供了重要的参考资料。

隋唐时期(581—907年)　我国南北统一,经济文化繁荣,交通发达,外贸增加,印度及西域地区药品输入日益增多,推动了医药学术迅速发展。陶弘景《本草经集注》成书之际正处于南北分裂时期,对北方药物了解不够,内容上存在一定的局限性。因此,唐朝颁布了由孙无忌、李勣(jì)领衔编修,由苏敬实际负责,23人参加撰写的《新修本草》(又名《唐本草》)。显庆四年全书完成,共54卷,收药844种(一说850种),新增药物114种(一说120种),由药图、图经、本草三部分组成,分为玉石、草、木、兽禽、虫、鱼、果菜、米谷、有名未用等9类。在编写过程中,唐政府通令全国各地选送地道药材,作为实物标本进行描绘,从而增加了药物图谱,并附以文字说明。这种图文并茂的方法开创了世界药学著作的先例。《唐本草》是最早由国家颁行的、具有药典性质的本草书籍,它比世界著名的欧洲纽伦堡药典(1542年)要早800多年。

唐代药学著作颇多,但对中药学发展影响较大的为数不多。开元年间,陈藏器搜罗了《新修本草》遗漏的民间药物,加上当时新发现的一些药物,仔细考核,订正谬误,编成了《本草拾遗》十卷,进一步丰富了本草学内容。陈氏还创立了以药物功效进行分类的方法,提出宣、通、消、补、泻、轻、重、燥、湿、滑、涩等10种分类方法,对后世方药分类产生了很大的影响。

盛唐时期,孙思邈著《千金要方》和《千金翼方》,前书载方5300余首,后书载方2000余首,系统地收集了汉、晋、南北朝及隋代的医方和海外传来的方剂。王焘的《外台秘要》载方6000余首,所选医方均著有书名、出处,是研究唐以前方剂的宝贵资料。

宋金元时期(960—1368年)　宋代由于生产力的提高,经济的繁荣,特别是科技、文化的进步,临床医学的发达,促进了药物学发展。药物品种的增加,用药经验的积累,炮制、制剂技术的改进,成药应用的推广,促进了宋代药学的蓬勃发展。对于本草、方术的整理,政府曾组织修订、增补。973年,宋廷首先诏令刘翰、马志等在《新修本草》《蜀本草》的基础上修改增订宋代第一部官修本草《开宝新详定本草》,次年又经李勣、扈蒙等重新校勘,定名为《开宝重定本草》(简称《开宝本草》)。书中载药984种,新增药物达134种,还增加了一些注释。

1057年(嘉祐二年),又出现了第三部官修本草,即《嘉祐补注神龙本草》(简称《嘉祐本草》),由掌禹锡、林亿、苏颂等在《开宝本草》的基础上,经三年时间修订而成。书中收载新旧药物1082种(实际1083种),新增药物99种(新补82种,新定17种)。1058年宋朝政府又仿唐《新修本草》旧例,诏令全国征集各州郡所产药材标本及实际图形并注明形态、采收、功效等资料,编成《本草图经》,载药780种,其中新增民间药物103种,共绘制药图933幅,成为我国现存的第一部刻板药物图谱。该书对药物的来源和鉴别进行了详细讨论,同时记录了药物的应用和大量单方。宋代医家编撰本草著作甚多,但在中药发展史上有突出贡献者,首推唐慎微的《经史证类备急本草》(简称《证类本草》)。他把《嘉祐本草》与《本草图经》综合编撰,并把从经史、医籍、方书中所搜集的大量单方和有关药学资料附编其后。该书成书于1082年,收载药物1744种,新增药物526种,附方3000余首,具有药品众多、资料丰富、内容广泛、体例完备等特点,为保存古代本草文献和推进本草学发展起到了承前启后的作用。由于该书的学术价值极高,宋朝政府曾多次令人修订,因而有"大观""政和""绍兴"等不同年号的《证类本草》刊行。

明代(1368—1644年)　明代是中药学在封建时代发展的鼎盛时期,这一时期留下的本草著作甚多。明代最具代表性的本草著作,首推《本草纲目》。作者李时珍(1518—1593年),是我国伟大的医药学家。他"渔猎群书,搜罗百氏",书考八百余家;实地考察,采访四方,足迹遍及大江南北。三易其稿,经

本草纲目等

30年,终于在1578年编成了集我国16世纪之前药学大成的科学巨著。全书共52卷,收藏药物1892种(实为1897种),附方11000余首,改绘和新增药图1109幅,新增药物374种。书中药物以五行(水、火、土、金、木)、三界(矿、植、动)为依据,按自然属性和生态条件为分类基础,将其分为16纲,60小类,为中古时期最完备的分类系统,是我国科技史上极其辉煌的成就,也为世界科学技术进步作出了贡献。书中综合了16世纪之前的动物学、植物学、矿物学、地矿学以及化学等多学科知识,因此它的影响远远超出了药物学范围。该书17世纪末即传播到海外,先后被全译或节译成日、朝、英、法、德等多种文本,流传亚欧北美等地,成为我国在世界流传最广的本草著作。

在中药炮制方面,缪希雍的《炮炙大法》是明代影响最大的炮制专著,书中所述的"雷公炮制十七法"对后世影响很大。在炮制方法不断得到完善的同时,炮制技术也在不断提高。明末的《白猿经》记载了用鲜乌头榨汁、日晒、烟熏,使药面上结成冰,冰即是乌头碱的结晶,比19世纪欧洲人从鸦片中提取出吗啡(号称世界上第一种生物碱)还要早100多年。

在食疗方面,朱橚的《救荒本草》(1406年)为饥馑年代救荒所著,书中将民间可供食用的救荒草木按实物绘图,标明出产环境、形态特征、性味及食用方法。本书既扩大了食物资源,又丰富了植物学、本草学内容,有一定的科学价值。

清代(公元1644—1911年)　清代的本草著作大多为适应临床用药而作,以删繁就简、阐述经义、探讨药性、阐发机制为主。在中药学发展史上占有一席之地的,当推赵学敏的《本草纲目拾遗》。他在广泛收集民间药物资料的基础上,按《本草纲目》分类体系进行整理。全书收载药物921种,而新增的药物即达716种之多,为本草学发展提供了大量宝贵资料,是本草学中新增药物最多的著作。由于该书资料是从众医药书籍、地方志书及笔记小说中搜集来的,引用文献达600余种,其中不少本草、医书现已佚失,赖该书引用得以部分保存,故有较高的文献价值。书中还附有大量简易有效医方,尚有发掘应用价值。此外,还有吴其浚的《植物名实图考》,该书虽以记述植物为主,但也记录了大量的民间药物资料,对丰富本草学内容作出了贡献。

民国时期(1912—1949年9月)　"改良中医药""中医药科学化""创立新中医"等口号风行一时,形成民国时期中医药学发展的一大特点。国民政府对中医药采取了不支持和歧视的政策,但是在仁人志士的努力下,中医药学以其顽强的生命力,依然继续向前发展,并取得了不少的成果。

中药辞书的产生和发展是民国时期中医药学发展的一项重要成就,其中影响最大的首

推陈存仁主编的《中国药学大辞典》(1935 年)。全书约 200 万字,收录词目 4300 条,既广罗古籍,又博采新说,且附有标本图册,受到药界的推崇。该书虽有不少错讹,仍不失为近代第一部有重要影响的大型药学丛书。

民国时期,随着西方药学知识和化学、生物学、物理学等近代科学技术在我国的迅速传播和发展,初步建立了以中药为主要研究对象的药用动物学、药用植物学、生药学、中药鉴定学、中药药理学等新的学科。在当时条件下,其成果集中在中药的生药、药理、化学分析、有效成分提取及临床验证等方面,对本草的发展所作的贡献应当得到充分肯定。

中华人民共和国成立以后(1949 年 10 月以后) 中华人民共和国成立 70 多年来,我国社会主义事业取得了伟大的成就,政治稳定,经济繁荣,重大科学技术研究成果层出不穷,许多先进技术引进到中医药中,大大促进了中医药学的发展。政府高度重视中医药事业的继承和发扬,并将其列入国家宪法之中,制定了一系列相应的政策和措施,使中医药事业走上了健康发展的轨道,通过中医药院校的建立和发展,培养了大批中医药人才。中医药研究机构遍及全国各省份,广泛开展中药化学、药理、临床的研究,发掘出大批有效新药。多次开展全国性的药材资源普查,整理出版了一批地方药志和全国性专门著作。重新编辑的古今医方、验方、方书、辞典及其他工具书亦大量涌现。

在中药新著中,最能反映当代本草学术成就的,有各版本《中华人民共和国药典》《中药大辞典》《中药志》《全国中草药汇编》《原色中国本草图鉴》《中华本草》等。《中华人民共和国药典·一部》作为中药生产、供应、检验和使用的依据,以法典的形式确定了中药在当代医药卫生事业中的地位,也为中药材及中药制剂质量的提高、标准的确定起到巨大的促进作用,在一定程度上反映了当代药学水平。《中药大辞典》(1977 年)由江苏新医学院编写,分上册、下册及附篇三部分,共收载中药 5767 种,包括植物药 4773 种,动物药 740 种,矿物药 82 种,传统作单味使用的加工制成品 172 种。全书内容丰富,资料系统、齐备,主要原植物(动)药材均附以墨线图,引文直接标注最早出处或始载文献,有重要的文献价值,是新中国成立以来最全面的中药巨型工具书之一。《中药志》由中国医学科学院药物研究所等编写,1959 年出版。其特点是在广泛调查研究的基础上,采用现代的科学方法和手段,对中药的质量真伪、优劣进行鉴别和比较,以保证用药的准确性。该书另一大特点是增加了本草考证等方面的内容。《全国中草药汇编》由中国中医研究院中药研究所、中国医学科学院药物研究所、北京药品生物制品检定所会同全国九省二市及北京的有关单位代表组成编写组,负责编写整理及绘图工作,于 1975 年 9 月和 1986 年 7 月两次由人民卫生出版社出版。全书分文字与图谱两部分。文字部分分上、下两册:正文收载中草药 2202 种,附录 1723 种,连同附注中记载的中草药,总数在 4000 种以上,并附墨线图近 3000 幅。为配合正文而编绘的《全国中草药汇编彩色图谱》全面地整理了全国中草药关于认、采、种、养、制、用药方面的经验与有关国内外科研技术资料,内容正确可靠,重点突出,便于应用,相当于一部 20 世纪 70 年代的"现代实用本草",是对新中国成立 20 多年中药研究和应用的一次大总结。《中华本草》(1999 年)几乎涵盖了当今中药学的全部内容,总结了我国两千多年来的中药学成就,学科涉猎众多,资料收罗颇丰,分类先进,项目齐全,载药 8980 种,是一部反映 20 世纪中药学科发展水平的综合性本草巨著。

新中国成立以来,中国政府先后 3 次组织各方面人员进行全国性的药源普查。通过普查,基本上摸清了天然药物的种类、产地分布、生态环境、野生资源、蕴藏量、收购量和社会需求量等。在资源调查的基础上,编著出版了全国性的中药志及一大批药用植物志、药用动物志及地区性的中药志,蒙、藏、维、傣、苗、彝等少数民族药也得到科学整理。1999 年,通过全国普查,使中药数达到 12807 种。普查中发现的国产沉香、安息香、马钱子、阿魏、萝芙木等已经得到开发利用,并能在相当程度上满足国内需求,不再完全依赖进口。

随着现代自然科学的迅速发展及中药自身发展的需要,中药的现代化在深度和广度上都取得瞩目的成就。中药鉴定学、中药化学、中药药理学、中药炮制学、中药制剂学等分支学科都取得显著进展。用现代科学方法对中药做了大量的研究工作,发现不少抗癌药物、防治心血管疾病药物、抗寄生虫药物、抗菌抗病毒药物、防治肝炎药物,还对常用传统中药进行了系统的化学研究,有的以酶或受体等生物学指标筛选化学成分,获得较好的成绩。中药药理学研究成绩也很显著,在系统药理学(如心血管药药理、抗癌药药理、免疫药药理等)、症候药理学(如清热药药理、活血化瘀药药理等)、中药有效成分的代谢及药代动力学等方面均取得较好的进展。

我国医药学源远流长,内容浩博,我们要在取得成绩的基础上,动员多学科的力量,促使丰富多彩的中医药学取得更大的成就,让安全有效、质量可控的中药早日走向世界,为人类的健康作出新的贡献。

历代重要的本草著作汇总简表

书名及其别称	作者	朝代与年代	载药方数	价值意义
《神农本草经》(《本经》)	—	秦汉(50—150 年)	365	最早的本草,概括了早期理论和经验
《本草经集注》(《集注》)	陶弘景	梁(492—500 年)	730	首创按药物自然属性分类法,全面系统地整理、补充《本经》
《新修本草》(《唐本草》)	苏敬等	唐(659 年)	850	最早具药典性质、图文并茂的官修巨著
《经史证类备急本草》(《证类本草》)	唐慎微	宋(1082—1094 年)	1746	综合性本草巨著
《本草纲目》	李时珍	明(1578 年)	1892	收载全面的综合性本草巨著,被誉为"古代中国百科全书"
《本草纲目拾遗》	赵学敏	清(1765 年)	921	《本草纲目》的补充
《中国药学大辞典》	陈存仁	民国(1935 年)	4300	近代第一部具有重要影响的大型药学丛书
《中华人民共和国药典·一部》	—	1953 年至今	1146	中华人民共和国中药法典
《中华本草》	—	1999 年	8980	反映 20 世纪中药学科发展水平的综合性本草巨著

目标检测

课件 1

一、选择题

1. 我国现存最早的药学专著是 （　　）
   A.《神农本草经》　　　　B.《本草纲目》　　　　C.《新修本草》　　　　D.《证类本草》

2.《神农本草经》载药方数有 （　　）
   A. 100 余种　　　　B. 240 余种　　　　C. 365 种　　　　D. 730 种

3. 被今人誉为世界上第一部药典的是 （　　）
   A.《新修本草》　　　　B.《黄帝内经》　　　　C.《神农本草经》　　　　D.《本草纲目》

4. 自创按自然属性分类来编纂本草的是 （　　）
   A. 陶弘景　　　　B. 苏敬　　　　C. 唐慎微　　　　D. 李时珍

二、简答题

列举中药发展史上的六大代表性本草著作，指明其年代、作者及学术价值。

三、分析题

为什么说中药是在中医药理论指导下认识和使用的药物的总称？

第二章　中药的性能

中医学认为任何疾病的发生、发展过程都是由致病因素(邪气)作用于人体,导致机体内"正邪"斗争,从而引发人体内阴阳气血偏盛、偏衰或脏腑经络功能活动失常的结果。因此,中药治病的基本原理是扶正祛邪,消除病因,恢复脏腑经络正常生理功能,纠正阴阳气血偏盛、偏衰的病理状态,以达到治愈疾病、恢复健康的目的。中药之所以能够针对病情发挥上述基本作用,是由于

中药的性能
概念

各种中药本身具有若干特性和作用,前人称之为药物的偏性。也就是说以药物的偏性来纠正疾病表现出来的阴阳气血偏盛、偏衰。我们把药物与治疗作用有关的性质与功能统称为药性。中药的性能理论,又称为药性理论,它既是对药物功效的高度概括,也是人们认识药物功效的理论基础。药物治疗疾病的作用甚为复杂,将其多种多样的性质与功能概括起来,主要有四气五味、升降浮沉、归经、有毒无毒等方面。

药物的这些基本性能,是在中医基本理论指导下,通过长期的临床实践不断认识、总结出来的。中药的性能理论不仅是认识药物功效的基本理论,而且是指导辨证用药的重要依据。

第一节 四 气

自古以来,各种本草书籍在论述药物功效时都首先标明其性味,以便于认识各种药物的个性与共性,以此作为说明药物功效的主要依据。因此,性味理论是中药性能理论的核心部分。以性味来说明药物的功效,也是中药理论的一大特点。

一、含义

四气是指药物的寒、热、温、凉。寒凉和温热是对立的两类药性;寒与凉、热与温是性质相同但程度上有差异,温次于热,凉次于寒。有些本草著作对中药四性还有用"大热""大寒""微温""微凉"加以描述,以利于各药性之区别。此外,还有一些药物的药性较为平和,称为"平"性。由于平性药没有寒凉或温热药的作用显著,在实际上虽然有寒、热、温、凉、平五种药性,仍称为四性(气)。

二、确定依据

药性的寒、热、温、凉,是根据药物作用于人体所发生的反应和所获得的不同疗效而归纳出来的,是与所治疗疾病的性质是相对而言的。例如,外感风寒发热恶寒,流清涕,舌淡苔薄白,脉浮紧,是寒证,可以用紫苏、生姜等药,服后使患者微微汗出而症状解除,说明紫苏、生姜是热性,能治疗寒证。疔疮,红肿疼痛,发热,舌红苔黄,是热证,服用金银花、野菊花等得到治愈,说明它们的药性为寒,可清热。

四气 1

三、临床意义

一般来讲,寒凉药具有清热泻火、凉血解毒、滋阴除蒸、泻热通便、清热利尿、清化热痰、清心开窍、凉肝熄风等作用,而温热药则往往具有温里散寒、暖肝散寒、补火助阳、温阳利水、温经通脉、引火归原、回阳救逆等作用。

一般根据"疗寒以热药,疗热以寒药"和"热者寒之,寒者热之"的原则来治疗疾病。由于寒与凉、热与温之间具有程度的差异,因此在用药时要注意,若病重药轻,则达不到治愈疾病的目的,有时还可能会延误病机;反之,若病轻药重,则可能会引起不良反应,过用热药可伤其阴,过用寒药可伤其阳。如果用的药性与病性相同,轻则会使病情恶化,重则可能引起死亡。当病情较重出现药物格拒时,往往加少量与病性相同的药物。此外,季节对用药也有一定影响,要求"用热远热""用寒远寒"。

四气 2

第二节 五 味

五味理论在春秋战国时期就在饮食调养理论中出现了,但作为药性理论最早见于《本经》。《本经》不仅明确指出"药有酸、咸、甘、苦、辛五味",还以五味配四气,共同标明每一种药物的药性特征,开创了先标明药性,后论述效用的本草编写先例,为五味的形成奠定了基础。

一、含义

五味,就是辛、甘(淡)、酸(涩)、苦、咸五种不同的滋味。

二、确定依据

五味早期主要是由味觉器官辨别出来的,发展到一定阶段则是根据临床中治疗反映出来的效果确定的。因此,五味作为归纳药物作用的理论出现后,它的"味"就超出了味觉的范围。五味具有阴阳五行的属性,《内经》云:"辛甘淡属阳,酸苦咸属阴";《洪范》谓:"酸味属木,苦味属火,甘味属土,辛味属金,咸味属水"。五味也与五脏有联系,酸入肝,苦入心,甘入脾,辛入肺,咸入肾。

三、临床意义

《内经》指出:"辛散,酸收,甘缓,苦坚,咸软"。这是对五味最早的概括,以后在此基础上不断完善。现将各种滋味的作用归纳如下。

1.辛　"能散、能行",即具有发散、行气。一般来说,辛味药有发散表邪作用,主要以发汗方式完成。辛味药能促进气血流通,也就是行气消滞、活血化瘀的作用,能消除脏腑经络气机壅滞,缓解气滞疼痛、胀满等病症或由气滞血瘀导致的癥积、痞块、肿痛。

五味(辛)

此外,还有"辛润"之说,出自《素问·脏气法时论》"肾苦燥,急食辛以润之,开腠理,致津液,通气也"。这里的"辛润"是对肾阳虚、肾不化气、津液不能输布所致燥证的一种治法。辛润的实质是促进肾阳气化,推动津液运行以输布周身,以及蒸化津液、濡润机体,从而实现辛润之性。

五味(甘、酸)

2.甘　"能补、能和、能缓",即具有滋补,调和中焦(保护和增强脾胃消化功能),调和药性(使药物之间功能协调并改善味道),缓和药性、毒性和缓解痉挛、疼痛的作用。因甘味药性多滋腻,易助湿碍脾,古人有"中满忌甘"之说,即脾虚湿滞勿用甘味之品。

3.酸　"能收、能涩",即具有收敛固涩作用。具体表现为止泻、敛汗、涩精、缩尿、止带、止血、收敛等制止人体阴液滑脱的效果,以及敛肺止咳嗽、收敛心神等无形的作用。

五味(苦、咸)

此外,酸味药具有生津作用,可用于胃阴不足之口干舌燥、不思饮食、舌红少苔或舌苔剥脱等症。由于酸味收敛有敛邪之弊,故邪实者勿用。

4.苦　"能泄、能燥、能坚",即能通泄腑气(胃肠)、降泄肺气、清泄火热,燥除湿邪,泻火保阴。苦味药燥,易伤津液,阴液不足者不宜用。

五味(淡、涩、性味合参)

5.咸　"能下、能软",即咸味药具有泻下和软坚散结作用。

6.淡　"能渗、能泄",即淡味药具有利尿渗湿作用。淡附于甘,常常甘淡并称,实际上甘与淡作用并不相同。

7.涩　"能收、能涩",与酸味药相同。

气和味的关系非常密切,每种药既有气又有味,必须将气味作用综合起来看。一般来说,性味不同的药功效不同,性同味不同或味同性不同的药物在功效上有异同。在临床应用时,一般既用其气,又用其味;特殊应用时,配合其他药物,则或用其气,或用其味,使药物发挥出最大的作用。

第三节　升降浮沉

升降浮沉是指药物的作用趋向。各种疾病在病机和证候上常常表现出向上(如呕吐、喘咳)、向下(如泻痢、崩漏),或向外(如自汗、盗汗)、向内(如表证不解入里化热、麻疹内陷)等病势趋向。因此,能够针对病情改善或消除这些病证的药物相对来说也就分别具有升降浮沉的作用。

升降浮沉一

一、含义

升是指向上升提,浮是指向外发散,降是指下行降逆,沉是指泄利或收敛。升与浮、沉与降的趋向类似,不易严格区别,故通常以"升浮""沉降"合称。

一般具有升举阳气、发汗解表、祛风、散寒、开窍醒脑、涌吐等功效的药物,都有上行向外作用,药性是升浮的;而具有清热、泻下、利水、平肝潜阳、息风止

升降浮沉二

痉、镇静安神、降逆止呕、止咳平喘、消积导滞、收敛固涩等功效的药物,则下行向内,药性是沉降的。有少数药物的升降浮沉性能不明显,或存在着既升又降的"双向性",如川芎能上行头目(升浮)以祛风止痛,又可下行血海(沉降)以活血调经。

二、确定依据

确定中药升降浮沉之性的主要依据,是药物的临床疗效。它通常与药物本身的天然因素有关,并可以通过人为的手段使其转化。

1.药物的四气　药物的寒热温凉属性影响着药物的作用趋向。凡药性温热,其作用趋势多升浮;凡药性寒凉,其作用趋势多沉降。李时珍在《本草纲目·序例·升降浮沉》中也说:"寒无浮,热无沉。"

2.药物的五味　药物的五味及其阴阳属性也是影响药物作用趋向的重要因素。凡辛甘淡的药物,其属性为阳,作用趋向多为升浮;凡酸苦咸的药物,其属性为阴,作用趋向多为沉降。故《黄帝内经素问·至真要大论》曰:"辛甘发散为阳,酸苦涌泄为阴,咸味涌泄为阴,淡味渗泄为阳。"李时珍在《本草纲目·序例·升降浮沉》中也说:"酸咸无升,辛甘无降。"

3.药物的气味厚薄　所谓气味的厚薄是指药物气质的醇厚浓烈或轻清淡薄。例如薄荷、桑叶等气味淡薄而升浮,大黄、熟地等气味醇厚浓烈而沉降。

4.药物的质地轻重　一般来说,花叶及质地轻的药物大多能升浮;相反,子实及质地重的药物,大多沉降。但也不是绝对的,如旋覆花不升反降气、降逆,槐花也不具有升散之性。

中药的升降浮沉之性并不是一成不变的,在一定的条件下是可以相互转化的,其转化的条件主要有炮制和配伍两方面。

有的药物"生升熟降",如生麻黄发汗解表效良,而炙麻黄平喘效佳。酒炙可增强药物升

散作用,如大黄、黄连酒炙后上行头面,清上部之热力量增强。盐水制后则下行肝肾,如杜仲、巴戟天、补骨脂等经盐制后可增强补肝肾作用,小茴香、橘核、荔枝核等经盐制后可增强疗疝止痛功效。又姜汁炒则散,醋炒则收敛等。

药性的升降浮沉还可以随着配伍而转化。如黄芪,性味甘温,益气升阳,本性升浮。黄芪配党参、柴胡、升麻则升浮;配白术、防风则收敛固表止汗;配白术、防己则沉降利水渗湿。个别升浮药在大队沉降药中,其沉降之性受到制约;个别沉降药在大队升浮药中,其沉降之性受到制约。某些药物则有引导药物趋向的作用,如桔梗能"载药上行",引导药物升浮;牛膝可"引药下行",引导药物下行。

第四节　归　经

一、含义

中药的归经是指中药作用的定位,就是把中药的作用与人体的脏腑经络联系起来,说明药物作用的范围。归某经的药物主要对该脏腑及经络起治疗作用,对其他脏腑经络作用较少或者没有作用。归经可为临床准确用药提供依据,也是中药性能的重要内容。

归经一

二、确定依据

归经是以脏腑、经络理论为基础,以药物所治病证为依据确定的。即使是同类药物甚至功效相同的药物,由于归经不同,具有不同的治疗效果。比如同样是苦寒清泄的黄连、黄芩、黄柏,因其归经不同而功效有别:黄连主归心胃经,善清心胃火;黄芩主归肺与大肠经,善清肺与大肠火;黄柏主归肾、膀胱、大肠经,善清下焦相火。

归经二

三、临床意义

首先,归同一经的药物,由于气味不同,其作用就体现出温、清、补、泻的差异。比如,虽然黄芩、干姜、百合、葶苈子都归肺经,可治肺病咳嗽,但是在具体应用时,却因为各药性味不同而有区别:黄芩性寒,清热,用于肺热咳嗽;干姜性温化饮,用于肺寒痰饮咳嗽;百合味甘补肺,用于肺虚久咳;葶苈子苦泄,用于水饮犯肺咳喘。临床上只有按照药物归经择善用之,才能有的放矢。

此外,由于脏腑经络的病变是相互兼见或复杂多变的,所以在治病用药时,往往不是单纯使用一经的药物。例如肺病而兼脾虚,可以选用脾经药以"补脾益肺";肝阳上亢而源于肾阴不足,可选用肾经药以"滋肾养肝"等。因此,我们既要掌握药物的归经,又要了解脏腑经络之间的关系,才能更好地指导临床用药。

第五节 有毒与无毒

一、含义

关于中药有毒的认识有广义和狭义两种。广义的有毒即指药物的偏性，认为药物治疗疾病的基本原理是"以偏纠偏"，就是以药物的偏性纠正人体阴阳偏盛、偏衰。凡药均有偏性，"毒"即药，药即"毒"，"毒药"即为药物的总称。狭义的有毒是指药物对人体有毒害作用。

二、正确对待中药的毒性

凡有毒的药物，常用治疗量幅度较小或极小。这些药物的安全性低，如果使用不当，药量稍有超过常用治疗量，即可对人体产生毒害，轻者损伤人体，重者使人毙命。这种认识与近代对药物毒性的认识比较接近，现代中药学所说某药有毒即指此意。相反，凡无毒的药物，性质比较平和，常用治疗量幅度较大，安全性高，一般对人体无明显损害。其中，一部分药常用量或稍大于常用量应用也不会毒害人体或出现较大的副作用，而大量或超大量应用则会对人体造成伤害，如大黄、人参等；一部分药即使大量或超大量食用也不会损害人体，如山药、粳米、薏苡仁等，此即实实在在的无毒药。

对中药文献中所说的有毒无毒应全面认识。首先，应认识到有毒无毒表示不同药物在常量应用时，其性能的峻缓及对人体毒害大小。但是，仅仅认识到这些还不够。许多中药的有毒无毒，既是相对的，又是密切相关的，在一定的条件下是可以相互转化的。其次，限于历史条件，古代对药物毒性的认识多数是通过临床直接观察获得的，对于急性中毒反应容易发现，而对于慢性中毒反应则往往认识不足。

三、引起中毒的原因

1. 品种混乱　错将混乱品种当正品使用而致中毒。如将有毒的香加皮当五加皮入药。

2. 炮制不合理　有毒药物因炮制不当，并未减轻或消除毒性而致中毒。如雄黄有毒，火煅后生成砒霜使之更毒。

3. 管理不善　对有毒药物管理不规范，造成药物混杂，或错发毒药而致中毒。如将砒石误当花蕊石发给患者。或对无毒药物保管不善而致生虫霉变或有效成分损失。

4. 辨证不准　因临床辨证失误，寒热错投，攻补倒置而致中毒。如疗寒以寒药，疗热以热药，实则补之，虚则泻之。

5. 配伍不当　因违反配伍禁忌产生毒性或增强毒性而致中毒。如违背"十八反""十九畏"等。

6. 特殊体质　个体因年龄、性别、体质、遗传和病理状态的不同，对药物毒性作用的敏感度和耐受能力也不同。如熟地、牡蛎本为无毒之品，但个别患者服用后过敏。

7. 用法不当　因药物的煎煮、服用方法和用药的剂量、时间不当而致中毒。如乌头类中药应先下久煎，热药应热服，大剂量、长时间地服用可引起或增强药物的毒性作用。

8. 误服毒药　因迷信传说或文献错载，误服有毒中药而致中毒。如误信马钱子能避孕，乱加服用而毙命。

四、如何避免中毒

中药的采集、加工、流通、应用等过程,不仅影响药物质量和临床疗效,而且直接影响药物的毒性作用。严格控制这些环节是避免中药中毒、减轻毒性作用的关键。

1.**严格采购与炮制** 药材收购部门应严格把关药材的品种、质量,严禁购销伪劣药品。国家正在推行《中药材生产质量管理规范》,有利于从源头控制中药的品质。严格按照国家制定的《全国中药炮制规范》科学加工,逐步实现全面使用具有生产批文的标准饮片。

2.**安全性试验** 除经长期临床应用证明安全无毒外,无论中药或中成药在临床应用之前,都必须进行安全性实验,使药品的安全性具有初步保障。通过安全性实验了解药物的毒性反应、毒性程度、毒性发展过程及毒性作用是否可逆。根据给药时间长短和目的,毒理研究通常分为:急性毒性试验、长期毒性试验和特殊毒性试验。

3.**合理用药** 中药的毒性及其所引起的不良反应多与不合理用药有关,因此,必须根据疾病的性质、药物的性质、患者的状况,因时、因地、因人制宜,选择合理的药物、配伍、剂型、剂量、疗程、煎煮方法、服用方法,减轻或消除药物的毒性和不良反应。

目标检测

课件2

一、选择题

1.四气主要用以反映药物影响人体的 （ ）
   A.阴阳变化   B.邪正变化   C.寒热变化   D.气机变化

2.辛味的主要功效是 （ ）
   A.凉血   B.补血   C.活血   D.止血

3.药性沉降的药物是 （ ）
   A.息风止痉药   B.温阳补火药   C.行气解郁药   D.祛风散寒药

4.药物的毒性专指 （ ）
   A.药物的副作用   B.药物对机体的损害性
   C.药物作用的强度   D.药物的偏性

二、简答题

1.中药作用和功效的联系与区别是什么?
2.中药的毒性反应与哪些因素相关?

三、分析题

1.举例说明为什么要性味合参认识药物?
2.怎样理解药物的归经和有毒无毒概念?

第三章　中药的应用

学习目的与要求

学习目的

通过对中药的应用理论的学习,培养学生合理应用中药的配伍、禁忌、剂量、用法的能力,并为中药的用法用量、使用注意的学习奠定基础。

知识要求

掌握"七情""十八反""十九畏"和中药的煎煮方法。熟悉妊娠用药禁忌、服药饮食禁忌、服药方法。了解配伍目的、配伍用药原则、给药途径和用量确定依据。

能力要求

能在学习、工作中合理运用中药应用理论,进行相关的用药指导。

第一节　配　伍

"配"有组织、搭配之意,"伍"有队伍、序列之意,配伍就是根据病情、治法和药物作用规律等因素,选择性地将两种以上的药物合在一起应用。广义的配伍指全方的多药组合,狭义的配伍特指药性"七情"配伍规律。药物通过配伍能增强治疗效果,扩大治疗范围,适应复杂的病情,减少不良反应,降低药物毒性。中药配伍对于指导临床高效安全用药具有重要意义。从《神农本草经》时代的"七情"配伍,扩大到成方剂的"君、臣、佐、使"配伍,再发展到今天中西药物联合组方的配伍,中药配伍的内容随着历史的衍变和医药学的发展逐步得到丰富。

"七情"是《神农本草经》总结的配伍关系。所谓药物的"七情",是古代医家将药物作用可能产生的效果拟人化的描述,概括起来有以下几点。

一、单行

即单用一味药来治疗疾病。此种用药法针对性强、简便易行，主要适用于病情单纯者，如一味马齿苋治疗痢疾。也可大剂量单方用于病情危重者，如独参汤以一味人参 15～30 g 补气固脱。

单行

二、相须

即性能功效相同的两种药物合用，使共同的原有功效增强。如石膏配知母，能使清热泻火生津作用增强，大黄配芒硝使攻下泻热作用增强等。

相须和相使

三、相使

即性能功效有某种协同作用的两种药物同用，一药为主，一药为辅，辅药能增强主药的效果。如补气利水的黄芪与利水消肿的防己同用，防己能增强黄芪的利水效果；大黄苦寒攻下配伍枳实行气导滞，枳实可以增强大黄通腑泻下的效果。相使药在中药学中多分属于不同的章节，但在功效上存在某种联系。

四、相畏

即一种药物的毒性或副作用能被另一种药物减轻或消除。如生半夏、生南星的毒性能被生姜减轻或消除，即半夏畏生姜。

相畏和相杀

五、相杀

即一种药物能减轻或消除另一种药物的毒性或副作用。如生姜能减轻或消除生半夏的毒性，即生姜杀半夏。

六、相恶

即两种药物合用，一种药物的功效能被另一种药物减弱或消除。如人参恶莱菔子，是指莱菔子能减弱人参补气作用。

相恶和相反

七、相反

即两种药物合用，能增强或产生毒性或副作用，包括"十八反""十九畏"。

由上述药物配伍关系可知，除单行之外六组配伍的实际结果可以归纳为三类。相须、相使为一类。此两种配伍可使药物之间产生协同效果，增强疗效，临床应该充分利用。相畏、相杀是同一配伍关系的两种提法，说明某些药物同用后，由于相互拮抗作用，能减轻或消除药物的毒性或副作用。这是临床应用毒性或烈性药时需要考虑选用的配伍方法，也是常常被用于炮制时的解毒之用。相恶、相反为一类，两种配伍均不利于临床效果，尽量避免使用。相恶说明合用的药物相互拮抗而抵消和削弱原有功效，是临床基本不用的配伍方法；相反则说明有些本来单味应用毒性较小或无害的药物，与他药合用后，可能增强或产生毒性或副作用，属于配伍禁忌，原则上应禁止使用。

第二节　用药禁忌

为了确保安全、有效地使用中药,避免毒副作用的产生,必须十分注意用药禁忌。中药用药禁忌主要包括以下四方面。

一、配伍禁忌

是指药物之间有相反的关系,不能相互配伍,否则就会降低疗效或产生毒性反应。金元时期概括为"十八反"和"十九畏"。

十八反

1.十八反　甘草反甘遂、大戟、海藻、芫花。乌头反贝母、瓜蒌、半夏、白蔹、白及。藜芦反人参、沙参、丹参、玄参、细辛、芍药。

十八反歌:本草名言十八反,半蒌贝蔹及攻乌,藻戟遂芫俱战草,诸参辛芍叛藜芦。

十九畏

2.十九畏　硫黄畏朴硝,水银畏砒霜,狼毒畏密陀僧,巴豆畏牵牛子,丁香畏郁金,川乌畏犀牛角,牙硝畏三棱,官桂畏赤石脂,人参畏五灵脂。

十九畏歌:硫黄原是火中精,朴硝一见便相争,水银莫与砒霜见,狼毒最怕密陀僧,巴豆性烈最为上,偏于牵牛不相顺,丁香莫与郁金见,牙硝难合荆三棱,川乌草乌不顺犀,人参最怕五灵脂,官桂善能调冷气,若逢石脂便相欺,大凡修合看顺逆,炮爁炙煿莫相依。

"十八反"和"十九畏"诸药,相沿皆为配伍禁忌,但其中部分药物同实际应用有些出入,历代医家也有论及。如感应丸中的巴豆与牵牛同用;甘遂半夏汤以甘草与甘遂合用;"十八反""十九畏"从古至今,无一致结论,还有待进一步深入研究。一般来说,对于其中药物若无充分依据和应用经验,须避免盲目配用。

二、证候禁忌

由于药物的药性不同,其作用各有专长和一定的适应范围,因此,临床用药就有所禁忌,称为"证候禁忌"。如麻黄性味辛温,具有很强的发汗解表作用,特别适合外感风寒无汗的表实证,但对于有汗出的表虚证就不适合。又如黄精味甘性平,功效滋阴补肺、补脾益气,主要用于肺虚燥咳、脾胃虚弱及肾虚精亏的病证,但因其有较强的滋腻性,极易助生痰湿,故凡脾虚有湿、咳嗽痰多以及中寒便溏者均不宜使用。除了药性极为平和者无须禁忌外,一般药物有证候用药禁忌。

三、妊娠用药禁忌

指妇女妊娠治疗用药禁忌。由于某些药物有损胎元以致堕胎的副作用,所以应该作为妊娠禁忌药物。根据药物对胎儿损害的程度不同,一般可分为禁用和慎用二类。禁用的大多数是毒性较强或药性猛烈的药物,如巴豆、牵牛子、甘遂、芫花、斑蝥、麝香、水蛭、虻虫、三棱、莪术等;慎用的包括通经祛瘀、行气破滞以及辛热滑利等药物,如桃仁、红花、大黄、枳实、附子、干姜、肉桂等。凡禁用的药物在妊娠期要绝对禁止使用,而慎用的药物可以根据病情的需要斟酌使用。《内经》云"有故无殒亦无殒也",也是有一定指导意义。

四、服药时的饮食禁忌

饮食禁忌简称食忌,俗称忌口。古代文献中常有地黄、何首乌忌葱、蒜、萝卜,薄荷忌鳖肉,茯苓忌醋,鳖甲忌苋菜以及蜜反生葱等记载,这说明服某些药时,不可同吃某些食物。服用热性药物时,应避免吃冷饮;服清热药物时,避免喝酒和其他辛热食物,这些食物都能影响药效的发挥。另外,由于疾病的关系,在服药期间,凡属生冷、黏腻、腥臭等不易消化和有特殊刺激性的食物,都应根据需要予以避免。特别要提醒的是,大病初愈者不可过量进食,以免致使疾病复发。

妊娠禁忌之
饮食禁忌

第三节　剂　量

剂量是指药物的用量,中药大都是配伍使用或制成一定的剂型来应用。药物剂量的概念应包括三种含义:一是指汤剂处方中每一味药(饮片)成人内服一日用量;二是指方剂中各药物的相对剂量比例;三是指制剂的实际服用量。

剂量的概念

通常所说的药物剂量,大多是指每一味药物的常用量。近代出版的中药学书籍中(包括本教材),各药物下所标注的用量,除特别注明外,都是指药干燥或经炮制后的饮片在汤剂中成人一日内服的用量。因中药绝大部分是天然药(生药),所含成分复杂,安全剂量的幅度较化学药品大,故用量并不十分严格。普通药 5~10 g,部分质地沉重的药 15~30 g 或更大剂量,小儿 5 岁以下用成人剂量的 1/4,6~10 岁可用成人剂量的 1/2,10~13 岁可用成人剂量的 2/3,13 岁以上可用成人剂量。药物剂量的大小对其效用影响甚大。药量过小,病重药轻,则起不到治疗效果;药量太大,病轻药重,则未必能获得预期疗效,有时候甚至还可能造成不良后果。在保证安全的前提下,可以通过剂量变化来增强或改变药效,以适应不同的病症,但对一些药性猛烈或大毒的药,则不可掉以轻心,随意加大剂量。

影响剂量的
因素

明清以来,中药剂量单位普遍采用 16 进位制,即 1 斤=16 两=160 钱。现在中药用量的剂量单位采用公制,即 1 kg=1000 g。为了处方和配药(特别是古方)的配用需要进行换算的方便,按规定以如下近似值进行换算:1 斤=(16 进位制)500 g,1 两=30 g,1 钱=3 g,1 分=0.3 g,1 厘=0.03 g。

第四节　煎服法

一、煎煮方法

中药的疗效除与剂型的类别有关外,还与制剂工艺有着密切的关系。由于汤剂是临床最常采用的剂型,并且大多由病家自制,因此,在一定程度上会

中药煎煮

因煎煮方法的差异而影响疗效。我国历代医家非常重视中药的煎煮方法,如徐灵胎在《医学源流论》中指出:"煎药之法,最宜深讲,药之效不效,全在乎此。"

1.煎药器皿 以砂锅、搪瓷和不锈钢器皿为好,它们导热均匀、化学性质稳定。忌用铁、铜、锡、铝等金属器皿,以防发生化学反应而降低疗效,甚至产生毒副作用。

2.煎药用水 水质:煎药用水必须是新鲜无异味、洁净无杂质,符合饮用标准。水量:按理论推算,应为饮片吸水量、浸煎过程中蒸发量和煎煮后所需药液量的总和。实际操作中,先加冷水浸泡,一般药物浸泡 30 min 左右,以种子、果实为主的可浸泡 1 h。夏天、冬天因气温的高低,浸泡时间宜适当缩短或延长。药材充分浸透后,经适当加压,以液面高出饮片2～3 cm 为宜。质地坚硬、黏稠或需久煎的药物加水量比一般药物略多;质地疏松、煎煮时间较短的药物,则液面淹没药物即可。

3.煎煮火候及时间 煎煮中药还应注意火候和时间要适宜。

(1)先武后文:即先用大火,沸后用小火保持微沸状态 20 min 左右,以免药汁溢出或过快熬干。一般药物宜用。

(2)武火快煎:即先用大火迅速煮沸,后用小火维持 10～15 min,以免有效成分遭到破坏。此法适用于解表药和芳香化湿药、理气药等芳香性药物。

煎煮注意事项

(3)文火久煎:即用小火煮沸后维持 30～60 min,以保证有效成分的充分煎出。此法适用于矿物类、骨角类、贝壳类和补益类药物。

4.趁热滤汁 药物煎好后,应趁热滤取药汁,防止一些有效成分因温度降低而溶解度降低,从而产生沉淀,加之药渣的吸附作用,对疗效产生一定影响。

5.煎煮次数 药材的煎煮次数主要取决于服用的次数和药材的充分利用,一般一剂药因每天服用 2～3 次而煎煮 2～3 次,质地厚重或滋补药等可煎煮 3 次或更多。但随着煎煮次数的增加,一些非药用成分容易煎出。

6.汤液处置 一般采用两种方法:一是煎后服用,即第一次煎煮第一次服用,第二次煎煮第二次服用,以此类推。此法简易卫生,但药液浓度每次不同。二是混匀分服,将多次煎煮好的药汁混合,根据服用次数分成等份后服用。此法能保证药液浓度相同,但不易保管而使有效成分部分损失。采用何种方式应视客观条件而定。

7.特殊煎法 一般药物可以同时煎煮,但部分药物因其质地、性能和临床应用的不同,在煎煮方式上有其特殊要求,大致有以下几个方面:

(1)先煎:如磁石、代赭石、牡蛎、石决明等矿物类、贝壳类药物,因其有效成分不易煎出,应打碎先煎,煮沸后约 10 min,再下其他药物;如川乌、附子等毒性、烈性药物也宜先煎,以降低其毒烈之性。

先煎与后下

(2)后下:如薄荷、白豆蔻、大黄、番泻叶等气味芳香和有效成分久煎易遭破坏的药物,宜后下,待其他药物煎煮将成时再投入,煮沸 4～5 min 即可。

(3)包煎:如蒲黄、海金沙及葶苈子、滑石粉等质地过轻或药材较细的药物,因其漂浮在药液上面,不便煎煮和服用;如车前子等富含淀粉、黏液质的药物,煎煮时容易粘底、焦糊;如辛夷、旋覆花等药材有毛,对咽喉有刺激性。这几类药物煎煮时宜用纱布包裹。

包煎、另煎等

(4)另煎:如人参、西洋参、鹿茸等贵重药物宜另煎,以免其有效成分被其他药渣吸附,造成浪费。

（5）烊化：如阿胶、鹿角胶等胶类药物，煎煮时容易黏附他药或粘底，应先行烊化，再与其他药汁兑服。

（6）冲服：如芒硝等入水即化的药物，竹沥、蜂蜜等原为汁液的药物，宜用煎好的其他药汁或开水冲服。

二、服药方法

口服，是中医临床主要的给药途径。口服给药的效果除受到剂型、煎煮方法等因素的影响外，还与服药次数、冷热和时间等服药方法有关。

1.服药次数　一般疾病多采用每日一剂，每剂分2～3次服用。病情急重者，可每隔4 h左右服药1次，昼夜不停，使药力持续，顿挫病势；病情缓轻者，亦可间日服或煎汤代茶，以图缓治。

应用发汗药、泻下药时，如药力较强，一般以得汗、得下为度，不必尽剂，以免损伤正气。呕吐患者宜小量频服，以免因量大致吐。

2.服药冷热　一般汤药宜温服，但寒证用热药宜热服，热证用寒药宜冷服。解表发汗药不仅宜热服，服药后还需温覆取汗。真寒假热用热药宜凉服，真热假寒用寒药宜温服。

此外，对于丸、散等固体药剂，除特别规定外，一般宜用温开水送服。

3.服药时间　具体服药时间应根据胃肠状况、病情需要、药物特性来决定。

（1）饭前服：因饭前胃肠中空虚，有利于药物的消化吸收。多数药物和补益药、胃肠药等宜在饭前1 h左右服用。

（2）饭后服：因饭后胃肠中存有较多食物，可减少药物对胃肠的刺激。消食健胃药和对胃肠有刺激的药物宜在饭后1 h左右服用。

（3）空腹服：清晨胃肠中空虚，药物能迅速进入胃肠之中，充分发挥药效。驱虫药、泻下药等宜用。

（4）睡前服：顺应人体生理节律，并发挥药物疗效。安神药、缓下药、涩精止遗药等宜用。

（5）定时服：有些药物应在疾病定时发作前服用才能见效。如截疟药应在疟发前2 h服用。

（6）随时服：病情急险，则当不拘时服。

目标检测

课件 3

一、选择题

1. 相杀是指　　　　　　　　　　　　　　　　　　　　（　　）

　　A. 一种药物能减轻或消除另一种药毒副作用的配伍

　　B. 一种药物和另一种药物有某些相同功效的配伍

　　C. 两种性能或功效相似药物的配伍

　　D. 一种药物能使另一种药物的功效降低或消失的配伍

2.相畏是指　　　　　　　　　　　　　　　　　　　　（　　）

　　A.两种性能功效相似的药物配合,增强原有作用的配伍

　　B.治疗目的一致的药物配伍应用

　　C.一种药物的毒副作用能被另一种药物消除或降低的配伍

　　D.一种药物能使另一种药物的功效降低或消失的配伍

3.相须、相使配伍产生的作用是　　　　　　　　　　　　（　　）

　　A.协同作用,增进疗效　　　　　　B.拮抗作用,降低疗效

　　C.减轻或消除毒副作用　　　　　　D.产生毒副作用

4.既具有相须配伍关系,又具有相畏、相杀关系的药对是　（　　）

　　A.麻黄与桂枝　　　　　　　　　　B.附子与干姜

　　C.生天南星与生姜　　　　　　　　D.全蝎与蜈蚣

5.具有相畏配伍关系的药对是　　　　　　　　　　　　　（　　）

　　A.大戟与甘草　　　　　　　　　　B.硫黄与朴硝

　　C.大黄与芒硝　　　　　　　　　　D. 生天南星与生姜

6.具有相反配伍关系的药对是　　　　　　　　　　　　　（　　）

　　A.半夏与乌药　　　　　　　　　　B.海藻与草果

　　C.太子参与藜芦　　　　　　　　　D.甘遂与甘草

二、简答题

1.服药食忌的一般原则。

2.具有哪些特点的药物在入汤剂时应当包煎?

三、分析题

1.临床用药时应怎样对待各种配伍关系?

2.目前应当怎样正确对待"十八反"和"十九畏"?

第二部分

各　论

第一章　解表药

一、含义

解表药是指以发散表邪为主要作用、主治表证的药物，又叫发表药。

二、性能特点

本类药物大多辛散轻扬，主入肺经、膀胱经，偏行肌表，能促进肌体发汗，使表邪由汗出而解，从而达到治愈表证、防止疾病转变的目的，即《内经》所谓："其在皮者，汗而发之。"此外，部分解表药兼能利水消肿、止咳平喘、透疹、止痛、消疮等。

解表药的概述

三、主治病证

解表药主要用治恶寒发热、头身疼痛、无汗或有汗不畅、脉浮之外感表证。部分解表药尚可用于水肿、咳喘、麻疹、风疹、风湿痹痛、疮疡初起等兼有表证者。

四、分类

根据药性及功效主治差异,解表药可分为发散风寒药及发散风热药两类,又称辛温解表药与辛凉解表药。

五、配伍及使用注意事项

使用解表药时应注意:①针对外感风寒、风热表邪不同,相应选择长于发散风寒或风热的药物。根据四时气候变化的不同和体质不同,选择不同的配伍。②使用发汗力较强的解表药时,用量不宜过大,以免发汗太过,耗伤阳气,损及津液,造成"亡阳""伤阴"的弊端。又汗为津液,血汗同源,故表虚自汗、阴虚盗汗以及疮疡日久、淋证、失血患者,虽有表证,也应慎用解表药。③还应注意因时因地而异,如春夏腠理疏松,容易出汗,解表药用量宜轻;冬季腠理致密,不易出汗,解表药用量宜重;北方严寒地区用药宜重,南方炎热地区用药宜轻。④解表药多为辛散轻扬之品,入汤剂不宜久煎,以免有效成分挥发而降低药效。

第一节　发散风寒药

本类药性味多属辛温,辛以发散,温可祛寒,故以发散肌表风寒邪气为主要作用。主治风寒表证,症见恶寒发热、无汗或汗出不畅、头身疼痛、鼻塞流涕、口不渴、舌苔薄白、脉浮紧或脉浮缓等。部分发散风寒药分别兼有祛风止痒、止痛、止咳平喘、利水消肿、消疮等功效,又可用治风疹瘙痒、风湿痹证、咳喘以及水肿、疮疡初起等兼有风寒表证者。

麻　黄(máhuáng)
《神农本草经》

为麻黄科植物草麻黄 *Ephedra sinica* Stapf、中麻黄 *Ephedra intermedia* Schrenk et C. A. Mey. 或木贼麻黄 *Ephedra equisetina* Bge. 的草质茎。主产于河北、山西、内蒙古、甘肃等地。秋季采割,晒干,除去木质茎、残根及杂质,切段。生用、蜜炙或捣绒用。

麻黄 1

含有麻黄的药品

【处方用名】麻黄、蜜麻黄、麻黄绒。

【性味归经】辛、微苦,温。归肺、膀胱经。

【功效】发汗散寒,宣肺平喘,利水消肿。

【应用】

1. 风寒表实证　发汗力强,为发汗解表之要药。宜用于风寒外郁、腠理闭密无汗的外感风寒表实证,每与桂枝相须为用,以增强发汗散寒解表之力,如麻黄汤。因麻黄兼有平喘之功,故对风寒表实而有喘逆咳嗽者尤为适宜。

2. **咳嗽气喘** 善平喘,为治疗肺气壅遏所致喘咳的要药,并常以杏仁等止咳平喘药为辅助。治疗风寒外束、肺气壅遏的喘咳实证,常配伍杏仁、甘草,如三拗汤。治疗寒痰停饮、咳嗽气喘、痰多清稀者,常配伍细辛、干姜、半夏等,如小青龙汤。若肺热壅盛、高热喘急者,每与石膏、杏仁、甘草配用,以清肺平喘,如麻杏甘石汤。

3. **风水水肿** 本品宜于风邪袭表、肺失宣降的水肿和小便不利兼有表证者,每与甘草同用,如甘草麻黄汤。如再配伍生姜、白术等发汗解表药、利水退肿药,则疗效更佳,如越婢加术汤。

此外,取麻黄散寒通滞之功,也可用治风寒痹证、阴疽、痰核。

【用法用量】煎服,2～9 g。发汗解表宜生用,止咳平喘多炙用。

【使用注意】本品发汗宣肺力强,凡表虚自汗、阴虚盗汗及肺肾虚喘者均当慎用。

麻黄2

知识链接

1. 麻黄根用于止汗,主治自汗、盗汗。

2. 麻黄碱是从中药麻黄中分离的一种生物碱,亦称麻黄素,为麻黄平喘有效成分。用于预防支气管哮喘发作和缓解轻度哮喘发作;用于蛛网膜下腔麻醉或硬膜外麻醉引起的低血压及慢性低血压症,以及治疗各种原因引起的鼻黏膜充血、肿胀引起的鼻塞。麻黄碱服用后可以明显增加运动员的兴奋程度,属于国际奥委会严格禁止的兴奋剂。它是合成苯丙胺类毒品也就是制作冰毒最主要的原料。由于大部分感冒药中含有麻黄碱成分,有可能被不法分子大量购买用于提炼制造毒品,所以各药店对含麻黄碱成分的数十种常用感冒、止咳平喘药限量销售。高血压、心衰患者禁用,运动员慎用,失眠患者慎用。

桂　枝(guìzhī)

《名医别录》

为樟科植物肉桂 *Cinnamomum cassia* Presl 的干燥嫩枝。主产于广东、广西及云南。春、夏二季采收,除去叶,晒干或切片晒干。生用。

桂枝

【处方用名】桂枝、嫩桂枝。

【性味归经】辛、甘,温。归心、肺、膀胱经。

【功效】发汗解肌,温通经脉,助阳化气,平冲降气。

【应用】

1. **风寒表证** 外感风寒,不论表实无汗、表虚有汗及阳虚受寒者,均宜使用。若治疗外感风寒、表实无汗者,常与麻黄同用,以开宣肺气、发散风寒,如麻黄汤;若治疗外感风寒、表虚有汗者,当与白芍同用,以调和营卫、发汗解肌,如桂枝汤;若治疗素体阳虚、外感风寒者,每与麻黄、附子、细辛配伍,以发散风寒,温助阳气。

2. **寒凝血滞诸痛证** 本品能温通心阳,常与枳实、薤白同用,如枳实薤白桂枝汤;若中焦虚寒、脘腹冷痛,桂枝能温中散寒止痛,每与白芍、饴糖等同用,如小建中汤;若妇女寒凝血滞、月经不调、经闭痛经、产后腹痛,桂枝既能温散血中之寒凝,又可宣导活血药物,以增强化瘀止痛之效,多与当归、吴茱萸等同用,如温经汤;若风寒湿痹、肩臂疼痛,可与附子同用,以祛风散寒、通痹止痛,如桂枝附子汤。

3. **痰饮、蓄水证** 为治疗痰饮病、蓄水证的常用药。若治疗脾阳不运、水湿内停所致的痰饮病眩晕、心悸、咳嗽者,常与茯苓、白术同用,如苓桂术甘汤;若治疗膀胱气化不行、水肿和小便不利者,每与茯苓、猪苓、泽泻等同用,如五苓散。

4. **心悸、奔豚** 若心阳不振,不能宣通血脉,而见心悸动、脉结代者,每与甘草、人参、麦冬等同用,如炙甘草汤;若阴寒内盛,引动下焦冲气、上凌心胸所致奔豚者,常重用本品,如桂枝加桂汤。

【用法用量】煎服,3~10 g。

【使用注意】本品辛温助热,易伤阴动血,凡外感热病、阴虚火旺、血热妄行等证均当忌用。孕妇及月经过多者慎用。

知识链接

麻黄、桂枝皆为辛温解表、发散风寒常用药,均可用治风寒感冒。然麻黄发汗作用较强,主治风寒感冒重证;桂枝发汗解表作用较为和缓,凡风寒感冒,无论表实无汗,表虚有汗均可用之。

紫苏叶(zǐsūyè)

《名医别录》

为唇形科植物紫苏 *Perilla frutescens* (L.) Britt. 的叶(或带嫩枝)。我国南北均产。夏季采收。除去杂质,晒干,生用。

【处方用名】苏叶、紫苏。

【性味归经】辛,温。归肺、脾经。

【功效】解表散寒,行气和胃,解鱼蟹毒。

【应用】

1. **风寒表证** 发汗之力较为缓和,风寒表证而兼气滞、胸脘满闷、恶心呕逆,或咳喘痰多者,较为适宜。治疗胸脘满闷、恶心呕逆者,常配伍香附、陈皮等药,如香苏散;治疗咳喘痰多者,每与杏仁等药同用,如杏苏散。

2. **脾胃气滞,胸闷呕吐** 偏寒者,常与砂仁、丁香等温中止呕药同用;偏热者,常与黄连、芦根等清胃止呕药同用。若胎气上逆、胸闷呕吐、胎动不安者,常与砂仁、陈皮等理气安胎药配伍。用治七情郁结、痰凝气滞之梅核气证,常与半夏、厚朴、茯苓等同用,如半夏厚朴汤。

此外,紫苏能解鱼蟹毒,对于进食鱼蟹中毒而致腹痛吐泻者,能和中解毒。可单用本品煎汤服,或配伍生姜、陈皮、藿香等药。

【用法用量】煎服,5~10 g,不宜久煎。

附药:紫苏梗(zǐsūgěng)

为紫苏的茎。性味辛、甘,微温。归肺、脾、胃经。功能宽胸利膈、顺气安胎,适用于胸腹气滞、痞闷作胀及胎动不安、胸肋胀痛等症。

生 姜（shēngjiāng）

《名医别录》

生姜1

为姜科植物姜 *Zingiber offcinsle* Rosc. 的新鲜根茎。各地均产。秋冬二季采挖,除去须根及泥沙,切片,生用。

【处方用名】生姜。

【性味归经】辛,微温。归肺、脾、胃经。

【功效】解表散寒,温中止呕,化痰止咳,解鱼蟹毒。

【应用】

1. 风寒表证 本品辛散温通,能发汗解表、祛风散寒,但作用较弱,故适用于风寒感冒轻证,可单煎或配红糖、葱白煎服。本品更多是作为辅助之品,与桂枝、羌活等辛温解表药同用,以增强发汗解表之力。

2. 脾胃寒证 本品辛散温通,能温中散寒,对寒犯中焦或脾胃虚寒之胃脘冷痛、食少、呕吐者,具收祛寒开胃、止痛止呕之效,宜与高良姜、胡椒等温里药同用。若治疗脾胃气虚者,宜与人参、白术等补脾益气药同用。

3. 胃寒呕吐 本品辛散温通,能温胃散寒、和中降逆,其止呕功良,素有"呕家圣药"之称,随证配伍可治疗多种呕吐。因其本为温胃之品,故对胃寒呕吐最为适合,可配伍高良姜、白豆蔻等温胃止呕药。若治疗痰饮呕吐者,常配伍半夏,即小半夏汤;若治疗胃热呕吐者,可配黄连、竹茹、枇杷叶等清胃止呕药。某些止呕药用姜汁制过,能增强止呕作用,如姜半夏、姜竹茹等。

4. 肺寒咳嗽 本品辛温发散,能温肺散寒、化痰止咳,对于肺寒咳嗽,不论有无外感风寒或痰多痰少,皆可选用。治疗风寒客肺,痰多咳嗽、恶寒头痛者,每与麻黄、杏仁同用,如三拗汤;治疗外无表邪而痰多者,常与陈皮、半夏等药同用,如二陈汤。

此外,生姜对生半夏、天南星等药物之毒以及鱼蟹等食物中毒,均有一定的解毒作用。

生姜2

【用法用量】煎服,3～10 g,或捣汁服。

【使用注意】本品助火伤阴,故热盛及阴虚内热者忌服。

附药:生姜皮、生姜汁

1. 生姜皮 为生姜根茎切下的外表皮。性味辛、凉。功能和脾行水消肿,主要用于水肿、小便不利。煎服,3～10 g。

2. 生姜汁 用生姜捣汁入药。功同生姜,但偏于开痰止呕,便于临床应急服用。如遇天南星、半夏中毒的喉舌麻木肿痛,或呕逆不止、难以下食者,可取汁冲服,易于入喉;也可配竹沥,冲服或鼻饲给药,治中风卒然昏厥者。用量3～10滴,冲服。

荆 芥（jīngjiè）

《神农本草经》

为唇形科植物荆芥 *Schizonepeta cenuifolia* Briq. 的干燥地上部分。主产于江苏、浙江、河南、河北、山东等地。多为栽培。夏、秋二季花开到顶、穗绿时采割,除去杂质,晒干,切段。生用或炒炭用。

【处方用名】荆芥、荆芥穗、荆芥炭。

【性味归经】辛,微温。归肺、肝经。

【功效】解表散风,透疹,消疮。

【应用】

1. 外感表证　本品药性和缓,为发散风寒药中药性最为平和之品。对于外感表证,无论风寒、风热或寒热不明显者,均可广泛使用。用治风寒感冒,恶寒发热、头痛无汗者,常与防风、羌活、独活等药同用,如荆防败毒散;治疗风热感冒,发热头痛者,每与辛凉解表药银花、连翘、薄荷等配伍,如银翘散。

2. 麻疹不透、风疹瘙痒　常与蝉蜕、薄荷、紫草等药同用;若配伍苦参、防风、白蒺藜等药,又治风疹瘙痒。

3. 疮疡初起兼有表证　偏于风寒者,常配伍羌活、川芎、独活等药;偏于风热者,每与银花、连翘、柴胡等药配伍。

4. 吐衄下血　本品炒炭长于理血止血,可用于吐血、衄血、便血、崩漏等多种出血证。

【用法用量】煎服,5~10 g,不宜久煎。发表透疹消疮宜生用;止血宜炒用。荆芥穗更长于祛风。

防　风(fángfēng)

《神农本草经》

为伞形科植物防风 *Saposhnikovia divaricata*(Turcz.)Schischk. 的根。主产于东北及内蒙古东部。春、秋二季采挖未抽花茎植株的根,除去须根及泥沙,晒干。切片,生用或炒炭用。

【处方用名】防风。

【性味归经】辛、甘,微温。归膀胱、肝、脾经。

【功效】祛风解表,胜湿止痛,止痉。

【应用】

1. 外感表证　本品甘缓微温不峻烈,故外感风寒、风湿、风热表证均可配伍使用。治风寒表证,头痛、身痛、恶寒者,常与荆芥、羌活、独活等药同用,如荆防败毒散;治外感风湿,头痛如裹、身重肢痛者,每与羌活、藁本、川芎等药同用,如羌活胜湿汤;治风热表证,发热恶风、咽痛口渴者,常配伍薄荷、蝉蜕、连翘等辛凉解表药。又因其发散作用温和,对卫气不足、肌表不固而感冒风邪者,本品与黄芪、白术等益卫固表药同用,相反相成,祛邪而不伤正,固表而不留邪,共奏扶正祛邪之效,如玉屏风散。

2. 风疹瘙痒　本品以祛风见长,药性平和,风寒、风热所致之瘾疹瘙痒皆可配伍使用。治疗风寒者,常与麻黄、白芷、苍耳子等配伍,如消风散;治疗风热者,常配伍薄荷、蝉蜕、僵蚕等药;治疗湿热者,可与土茯苓、白鲜皮、赤小豆等同用;若血虚风燥者,常与当归、地黄等配伍;若兼里实热结者,常配伍大黄、芒硝、黄芩等药,如防风通圣散。

3. 风湿痹痛　治疗风寒湿痹,肢节疼痛、筋脉挛急者,可配伍羌活、独活、桂枝、姜黄等祛风湿、止痹痛药,如蠲痹汤。若风寒湿邪郁而化热,关节红肿热痛,成为热痹者,可与地龙、薏苡仁、乌梢蛇等药同用。

4. **破伤风证**　本品既能辛散外风,又能息内风以止痉。用治风毒内侵,贯于经络,引动内风而致肌肉痉挛、四肢抽搐、项背强急、角弓反张的破伤风证,常与天麻、天南星、白附子等祛风止痉药同用,如玉真散。

此外,以其升清燥湿之性,亦可用于脾虚湿盛、清阳不升所致的泄泻,可与人参、黄芪、白术等药配伍,如升阳益胃汤。若用于土虚木乘、肝郁侮脾、肝脾不和、腹泻而痛者,常与白术、白芍、陈皮同用,如痛泻要方。

【用法用量】煎服,5～10 g。

【使用注意】本品药性偏温,阴血亏虚、热病动风者不宜使用。

知识链接

　　荆芥与防风:均味辛性微温,温而不燥,长于发表散风,对于外感表证,无论是风寒感冒,还是风热感冒,两者均可使用。另外,两者还可用于风疹瘙痒。荆芥质轻透散,发汗之力较防风为强,风寒感冒、风热感冒均常选用;荆芥还能透疹、消疮、止血。防风质松而润,祛风之力较强,为"风药之润剂""治风之通用药",能胜湿、止痛、止痉,又可用于外感风湿,头痛如裹、身重肢痛等证。

羌　活(qiānghuó)
《神农本草经》

为伞形科植物羌活 *Notopterygium incisum* Ting ex H. T. Chang 或宽叶羌活 *Notopterygium forbesii* Boiss. 的干燥根茎及根。羌活主产于四川、云南、青海、甘肃等地,宽叶羌活主产于四川、青海、陕西、河南等地。春、秋二季采挖,除去须根及泥沙,晒干。切片,生用。

【处方用名】羌活。

【性味归经】辛、苦,温。归膀胱、肝、肾经。

【功效】解表散寒,祛风除湿,止痛。

【应用】

1. **风寒感冒**　本品辛温发散,气味雄烈,善于升散发表,有较强的解表散寒、祛风胜湿、止痛之功。若外感风寒夹湿,恶寒发热、肌表无汗、头痛项强、肢体酸痛较重者,尤为适宜,常与防风、细辛、川芎等祛风解表止痛药同用,如九味羌活汤;若风湿在表,头项强痛、腰背酸重、一身尽痛者,可配伍独活、藁本、防风等药,如羌活胜湿汤。

2. **风寒湿痹**　本品辛散祛风、味苦燥湿、性温散寒,有较强的祛风湿、止痛作用,常与其他祛风湿、止痛药配伍,主治风寒湿痹、肢节疼痛。因其善入足太阳膀胱经,以除头项、肩背之痛见长,故上半身风寒湿痹、肩背肢节疼痛者尤为多用,常与防风、姜黄、当归等药同用,如蠲痹汤。若风寒、风湿所致的头风痛,可与川芎、白芷、藁本等药配伍,如羌活芎藁汤。

【用法用量】煎服,3～10 g。

【使用注意】本品辛香温燥之性较烈,故阴血亏虚者慎用。用量过多,易致呕吐,胃虚弱者不宜服。

白　芷(báizhǐ)
《神农本草经》

为伞形科植物白芷 *Angelica dahurica*(Fisch. ex Hoffm.) Benth. et Hook. F. 或杭白芷 *Angelica dahurica*(Fisch. ex Hoffm.) Benth. et Hook. F. var. *formosana*(Boiss.) Shan et Yuan 的干燥根。白芷产于河南长葛、禹州市习称"禹白芷",产于河北安国者习称"祁白芷"。此外陕西和东北亦产。杭白芷产于浙江、福建、四川等地,习称"杭白芷"和"川白芷"。夏、秋间叶黄时采挖,除去须根及泥沙,晒干或低温干燥。切片,生用。

【处方用名】白芷。

【性味归经】辛,温。归胃、大肠、肺经。

【功效】解表散寒,祛风止痛,宣通鼻窍,燥湿止带,消肿排脓。

【应用】

1. 风寒感冒　本品辛散温通,祛风解表散寒之力较温和,而以止痛、通鼻窍见长,于外感风寒、头身疼痛、鼻塞流涕之证,常与防风、羌活、川芎等祛风散寒止痛药同用,如九味羌活汤。

2. 头痛,牙痛,风湿痹痛　本品辛散温通,长于止痛,且善入足阳明胃经,故阳明经头额痛以及牙龈肿痛尤为多用,治疗阳明头痛、眉棱骨痛、头风痛等症。属外感风寒者,可单用,如都梁丸;或与防风、细辛、川芎等祛风止痛药同用,如川芎茶调散。属外感风热者,可配伍薄荷、菊花、蔓荆子等药。治疗风冷牙痛,可与细辛、全蝎、川芎等同用,如一捻金散;治疗风热牙痛,可配伍石膏、荆芥穗等药,如风热散。若风寒湿痹,关节疼痛、屈伸不利者,可与苍术、草乌、川芎等药同用,如神仙飞步丹。

3. 鼻渊　本品祛风、散寒、燥湿,可宣利肺气,升阳明清气,通鼻窍而止疼痛,故可用治鼻渊,鼻塞不通、浊涕不止、前额疼痛,每与苍耳子、辛夷等散风寒、通鼻窍药同用,如苍耳子散。

4. 带下证　本品辛温香燥,善除阳明经湿邪而燥湿止带。治疗寒湿下注,白带过多者,可与鹿角霜、白术、山药等温阳散寒、健脾除湿药同用;若湿热下注,带下黄赤者,宜与车前子、黄柏等清热利湿、燥湿药同用。

5. 疮痈肿毒　本品辛散温通,对于疮疡初起,红肿热痛者,可收散结消肿止痛之功,每与金银花、当归、穿山甲等药配伍,如仙方活命饮;若脓成难溃者,常与益气补血药人参、黄芪、当归等同用,共奏托毒排脓之功,如托里透脓散。

此外,本品祛风止痒、祛斑除臭,可用治皮肤风湿瘙痒、面部色斑、狐臭等。

【用法用量】煎服,3~10 g。外用适量。

【使用注意】本品辛香温燥,阴虚血热者忌服。

细　辛(xìxīn)
《神农本草经》

为马兜铃科植物北细辛 *Asarumheterotropoides* Fr. var. *mandshuricum*(Maxim.)

Kitag、汉城细辛 *Asarum sieboldii* Miq. var. *seoulense* Nakai 或华细辛 *Asarum sieboldii* Miq. 的干燥全草。前两种习称"辽细辛",主产于东北地区;华细辛主产于陕西、河南、山东、浙江等地。夏季果熟期或初秋采挖,除去泥沙,阴干。切段,生用。

【处方用名】细辛。

【性味归经】辛,温。有小毒。归心、肺、肾经。

【功效】祛风散寒,祛风止痛,通窍,温肺化饮。

【应用】

1. 风寒表证　本品辛温发散,芳香透达,长于解表散寒、祛风止痛,宜于外感风寒,头身疼痛较甚者,常与羌活、防风、白芷等祛风止痛药同用,如九味羌活汤;因其既能散风寒,又能通鼻窍,并宜于风寒感冒而见鼻塞流涕者,常配伍白芷、苍耳子等药。且细辛既入肺经散在表之风寒,又入肾经而除在里之寒邪,配麻黄、附子,可治阳虚外感、恶寒发热、无汗、脉反沉者,如麻黄附子细辛汤。

2. 头痛,牙痛,风湿痹痛　本品辛香走窜,宣泄郁滞,上达巅顶,通利九窍,善于祛风散寒,且止痛之力颇强,尤宜于风寒性头痛、牙痛、痹痛等多种寒痛症。治疗少阴头痛、足寒气逆、脉象沉细者,常配伍独活、川芎等药,如独活细辛汤;用治外感风邪、偏正头痛,常与川芎、白芷、羌活同用,如川芎茶调散;若治疗痛则如破、脉微弦而紧的风冷头痛,又当配伍川芎、麻黄、附子,如细辛散。治疗风冷牙痛,可单用细辛或与白芷、荜茇煎汤含漱;若胃火牙痛者,又当配伍生石膏、黄连、升麻等清胃泻火药;若龋齿牙痛者,可配杀虫止痛之蜂房煎汤含漱。细辛既散少阴肾经在里之寒邪以通阳散结,又搜筋骨间的风湿而蠲痹止痛,故常配伍独活、桑寄生、防风等以治风寒湿痹、腰膝冷痛,如独活寄生汤。

3. 鼻鼽、鼻渊　本品辛散温通,芳香透达,散风邪,化湿浊,通鼻窍,常用治鼻渊等鼻科疾病之鼻塞、流涕、头痛者,为治鼻渊之良药,宜与白芷、苍耳子、辛夷等散风寒、通鼻窍药配伍。

4. 肺寒咳喘　本品辛散温通,外能发散风寒,内能温肺化饮,常与散寒宣肺、温化痰饮药同用,以主治风寒咳喘证或寒饮咳喘证。治疗外感风寒,水饮内停之恶寒发热、无汗、喘咳、痰多清稀者,常与麻黄、桂枝、干姜等同用,如小青龙汤;若纯系寒痰停饮射肺,咳嗽胸满、气逆喘急者,可配伍茯苓、干姜、五味子等药,如苓甘五味姜辛汤。

细辛

【用法用量】煎服,1~3 g;散剂每次服 0.5~1.0 g。

【使用注意】阴虚阳亢头痛、肺燥伤阴干咳者忌用。不宜与藜芦同用。

藁 本(gǎoběn)

《神农本草经》

为伞形科植物藁本 *Ligusticum sinensis* Oliv. 或辽藁本 *Ligusticum jeholense* Nakai et Kitag 干燥根茎及根。藁本主产于陕西、甘肃、河南、四川、湖北、湖南等地。辽藁本主产于辽宁、吉林、河北等地。秋季茎叶枯萎或次春出苗时采挖,除去泥沙,晒干或烘干。切片,生用。

【处方用名】藁本。

【性味归经】辛,温。归膀胱经。

【功效】祛风,散寒,除湿,止痛。

【应用】

1. **风寒感冒,巅顶疼痛** 本品辛温香燥,性味俱升,善达巅顶,以发散太阳经风寒湿邪见长,并有较好的止痛作用,常用治太阳风寒,循经上犯,症见头痛、鼻塞、巅顶痛甚者,每与羌活、苍术、川芎等祛风湿、止痛药同用,如神术散;若外感风寒夹湿,头身疼痛明显者,常配伍羌活、独活、防风等药,以祛风散寒、除湿止痛,如羌活胜湿汤。

2. **风寒湿痹** 本品辛散温通香燥之性,又能入肌肉、经络、筋骨之间,以祛除风寒湿邪、蠲痹止痛。治疗风湿相搏、一身尽痛,每与羌活、防风、苍术等祛风湿药同用。

【用法用量】 煎服,3～10 g。

【使用注意】 本品辛温香燥,凡阴血亏虚、肝阳上亢、火热内盛之头痛者忌服。

香　薷(xiāngrú)
《名医别录》

为唇形科植物石香薷 *Mosla chinensis* Maxim. 或江香薷 *Mosla chinensis* 'Jiangxiang-ru'的干燥地上部分。前者称青香薷,后者称江香薷。青香薷主产于广西、湖南、湖北等地,系野生,多自产自销;江香薷主产于江西分宜县,为栽培品,产量大而质量佳,行销全国。夏季茎叶茂盛、果实成熟时采割,除去杂质,晒干。切段,生用。

【处方用名】香薷。

【性味归经】辛,微温。归肺、胃经。

【功效】发汗解表,化湿和中。

【应用】

1. **风寒感冒** 本品辛温发散,入肺经能发汗解表而散寒;其气芳香,入脾胃又能化湿和中而祛暑,多用于风寒感冒而兼脾胃湿困,症见恶寒、发热、头痛身重、无汗、脘满纳差、苔腻,或恶心呕吐、腹泻者,可收外解风寒、内化湿浊之功。该证多见于暑天贪凉饮冷之人,故前人称"香薷乃夏月解表之药",常配伍厚朴、扁豆,如香薷散。

2. **水肿脚气** 本品辛散温通,外能发汗以散肌表之水湿,又能宣肺气启上源,通畅水道,以利尿退肿,多用于水肿而有表证者。治疗水肿、小便不利以及脚气水肿者,可单用或配伍健脾利水的白术,如薷术丸。

【用法用量】煎服,3～10 g。用于发表,量不宜过大,且不宜久煎;用于利水消肿,量宜稍大,且须浓煎。

【使用注意】本品辛温发汗之力较强,表虚有汗及暑热证当忌用。

辛　夷(xīnyí)
《神农本草经》

为木兰科植物望春花 *Magnolia biondii* Pamp.、玉兰 *Magnolia denudata* Desr. 或武当玉兰 *Magnolia sprengeri* Pamp. 的干燥花蕾。主产于河南、安徽、湖北、四川、陕西等地。玉兰多为庭院栽培。冬末春初花未开放时采收,除去枝梗,阴干入药用。

【处方用名】辛夷。

【性味归经】辛,温。归肺、胃经。

【功效】散风寒,通鼻窍。

【应用】

1. **风寒感冒** 本品辛散温通,能发散风寒,宣通鼻窍。用治外感风寒,肺窍郁闭、恶寒发热、头痛鼻塞者,可配伍防风、白芷、细辛等发散风寒药。若风热感冒而鼻塞头痛者,亦可于薄荷、金银花,菊花等疏散风热药中,酌加本品,以增强通鼻窍、散风邪之力。

2. **鼻塞,鼻渊** 本品辛温发散,芳香通窍,其性上达,外能祛除风寒邪气,内能升达肺胃清气,善通鼻窍,为治鼻渊头痛、鼻塞流涕之要药。偏风寒者,常与白芷、细辛、苍耳子等散风寒、通鼻窍药同用,如苍耳子散;偏风热者,多与薄荷、连翘、黄芩等疏风热、清肺热药同用。若肺胃郁热发为鼻疮者,可与黄连、连翘、野菊花等清热泻火解毒药配伍。

【用法用量】煎服,3~10 g;本品有毛,易刺激咽喉,入汤剂宜包煎。

【使用注意】阴虚火旺者忌服。

苍耳子(cāngěrzǐ)
《神农本草经》

为菊科植物苍耳 *Xanthium sibiricum* Patr. 的干燥成熟带总苞的果实。产于全国各地,多自产自销。秋季果实成熟时采收,干燥,除去梗、叶等杂质。炒去硬刺用。

【处方用名】苍耳子。

【性味归经】辛、苦,温;有毒。归肺经。

【功效】散风寒,通鼻窍,祛风湿。

【应用】

1. **风寒感冒** 本品辛温宣散,既能外散风寒,又能通鼻窍、止痛,用治外感风寒,恶寒发热、头身疼痛、鼻塞流涕者,可与防风、白芷、羌活、藁本等其他发散风寒药同用。因其发汗解表之力甚弱,故一般风寒感冒少用。

2. **鼻鼽、鼻渊** 本品温和疏达,味辛散风,苦燥湿浊,善通鼻窍以除鼻塞、止前额及鼻内胀痛,用治鼻渊头痛、不闻香臭、时流浊涕者,一药数效,标本兼治,可内服亦宜外用,为治鼻渊之良药,尤宜于鼻渊而有外感风寒者,常与辛夷、白芷等散风寒、通鼻窍药配伍,如苍耳子散。若鼻渊证属风热外袭或湿热内蕴者,本品又常与薄荷、黄芩等疏散风热、清热药同用。其他鼻病,如伤风鼻塞(急性鼻炎)、鼻窒(慢性鼻炎)、鼻鼽(过敏性鼻炎)等,本品亦较常用。

3. **湿痹拘挛、风疹瘙痒** 本品辛散苦燥,性温散寒,能祛风除湿、通络止痛,用于治风湿痹证,关节疼痛、四肢拘挛者,可单用或与羌活、威灵仙、木瓜等药同用。此外,本品与地肤子、白鲜皮、白蒺藜等药同用,治风疹瘙痒。又本品研末,用大风子油为丸,还治疥癣麻风,皆取其散风除湿的作用。

【用法用量】煎服,3~10 g。或入丸散。

【使用注意】血虚头痛不宜服用。

苍耳子

附药:苍耳草(cāngěrcǎo)

为苍耳的茎叶,性味苦、辛、微寒,有小毒,功能祛风、清热、解毒,主要用治风湿痹痛、四肢拘急等症,也可用于麻风、疔毒、皮肤瘙痒诸症。本品有毒,内服不宜过量,亦不能持续服用。用量5~10 g,水煎或熬膏及入丸散。外用适量。本品散气耗血,体虚者慎用。

第二节　发散风热药

本类药物性味多属辛凉,以发散肌表风热邪气为主要作用,又称为辛凉解表药。适用于风热表证及温病初起邪在卫分,症见发热、微恶风寒、头痛、咽痛、咳嗽、口渴、舌尖红、苔薄黄、脉浮数等。部分药物兼有清热利咽、透疹、止咳、明目等作用。

发散风热药

薄　荷(bòhe)
《新修本草》

为唇形科植物薄荷 *Mentha haplocalyx* Briq. 的干燥地上部分。主产于江苏的太仓以及浙江、湖南等地。夏、秋二季茎叶茂盛或花开至三轮时,选晴天,分次采割,晒干或阴干。切段,生用。

【处方用名】薄荷、苏荷、薄荷叶、薄荷梗。

【性味归经】辛,凉。归肺、肝经。

【功效】疏散风热,清利头目,利咽,透疹,疏肝行气。

【应用】

1. 风热感冒,温病初起　本品辛以发散辛散,凉以清热,清轻凉散,其之性较强,是辛凉解表药中最能宣散表邪且有一定发汗作用之药,为疏散风热常用之品,故风热感冒和温病卫分证十分常用。用治风热感冒或温病初起、邪在卫分、发热、微恶风寒、头痛等症,常与金银花、连翘、牛蒡子、荆芥等配伍,如银翘散。

2. 风热头痛,目赤多泪,咽喉肿痛　本品轻扬升浮,芳香通窍,功善疏散上焦风热,清头目、利咽喉。用治风热上攻,头痛眩晕,宜与川芎、石膏、白芷等祛风、清热、止痛药配伍,如上清散。治疗风热上攻之目赤多泪,可与桑叶、菊花、蔓荆子等同用;用治风热壅盛,咽喉肿痛,常配伍桔梗、生甘草、僵蚕,如六味汤。

3. 麻疹不透,风疹瘙痒　本品质轻宣散,有疏散风热、宣毒透疹、祛风止痒之功,用治风热束表,麻疹不透,常配伍蝉蜕、牛蒡子、柽柳等药,如竹叶柳蒡汤。治疗风疹瘙痒,可与荆芥、防风、僵蚕等祛风止痒药同用。

4. 肝郁气滞,胸闷胁痛　本品兼入肝经,能疏肝行气,常配伍柴胡、白芍、当归等疏肝理气调经之品,治疗肝郁气滞、胸胁胀痛、月经不调,如逍遥散。

此外,本品芳香辟秽,兼能化湿和中,还可用治夏令感受暑湿秽浊之气,脘腹胀痛、呕吐泄泻,常与香薷、厚朴、金银花等同用,如薄荷汤。

【用法用量】煎服,3~6 g;宜后下。薄荷叶长于发汗解表,薄荷梗偏于行气和中。

【使用注意】本品芳香辛散,发汗耗气,故体虚多汗者不宜使用。

牛蒡子(niúbàngzǐ)
《名医别录》

为菊科植物牛蒡 *Arctium lappa* L. 的干燥成熟果实。主产于东北及浙江省。此外,四川、湖北、河北、河南、陕西等地亦产。秋季果实成熟时采收果序,晒干,打下果实,除去杂质,再晒干。生用或炒用,用时捣碎。

【处方用名】牛蒡子。

【性味归经】辛、苦,寒。归肺、胃经。

【功效】疏散风热,宣肺透疹,解毒利咽。

【应用】

1. **风热感冒,温病初起**　本品辛散苦泄,寒能清热,升散之中具有清降之性,功能疏散风热,发散之力虽不及薄荷等药,但长于宣肺祛痰、清利咽喉,故风热感冒而见咽喉红肿疼痛或咳嗽痰多不利者,十分常用。用治风热感冒,或温病初起,发热、咽喉肿痛等症,常与银花、连翘、荆芥、桔梗等同用,如银翘散。若风热咳嗽,痰多不畅者,常与桑叶、桔梗、前胡等药配伍。

2. **麻疹不透,风疹瘙痒**　本品清泄透散,能疏散风热,透泄热毒而促使疹子透发,用治麻疹不透或透而复隐,常配薄荷、柽柳、竹叶等同用,如竹叶柳蒡汤。若风湿浸淫血脉而致的疥疮瘙痒,本品能散风止痒,常配伍荆芥、蝉蜕、苍术等药,如消风散。

3. **痈肿疮毒,丹毒,痄腮,喉痹**　本品辛苦性寒,于升浮之中又有清降之性,能外散风热、内解热毒,有清热解毒、消肿利咽之效,故可用治痈肿疮毒、丹毒、痄腮、喉痹等热毒病证。因其性偏滑利,兼滑肠通便,故上述病证兼有大便热结不通者尤为适宜。用治风热外袭,火毒内结,痈肿疮毒,兼有便秘者,常与大黄、芒硝、栀子、连翘、薄荷等同用。治疗乳痈肿痛,尚未成脓者,可与金银花、连翘、栀子、瓜蒌等药同用,如牛蒡子汤。本品配伍玄参、黄芩、黄连、板蓝根等清热泻火解毒药,还可用治瘟毒、痄腮、喉痹等热毒之证,如普济消毒饮。

【用法用量】煎服,6～12 g。炒用可使其苦寒及滑肠之性略减。

【使用注意】本品性寒,滑肠通便,气虚便溏者慎用。

桑　叶(sāngyè)
《神农本草经》

为桑科植物桑 *Morus alba* L. 的干燥叶。我国各地大多有野生或栽培。初霜后采收,去杂质,晒干。生用或蜜炙用。

【处方用名】桑叶、霜桑叶、冬桑叶。

【性味归经】甘、苦,寒。归肺、肝经。

【功效】疏散风热,清肺润燥,清肝明目。

【应用】

1. **风热感冒,温病初起**　本品甘寒质轻,轻清疏散,虽疏散风热作用较为缓和,但又能清肺热、润肺燥,故常用于风热感冒,或温病初起,温热犯肺,发热、咽痒、咳嗽等症,常与菊花相须为用,并配伍连翘、薄荷、桔梗等药,如桑菊饮。

2. **肺热咳嗽,燥热咳嗽**　本品苦寒清泄肺热,甘寒凉润肺燥,故可用于肺热或燥热伤肺,咳嗽痰少、色黄而黏稠,或干咳少痰、咽痒等症。轻者可配杏仁、沙参、贝母等同用,如桑杏汤;重者可配生石膏、麦冬、阿胶等同用,如清燥救肺汤。

3. **肝阳上亢眩晕**　本品苦寒,兼入肝经,有平降肝阳之效,故可用治肝阳上亢,头痛眩晕、头重脚轻、烦躁易怒者,常与菊花、石决明、白芍等平抑肝阳药同用。

4. 目赤昏花　本品既能疏散风热，又苦寒入肝能清泄肝热，且甘润益阴以明目，故常用治风热上攻、肝火上炎所致的目赤、涩痛、多泪，可配伍菊花、蝉蜕、夏枯草、决明子等疏散风热、清肝明目之品。若肝肾精血不足，目失所养，眼目昏花，视物不清，常配伍滋补精血之黑芝麻，如扶桑至宝丹。若肝热引起的头昏、头痛，本品亦可与菊花、石决明、夏枯草等清肝药同用。

此外，本品能凉血止血，还可用治血热妄行之咳血、吐血、衄血，宜与其他凉血止血药同用。

【用法用量】　煎服，5～10 g；或入丸散。外用煎水洗眼。桑叶蜜制能增强润肺止咳的作用，故肺燥咳嗽多用蜜制桑叶。

菊　花(júhuā)
《神农本草经》

为菊科植物菊 Chrysanthemum mori folium Ramat. 的干燥头状花序。主产于浙江、安徽、河南等地，四川、河北、山东等地亦产。多栽培。9—11月花盛开时分批采收，阴干或焙干，或熏、蒸后晒干。生用。药材按产地和加工方法的不同，分为"亳菊""滁菊""贡菊""杭菊"等。由于花的颜色不同，又有黄菊花和白菊花之分。

【处方用名】菊花、黄菊、白菊。

【性味归经】甘、苦，微寒。归肺、肝经。

【功效】散风清热，平肝明目，清热解毒。

【应用】

1. 风热感冒，温病初起　本品味辛疏散，体轻达表，气清上浮，微寒清热，功能疏散肺经风热，但发散表邪之力不强。常用治风热感冒，或温病初起，温邪犯肺，发热、头痛、咳嗽等症，每与性能功用相似的桑叶相须为用，并常配伍连翘、薄荷、桔梗等，如桑菊饮。

2. 肝阳眩晕，肝风实证　本品性寒，入肝经，能清肝热、平肝阳，常用治肝阳上亢，头痛眩晕，每与石决明、珍珠母、白芍等平肝潜阳药同用。若肝火上攻而眩晕、头痛，以及肝经热盛、热极动风者，可与羚羊角、钩藤、桑叶等清肝热、息肝风药同用，如羚角钩藤汤。

3. 目赤昏花　本品辛散苦泄，微寒清热，入肝经，既能疏散肝经风热，又能清泄肝热以明目，故可用治肝经风热，或肝火上攻所致目赤肿痛，治疗前者常与蝉蜕、木贼、白僵蚕等疏散风热明目药配伍，治疗后者可与石决明、决明子、夏枯草等清肝明目药同用。若肝肾精血不足，目失所养、眼目昏花、视物不清，又常配伍枸杞子、熟地黄、山茱萸等滋补肝肾、益阴明目药，如杞菊地黄丸。

4. 疮痈肿毒　本品味苦性微寒，能清热解毒，可用治疮痈肿毒，常与金银花、生甘草同用，如甘菊汤。因其清热解毒、消散痈肿之力不及野菊花，故临床较野菊花少用。

【用法用量】煎服，5～10 g。疏散风热宜用黄菊花，平肝、清肝明目宜用白菊花。

【鉴别用药】桑叶与菊花皆能疏散风热、平抑肝阳、清肝明目，同可用治风热感冒或温病初起，发热、微恶风寒、头痛，肝阳上亢，头痛眩晕，风热上攻或肝火上炎所致的目赤肿痛，以及肝肾精血不足，目暗昏花等证。但桑叶疏散风热之力较强，且能清肺润燥、凉血止血，而菊花平肝、清肝明目之力较强，且能清热解毒。

柴　胡(cháihú)

《神农本草经》

为伞形科植物柴胡 *Bupleurum chinensie* DC. 或狭叶柴胡 *Bupletwum scorzonerifolium* Willd. 的干燥根。按性状不同，分别习称"北柴胡"及"南柴胡"。春、秋二季采挖，除去茎叶及泥沙，干燥。切段，生用或醋炙用。

【处方用名】柴胡、炙柴胡、酒柴胡、醋柴胡。

【性味归经】辛、苦，微寒。归肝、胆、肺经。

【功效】疏散退热，疏肝解郁，升举阳气。

【应用】

1. 表证发热，少阳证　本品辛散苦泄，微寒退热，善于祛邪解表退热和疏散少阳半表半里之邪。对于外感表证发热，无论风热、风寒表证，皆可使用。治疗风寒感冒，恶寒发热、头身疼痛，常与防风、生姜等药配伍，如正柴胡饮。若外感风寒，寒邪入里化热，恶寒渐轻、身热增盛者，柴胡多与葛根、羌活、黄芩、石膏等同用，以解表清里，如柴葛解肌汤。治疗风热感冒，发热、头痛等症，可与菊花、薄荷、升麻等辛凉解表药同用。现代用柴胡制成的单味或复方注射液，对于外感发热有较好的解表退热作用。若伤寒邪在少阳，寒热往来、胸胁苦满、口苦咽干、目眩，使用本品最宜，为治少阳证之要药，常与黄芩同用，以清半表半里之热，共收和解少阳之功，如小柴胡汤。

2. 肝郁气滞　本品辛行苦泄，性善条达肝气，疏肝解郁。治疗肝失疏泄、气机郁阻所致的胸胁或小腹胀痛、情志抑郁、妇女月经失调、痛经等症，常与香附、川芎、白芍同用，如柴胡疏肝散。若肝郁血虚、脾失健运、妇女月经不调、乳房胀痛、胁肋作痛、神疲食少、脉弦而虚者，常配伍当归、白芍、白术、茯苓等，如逍遥散。

3. 气虚下陷，脏器脱垂　本品能升举脾胃清阳之气，可用治中气不足，气虚下陷所致的脘腹重坠作胀，食少倦怠，久泻脱肛，子宫下垂、肾下垂等脏器脱垂，常与人参、黄芪、升麻等同用，以补气升阳，如补中益气汤。

此外，本品还可退热截疟，又为治疗疟疾寒热的常用药，常与黄芩、常山、草果等同用。

【用法用量】煎服，3~10 g。解表退热宜生用，疏肝解郁宜醋炙，升阳可生用或酒炙。

【使用注意】柴胡其性升散，古人有"柴胡劫肝阴"之说，阴虚阳亢、肝风内动、阴虚火旺及气机上逆者忌用或慎用。

葛　根(gěgēn)

《神农本草经》

为豆科植物野葛 *Pueraria lobata* (Willd.) Ohwi 的干燥根。野葛主产于湖南、河南、广东、浙江、四川等地。秋、冬二季采挖，趁鲜切成厚片或小块，干燥。

【处方用名】葛根。

【性味归经】甘、辛，凉。归脾、胃、肺经。

【功效】解肌退热，透疹，生津止渴，升阳止泻，通经活络，解酒毒。

【应用】

1. 表证发热，项背强痛　外感表证发热，无论风寒与风热，均可选用本品。治疗风热感冒,发热、头痛等症,可与薄荷、菊花、蔓荆子等辛凉解表药同用。若风寒感冒,邪郁化热、发热重、恶寒轻、头痛无汗、目疼鼻干、口微渴、苔薄黄等症,常配伍柴胡、黄芩、白芷、羌活等药,如柴葛解肌汤。

2. 麻疹不透 治麻疹初起,表邪外束,疹出不畅,常与升麻、芍药、甘草等同用,如升麻葛根汤。若麻疹初起,已现麻疹,但疹出不畅,见发热咳嗽,或乍冷乍热者,可配伍牛蒡子、荆芥、蝉蜕、前胡等药,如葛根解肌汤。

3. 热病口渴,阴虚消渴 治热病津伤口渴,常与芦根、天花粉、知母等同用。治疗消渴证属阴津不足者,可与天花粉、鲜地黄、麦门冬等清热养阴生津药配伍,如天花散;若内热消渴,口渴多饮、体瘦乏力、气阴不足者,又多配伍乌梅、党参、黄芪等药,如玉泉丸。

4. 湿热泻痢,脾虚泄泻 本品味辛升发,能升发清阳,鼓舞脾胃清阳之气上升而奏止泻痢之效,故可用治表证未解,邪热入里,身热,下利臭秽,肛门有灼热感,苔黄脉数,或湿热泻痢,热重于湿者,常与黄芩、黄连、甘草同用,如葛根芩连汤。若脾虚泄泻,可用七味白术散。

【用法用量】煎服,10～15 g。解肌退热、透疹、生津宜生用,升阳止泻宜煨用。

附药:葛　花(gěhuā)

为葛的未开放的花蕾。性味甘,平。功能解酒毒,醒脾和胃。主要用于饮酒过度,头痛头昏、烦渴、呕吐、胸膈饱胀等症,常和葛根、砂仁同用。常用量 3～15 g。

知识链接

葛根能直接扩张血管,使外周阻力下降而有明显降压作用,能较好缓解高血压患者的"项紧"症状,故临床常用治高血压病颈项强痛,如北京同仁堂生产的愈风宁心片即由葛根一味药组成。

升　麻(shēngmá)
《神农本草经》

为毛茛科植物大三叶升麻 *Cimicifuga heracleifolia* Kom.、兴安升麻 *Cimicifuga dahurica*(Turcz.) Maxim. 或升麻 *Cimicifuga fetida* L. 的干燥根茎。主产于辽宁、吉林、黑龙江等地,河北、山西、陕西、四川、青海等地亦产。秋季采挖,除去泥沙,晒至须根干时,燎去或除去须根,晒干。切片,生用或蜜制用。

【处方用名】升麻。

【性味归经】辛、微甘、微寒。归肺、脾、胃、大肠经。

【功效】发表透疹,清热解毒,升举阳气。

【应用】

1. 外感表证 本品辛甘微寒,性能升散,有发表退热之功。治疗风热感冒,温病初起,发热、头痛等症,可与桑叶、菊花、薄荷、连翘等同用。治疗风寒感冒,恶寒发热、无汗、头痛、咳嗽者,常配伍麻黄、紫苏、白芷、川芎等药,如十神汤。若外感风热夹湿之阳明经头痛,额前作痛、呕逆、心烦痞满者,可与苍术、葛根、鲜荷叶等配伍,如清震汤。

2. **麻疹不透**　本品能辛散发表,透发麻疹,用治麻疹初起,透发不畅,常与葛根、白芍、甘草等同用,如升麻葛根汤。若麻疹欲出不出,身热无汗、咳嗽咽痛、烦渴尿赤者,常配伍葛根、薄荷、牛蒡子、荆芥等药,如宣毒发表汤。

3. **齿痛口疮,咽喉肿痛,温毒发斑**　本品甘寒,以清热解毒功效见长,为清热解毒之良药,可用治热毒所致的多种病证。因其尤善清解阳明热毒,故胃火炽盛成毒的牙龈肿痛、口舌生疮、咽肿喉痛以及皮肤疮毒等尤为多用。治疗牙龈肿痛、口舌生疮,多与生石膏、黄连等同用,如清胃散。治疗风热疫毒上攻之大头瘟,头面红肿、咽喉肿痛者,常与黄芩、黄连、玄参、板蓝根等药配伍,如普济消毒饮。治疗痄腮肿痛,可与黄连、连翘、牛蒡子等药配伍,如升麻黄连汤。用治温毒发斑,常与生石膏、大青叶、紫草等同用。

4. **气虚下陷,脏器脱垂,崩漏下血**　本品入脾胃经,善引脾胃清阳之气上升,其升提之力较柴胡为强。故常用治中气不足,气虚下陷所致的脘腹重坠作胀,食少倦怠,久泻脱肛,子宫下垂、肾下垂等脏器脱垂,多与黄芪、人参、柴胡等同用,以补气升阳,如补中益气汤;若胸中大气下陷,气短不足以息,又常以本品配柴胡、黄芪、桔梗等同用,如升陷汤。治疗气虚下陷,月经量多或崩漏者,则以本品配伍人参、黄芪、白术等补中益气药,如举元煎。

【用法用量】煎服,3～10 g。

【使用注意】麻疹已透,阴虚火旺以及阴虚阳亢者,均当忌用。

蝉　蜕(chántuì)

《名医别录》

为蝉科昆虫黑蚱 *Cryptotympana pustulata* Fabricius 羽化时脱落的皮壳。主产于山东、河北、河南、江苏等地。全国大部分地区亦产。夏、秋二季采集,除去泥土、杂质,晒干。生用。

【处方用名】蝉衣、蝉蜕。

【性味归经】甘,寒。归肺、肝经。

【功效】疏散风热,利咽,透疹,明目退翳,解痉。

【应用】

1. **风热感冒,温病初起,咽痛音哑**　本品长于疏散肺经风热以宣肺利咽、开音疗哑,治疗风热火毒上攻之咽喉红肿疼痛、声音嘶哑,与薄荷、牛蒡子、金银花、连翘等药同用,如蝉薄饮。

2. **麻疹不透,风疹瘙痒**　本品宣散透发、疏散风热、透疹止痒,可与麻黄、牛蒡子、升麻等同用,如麻黄散;用治风湿浸淫肌肤血脉、皮肤瘙痒,常配荆芥、防风、苦参等同用,如消风散。

3. **目赤翳障**　本品有明目退翳之功,故可用治风热上攻或肝火上炎之目赤肿痛、翳膜遮睛,常与菊花、白蒺藜、决明子等同用,如蝉花散。

4. **急慢惊风,破伤风证**　治疗小儿急惊风,可与天竺黄、栀子、僵蚕等药配伍,如天竺黄散。治疗小儿慢惊风,以本品配伍全蝎、天南星等,如蝉蝎散。用治破伤风证牙关紧闭,手足抽搐,角弓反张,常与天麻、僵蚕、全蝎、天南星同用,如五虎追风散。

【用法用量】煎服,3～10 g,或单味研末冲服。一般病证用量宜小,止痉则需大量。

知识链接

本品还常用以治疗小儿夜啼不安。现代研究证明,该药能镇静安神,故用之有效。

其他解表药简表

分类	药名	性味归经	功效应用	用法用量
发散风寒药	西河柳	甘、辛,平。归心、肺、胃经	发表透疹,祛风除湿。用于风寒感冒,巅顶头痛,风湿肢节痹痛	水煎服,3～6 g
	葱白	辛,微温。归肺、脾、胃经	发汗解表,化湿和中,利水消肿。用于夏月风寒感冒、水肿脚气	水煎服,3～9 g
发散风热药	木贼	甘、苦,平。归肺、肝经	疏散风热,明目退翳。用于风热目赤,迎风流泪,目生云翳	水煎服,3～9 g
	浮萍	辛,寒。归肺经	宣散风热,透疹利尿。用于麻疹不透,风疹瘙痒,水肿尿少	水煎服,3～9 g。外用适量
	蔓荆子	辛、苦,微寒。归膀胱、肝、胃经	疏散风热,清利头目。用于风热感冒头痛,齿龈肿痛,目赤多泪,目暗不明,头晕目眩	水煎服,5～9g
	淡豆豉	苦、辛,平。归肺、胃经	解肌发表,宣郁除烦。主治外感表证,寒热头痛,心烦,胸闷,虚烦不眠	内服:煎汤,5～15g;或入丸剂。外用:适量,捣敷,或炒焦研末敷

目标检测

课件 4

一、选择题

(一)单项选择题

1. 解表药主归 (　　)

A. 肺、肾经　　　　　B. 肺、肝经　　　　　C.肺、膀胱经　　　　　D. 肺、脾经

2. 具有发汗解表、宣肺平喘、利水消肿作用的药物是 (　　)

A. 桂枝　　　　　B. 麻黄　　　　　C. 香薷　　　　　D. 紫苏

3. 下列病证中,不能使用麻黄的病证是 (　　)

A. 风寒感冒　　　　　B. 咳嗽气喘　　　　　C.风水水肿　　　　　D. 胸痹心痛

4. 麻黄治疗风寒表实证,常与其相须为用的药是 (　　)

A. 荆芥　　　　　B. 防风　　　　　C. 细辛　　　　　D. 桂枝

5. 发散风热药的最主要作用是 (　　)

A. 宣肺气　　　　　B. 利咽喉　　　　　C. 清头目　　　　　D. 散风热

6. 薄荷的性味是 （ ）
  A. 苦,寒   B. 辛,凉   C. 苦,温   D. 咸,凉

7. 既疏散风热,又疏肝解郁的药物是 （ ）
  A. 牛蒡子   B. 蔓荆子   C. 桑叶   D. 薄荷

8. 外散风热、内解热毒的药物是 （ ）
  A. 薄荷   B. 牛蒡子   C. 蝉蜕   D. 桑叶

9. 其穗力强,长于散风的解表药是 （ ）
  A. 麻黄   B. 蝉衣   C. 荆芥   D. 防风

10. 下列哪项不是防风的功能 （ ）
  A. 祛风解表   B. 胜湿   C. 止痛   D. 补气

11. 下列哪项不是白芷的功能 （ ）
  A. 解表   B. 祛风燥湿   C.消肿排脓   D. 行气

12. 下列哪项不是薄荷的功能 （ ）
  A. 活血   B. 疏散风热   C.清利头目   D. 利咽

（二）多项选择题

1. 桂枝治疗胸阳不振、心脉瘀阻、胸痹心痛,常与其同用的药是 （ ）
  A. 麻黄   B. 紫苏   C. 陈皮   D. 枳实
  E. 薤白

2. 桂枝可用治 （ ）
  A. 风寒感冒   B. 寒凝血滞诸痛证   C.痰饮、蓄水证   D. 心悸、奔豚
  E. 中焦虚寒、脘腹冷痛

3. 升麻的功效是 （ ）
  A. 清热平肝   B. 清热解毒   C.发表透疹   D. 升举阳气
  E. 疏肝解郁

4. 功能疏散风热、平肝明目的药物有 （ ）
  A. 薄荷   B. 蝉蜕   C.桑叶   D. 菊花
  E. 柴胡

二、分析题

1.患者咽痒咳嗽、口微渴,舌偏红、苔微黄,脉浮。根据解表药性味和功效分析最宜选用哪一味?

第二章　清热药

学习目的与要求

学习目的

通过学习清热类药物的性能功效、主治应用等有关知识,培养学生合理应用清热药的能力。

知识要求

掌握清热药的含义、分类、性能特点及使用注意;掌握石膏、知母、栀子、黄芩、黄连、黄柏、金银花、连翘、板蓝根、地黄、青蒿、地骨皮的性能与配伍应用;掌握石膏与知母,黄连、黄芩与黄柏,金银花与连翘的功用异同。

熟悉决明子、射干、芦根、天花粉、夏枯草、龙胆草、白花蛇舌草、秦皮、大青叶、牛黄、蒲公英、紫花地丁、鱼腥草、穿心莲、白头翁、玄参、牡丹皮、赤芍、白薇性能特点。

了解苦参、青黛、土茯苓、马勃、马齿苋、紫草、银柴胡、胡黄连、绿豆、金荞麦、红藤、重楼、山豆根、半边莲、败酱草、水牛角的功效主治。

能力要求

能在实际工作中合理应用清热类中药。

一、含义

凡以清解里热、治疗里热证为主的药物,称为清热药。

二、性能特点

清热药

本类药物药性寒凉,味多苦,部分兼有甘或咸味。药性皆主沉降。归经则多依所清脏腑气血不同而异,如清气分热药多入肺、胃,清热凉血药多入肝、心,清虚热药多入肝、肾。一般来说,清热药多生用,较少炮制。

由于发病原因不一,病情变化不同,患者体质有异,故里热证有热在气分、血分之分,有

实热、虚热之别。根据清热药的功效及其主治证的差异,可将其分为五类:清热泻火药、清热燥湿药、清热凉血药、清热解毒药、清虚热药。

三、主治病证

本类药物适用于火热之邪内侵或体内阳热有余,以热在脏腑、营血为主的实热证,以及阴液亏虚、虚火内生之虚热证。里热证的成因不外内生与外感两端。外感六淫,皆可入里化热;五志过极,脏腑偏胜,亦可化火;内伤久病,阴液耗损,虚热乃生。症见高热烦渴、湿热泻痢、温毒发斑、咽喉肿痛、痈肿疮毒及阴虚发热等里热证。

四、分类

根据药性及功效主治差异,清热药可分为清热泻火药、清热燥湿药、清热凉血药、清热解毒药和清虚热药。

五、配伍及使用注意

使用清热药时,应辨明热证的虚实:①实热证有气分热、营血分热及气血两燔之别,应分别予以清热泻火、清营凉血、气血两清;②虚热证又有邪热伤阴、阴虚发热及肝肾阴虚、阴虚内热之异,则须清热养阴透热或滋阴凉血除蒸;③若里热兼有表证,治宜先解表后清里,或配解表药用,以达到表里双解;④若里热兼积滞,宜配通里泻下药用。

本类药物性多寒凉,易伤脾胃,故脾胃气虚、食少便溏者慎用;苦寒药物易化燥伤阴,热证伤阴或阴虚患者慎用;清热药禁用于阴盛格阳或真寒假热之证。

第一节　清热泻火药

热为火之渐,火为热之极。本类药物性味多苦寒或甘寒,清热力较强,用以治疗火热较盛的病证,故称为清热泻火药。本类药物以清泄气分邪热为主,适用于热病邪入气分而见高热、口渴、汗出、烦躁,甚或神昏谵语、舌红苔黄、脉洪数实者。此外,因各药归经的差异,还分别适用于肺热、胃热、心火、肝火等引起的脏腑火热证。

使用清热泻火药时,若里热炽盛而正气已虚,则宜选配补虚药,以扶正祛邪。

石　膏(shígāo)
《神农本草经》

为硫酸盐类矿物硬石膏族石膏,主含含水硫酸钙($CaSO_4 \cdot 2H_2O$)。主产于湖北、甘肃、四川、安徽等地,以湖北应城产者最佳。全年可采。采挖后,除去泥沙及杂石,研细生用或煅用。

【处方用名】石膏、生石膏、冰石。

【性味归经】甘、辛,大寒。归肺、胃经。

【功效】生用:清热泻火,除烦止渴;煅用:敛疮,生肌,收湿,止血。

【应用】

1.**温热病气分实热证** 本品性味辛甘寒，性寒清热泻火，辛寒解肌透热，甘寒清胃热、除烦渴，为清泻肺胃气分实热之要药。治温热病气分实热，症见壮热、烦渴、汗出、脉洪大者，常与知母相须为用，如白虎汤（《伤寒论》）。本品善清泻气分实热，若配清热凉血之玄参等，可治温病气血两燔，症见神昏谵语、发斑者，如化斑汤（《温病条辨》）。

本品既能清热泻火、除烦止渴，又能祛暑，配益气养阴之人参、麦冬等，可用治暑热初起，伤气耗阴或热病后期，余热未尽，气津两亏，症见身热、心烦、口渴者，如竹叶石膏汤（《伤寒论》）。

2.**肺热喘咳证** 本品辛寒入肺经，善清肺经实热，配止咳平喘之麻黄、杏仁等，可治肺热喘咳、发热口渴者，如麻杏石甘汤（《伤寒论》）。

3.**胃火牙痛、头痛，实热消渴** 本品功能清泻胃火，可用治胃火上攻之牙龈肿痛，常配黄连、升麻等药用，如清胃散（《外科正宗》）；若治胃火头痛，可配川芎用，如石膏川芎汤（《云岐子保命集论类要》）。取本品清泻胃热，配知母、生地黄、麦冬等，可用治胃热上蒸、耗伤津液之消渴证，如玉女煎（《景岳全书》）。

4.**溃疡不敛，湿疹瘙痒，水火烫伤，外伤出血** 本品火煅外用，有敛疮生肌、收湿、止血等作用。用治溃疡不敛，可配红粉研末置患处，如九一散（《中国药典》2015 年版）；用治湿疹瘙痒，可配枯矾用，如二味隔纸膏（《景岳全书》）；用治湿疮肿痒，可配黄柏研末外掺，如石黄散（《青囊秘传》）；若治水火烫伤，可配青黛用，如牡蛎散（《外台秘要》）。

【用法用量】生石膏煎服，15～60 g，宜先煎。煅石膏适量外用，研末撒敷患处。

【使用注意】脾胃虚寒及阴虚内热者忌用。

石膏

知 母(zhīmǔ)

《神农本草经》

为百合科植物知母 *Anemarrhena asphodeloides* Bge. 的干燥根茎。主产于河北、山西及山东等地。春、秋二季采挖，除去须及泥沙，晒干，习称"毛知母"。或除去外皮，晒干。切片入药，生用，或盐水炙用。

【处方用名】知母、毛知母、肥知母、知母肉、盐知母。

【性味归经】苦、甘，寒。归肺、胃、肾经。

【功效】清热泻火，滋阴润燥。

【应用】

1.**热病烦渴** 本品味苦甘而性寒质润，苦寒能清热泻火除烦，甘寒质润能生津润燥止渴，善治外感热病，高热烦渴者，常与石膏相须为用，如白虎汤（《伤寒论》）。

2.**肺热燥咳** 本品主入肺经而长于泻肺热、润肺燥，用治肺热燥咳，常配贝母用，如二母散（《证治准绳》）；若配杏仁、莱菔子，可治肺燥久嗽气急，如宁嗽煎（《奇方类编》）。

3.**骨蒸潮热** 本品兼入肾经而能滋肾阴、泻肾火、退骨蒸，用治阴虚火旺所致骨蒸潮热、盗汗、心烦者，常配黄柏、生地黄等药用，如知柏地黄丸（《医宗金鉴》）。

4.**内热消渴** 本品性甘寒质润，能泻肺火、滋肺阴，泻胃火、滋胃阴，泻肾火、滋肾阴，可用治阴虚内热之消渴证，常配天花粉、葛根等药用，如玉液汤（《医学衷中参西录》）。

5.肠燥便秘　本品功能滋阴润燥,可用治阴虚肠燥便秘证,常配生地黄、玄参、麦冬等药用。

【用法用量】煎服,6~12 g。

【使用注意】本品性寒质润,有滑肠作用,故脾虚便溏者不宜用。

知母

知识链接

石膏与知母:石膏、知母均能清热泻火,可用治温热病气分热盛及肺热咳嗽等证。但石膏泻火之中长于清解,重在清泻肺胃实火,多用于肺热喘咳、胃火头痛、牙痛;知母泻火之中长于清润,多用于肺热燥咳、内热骨蒸、消渴。

栀　子(zhīzǐ)

《神农本草经》

为茜草科植物栀子 *Gardenia jasminoides* Ellis 的干燥成熟果实。产于长江以南各地。9—11 月果实成熟显红黄色时采收。生用、炒焦或炒炭用。

【处方用名】栀子、山栀子、生栀子、黄栀子、红栀子、黑山栀、焦山栀。

【性味归经】苦,寒。归心、肺、三焦经。

【功效】泻火除烦,清热利湿,凉血解毒;外用消肿止痛。焦栀子:凉血止血。

【应用】

1.热病心烦　本品苦寒清降,能清泻三焦火邪、泻心火而除烦,为治热病心烦、躁扰不宁之要药,可与淡豆豉同用,如栀子豉汤(《伤寒论》);若配黄芩、黄连、黄柏等,可用治热病火毒炽盛,三焦俱热而见高热烦躁、神昏谵语者,如黄连解毒汤(《外台秘要》)。

2.湿热黄疸　本品有清利下焦肝胆湿热之功效,可用治肝胆湿热郁蒸之黄疸,常配茵陈、大黄等药用,如茵陈蒿汤(《伤寒论》),或配黄柏用,如栀子柏皮汤(《金匮要略》)。

3.血淋涩痛　本品善清利下焦湿热而通淋,清热凉血以止血,故可治血淋涩痛或热淋证,常配木通、车前子、滑石等药用,如八正散(《和剂局方》)。

4.血热吐衄　本品功能清热凉血,可用治血热妄行之吐血、衄血等证,常配白茅根、大黄、侧柏叶等药用,如十灰散(《十药神书》);本品若配黄芩、黄连、黄柏用,可治三焦火盛迫血妄行之吐血、衄血,如黄连解毒汤(《外台秘要》)。

5.目赤肿痛　本品清泻三焦热邪,可治肝胆火热上攻之目赤肿痛,常配大黄用,如栀子汤(《圣济总录》)。

6.火毒疮疡　本品功能清热泻火、凉血解毒,可用治火毒疮疡、红肿热痛者,常配金银花、连翘、蒲公英用;或配白芷以助消肿,如缩毒散(《普济方》)。

【用法用量】煎服,5~10 g。外用生品适量,研末调敷。

【使用注意】本品苦寒伤胃,脾虚便溏者不宜用。

栀子

知识链接

栀子入药,除果实全体入药外,还有果皮、种子分开用者。栀子皮(果皮)偏于达表而去肌肤之热;栀子仁(种子)偏于走里而清内热。生栀子走气分而泻火,焦栀子入血分而凉血止血。

夏枯草(xiàkūcǎo)

《神农本草经》

为唇形科植物夏枯草 *Prunella vulgaris* L. 的干燥果穗。全国各地均产,主产于江苏、江、安徽、河南等地。夏季果穗呈棕红色时采收,除去杂质,晒干。生用。

【处方用名】夏枯草、夏枯花、夏枯穗。

【性味归经】辛、苦,寒。归肝、胆经。

【功效】清热泻火,明目,散结消肿。

【应用】

1.**目赤肿痛,头痛眩晕,目珠夜痛** 本品苦寒主入肝经,善泻肝火以明目。用治肝火上炎,目赤肿痛,可配桑叶、菊花、决明子等药用。本品清肝明目之中略兼养肝,配当归、枸杞子,可用于肝阴不足,目珠疼痛,至夜尤甚者;亦可配香附、甘草用,如夏枯草散(《张氏医通》)。

2.**瘰疬,瘿瘤** 本品味辛能散结,苦寒能泄热,常配贝母、香附等药用以治肝郁化火,痰火凝聚之瘰疬,如夏枯草汤(《外科正宗》);用治瘿瘤,则常配昆布、玄参等用,如夏枯草膏(《医宗金鉴》)。

3.**乳痈肿痛** 本品既能清热泻肝火,又能散结消肿,可治乳痈肿痛,常与蒲公英同用(《本草汇言》)。若配金银花,可治热毒疮疡,如化毒丹(《青囊秘传》)。

【用法用量】煎服,9~15 g。或熬膏服。

【使用注意】脾胃虚弱者慎用。

夏枯草

芦 根(lúgēn)

《神农本草经》

为禾本科植物芦苇 *Phragmites communis* Trin. 的新鲜或干燥根茎。全国各地均有分布。全年均可采挖,除去芽、须根及膜状叶。鲜用,或切后晒干用。

【处方用名】芦根、芦苇根、苇茎、干芦根。

【性味归经】甘,寒。归肺、胃经。

【功效】清热泻火,生津止渴,除烦,止呕,利尿。

【应用】

1.**热病烦渴** 本品性味甘寒,既能清透肺胃气分实热,又能生津止渴、除烦,故可用治热病伤津,烦热口渴者,常配麦门冬、天花粉等药用;或以其鲜汁配麦冬汁、梨汁、荸荠汁、藕汁服,如五汁饮(《温病条辨》)。

2.**胃热呕哕**　本品能清胃热而止呕逆,可用鲜品配青竹茹、生姜等煎服,如芦根饮子(《千金方》);也可单用煎浓汁频饮(《肘后方》)。

3.**肺热咳嗽,肺痈吐脓**　本品入肺经善清透肺热,用治肺热咳嗽,常配黄芩、浙贝母、瓜蒌等药用。若治风热咳嗽,可配桑叶、菊花、苦杏仁等药用,如桑菊饮(《温病条辨》)。若治肺痈吐脓,则多配薏苡仁、冬瓜仁等用,如苇茎汤(《千金方》)。

4.**热淋涩痛**　本品功能清热利尿,可用治热淋涩痛、小便短赤,常配白茅根、车前子等用。

【用法用量】煎服,干品15～30 g;鲜品用量加倍,或捣汁用。

【使用注意】脾胃虚寒者忌服。

芦根

知识链接

芦根为芦苇的根茎,苇茎为芦苇的嫩茎。二者出自同一种植物,功效相近,但芦根长于生津止渴,苇茎长于清透肺热,略有侧重。药市中多无苇茎供应,可以芦根代之。

天花粉(tiānhuāfěn)

《神农本草经》

为葫芦科植物栝楼 *Trichosanthes kirilowii* Maxim. 或双边栝楼 *Trichosanthes rosthornii* Herms 的干燥根。全国各地均产,以河南安阳一带产者质量较好。秋、冬二季采挖,去外皮,切厚片。鲜用或干燥用。

【处方用名】天花粉、花粉、栝楼根、瓜蒌根。

【性味归经】甘、微苦,微寒。归肺、胃经。

【功效】清热泻火,生津止渴,消肿排脓。

【应用】

1.**热病烦渴**　本品甘寒,既能清肺胃二经实热,又能生津止渴,故常用治热病烦渴,可配芦根、麦门冬等用;或配生地黄、五味子用,如天花散(《仁斋直指方》);取本品生津止渴之功,配沙参、麦门冬、玉竹等用,可治燥伤肺胃,咽干口渴,如沙参麦冬汤(《温病条辨》)。

2.**肺热燥咳**　本品既能泻火以清肺热,又能生津以润肺燥,用治燥热伤肺,干咳少痰、痰中带血等肺热燥咳证,可配天门冬、麦门冬、生地黄等药用,如滋燥饮(《杂病源流犀烛》);取本品生津润燥之功,配人参用治燥热伤肺,气阴两伤之咳喘咯血,如参花散(《万病回春》)。

3.**内热消渴**　本品善清肺胃热、生津止渴,可用治积热内蕴,化燥伤津之消渴证,常配麦门冬、芦根、白茅根等药用(《千金方》);若配人参,则治内热消渴,气阴两伤者,如玉壶丸(《仁斋直指方》)。

4.**疮疡肿毒**　本品既能清热泻火而解毒,又能消肿排脓以疗疮,用治疮疡初起,热毒炽盛,未成脓者可使消散,脓已成者可溃疮排脓,常与金银花、白芷、穿山甲等同用,如仙方活命饮(《妇人良方》);取本品清热、消肿作用,配薄荷等分为末,西瓜汁送服,可治风热上攻,咽喉肿痛,如银锁匙(《外科百效全书》)。

【用法用量】煎服,10～15 g。

【使用注意】不宜与乌头类药材同用。

天花粉

竹　叶(zhúyè)

《名医别录》

为禾本科植物淡竹 *Lophatherum gracile* Brongn 的叶。其卷而未放的幼叶,称竹叶卷心。产于长江流域各省。随时可采,宜用鲜品。

【处方用名】竹叶。

【性味归经】甘、辛、淡,寒。归心、胃、小肠经。

【功效】清热泻火,除烦止渴,利尿通淋。

【应用】

1.热病烦渴　本品甘寒入心经,长于清心泻火以除烦,并能清胃生津以止渴,可用治热病伤津,烦热口渴,常配石膏、知母、玄参等药用,如清瘟败毒饮(《疫疹一得》)。若配人参、麦门冬等药用,可治热病后期,余热未清,气津两伤之证,如竹叶石膏汤(《伤寒论》)。本品轻清,兼能凉散上焦风热,配金银花、连翘、薄荷等,可用治外感风热,烦热口渴,如银翘散(《温病条辨》)。

2.口疮尿赤　本品上能清心火,下能利小便,上可治心火上炎之口舌生疮,下可疗心移热于小肠之小便短赤涩痛,常配木通、生地黄等药用,如导赤散(《小儿药性直诀》)。竹叶卷心清心泻火作用更强,多用于温病热陷心包、神昏谵语之证,常配玄参、莲子心、连翘心等用,如清宫汤(《温病条辨》)。

【用法用量】煎服,6～15 g;鲜品 15～30 g。

【使用注意】阴虚火旺,骨蒸潮热者忌用。

竹叶

决明子(juémíngzǐ)

《神农本草经》

为豆科植物决明 *Cassia obtusifolia* L. 或小决明 *Cassia tora* L. 的干燥成熟种子。全国南北各地均有栽培,主产于安徽、广西、四川、浙江、广东等地,秋季采收成熟果实,晒干,打下种子,除去杂质。生用,或炒用。

【处方用名】决明子、马蹄决明、草决明、生决明子、炒决明子。

【性味归经】甘、苦、咸,微寒。归肝、大肠经。

【功效】清热明目,润肠通便。

【应用】

1.目赤肿痛,羞明多泪,目暗不明　本品主入肝经,功善清肝明目而治肝热目赤肿痛、羞明多泪,常配黄芩、赤芍、木贼用,如决明子散(《银海精微》);若配菊花、青葙子、茺蔚子等,可用治风热上攻头痛目赤,如决明子丸(《证治准绳》);本品有益肝阴之功,配山茱萸、生地黄等药,可用治肝肾阴亏,视物昏花、目暗不明,如决明散(《银海精微》)。

2.头痛,眩晕　本品苦寒入肝,既能清泻肝火,又兼能平抑肝阳,故可用治肝阳上亢之头痛、眩晕,常配菊花、钩藤、夏枯草等药用。

3.肠燥便秘　本品性味甘咸寒,兼入大肠经而能清热润肠通便,用于内热肠燥、大便秘结,可与火麻仁、瓜蒌仁等同用。

【用法用量】煎服,10～15 g;用于润肠通便,不宜久煎。

【使用注意】气虚便溏者不宜用。

决明子

第二节 清热燥湿药

本类药物,性味苦寒,清热之中,燥湿力强,故称为清热燥湿药,主要用于湿热证。因其苦降泄热力大,故本类药物多能清热泻火,可用治脏腑火热证。

因湿热所侵肌体部位的不同,临床症状各有所异。如湿温或暑温夹湿,湿热壅结,气机不畅,则症见身热不扬、胸脘痞闷、小便短赤、舌苔黄腻;若湿热蕴结脾胃,升降失常,则症见脘腹胀满、呕吐、泻痢;若湿热壅滞大肠,传导失职,则症见泄泻、痢疾、痔疮肿痛;若湿热蕴蒸肝胆,则症见黄疸尿赤、胁肋胀痛、耳肿流脓;若湿热下注,则症见带下色黄,或热淋灼痛;若湿热流注关节,则症见关节红肿热痛;若湿热浸淫肌肤,则可见湿疹、湿疮。上述湿热为患诸病证均属本类药物主治范围。

本类药物苦寒性大,燥湿力强,过服易伐胃伤阴,故一般用量不宜过大。凡脾胃虚寒、津伤阴损者应慎用,必要时可与健胃药或养阴药同用。用本类药物治疗脏腑火热证及痈疽肿毒时,均可配清热泻火药、清热解毒药用。

黄 芩 (huángqín)

《神农本草经》

为唇形科植物黄芩 *Scutellaria baicalensis* Georgi 的干燥根。主产于河北、山西、内蒙古、河南、陕西等地。春、秋两季采挖,去除须根及泥沙,晒后撞去粗皮,蒸透或开水润透切片,晒干。生用、酒炙或炒炭用。

【处方用名】黄芩、条芩、子芩、枯芩、淡黄芩、酒黄芩。

【性味归经】苦,寒。归肺、胆、脾、大肠、小肠经。

【功效】清热燥湿,泻火解毒,止血,安胎。

【应用】

1. 湿温,暑湿,胸闷呕恶,湿热痞满,黄疸泻痢　本品性味苦寒,功能清热燥湿,善清肺胃胆及大肠之湿热,尤长于清中上焦湿热。治湿温、暑湿证,湿热阻遏气机而致胸闷恶心呕吐、身热不扬、舌苔黄腻者,常配滑石、白豆蔻、通草等药用,如黄芩滑石汤(《温病条辨》);若配黄连、干姜、半夏等,可治湿热中阻,痞满呕吐,如半夏泻心汤(《伤寒论》);若配黄连、葛根等药用,可治大肠湿热之泄泻、痢疾,如葛根黄芩黄连汤(《伤寒论》);若配茵陈、栀子,可治湿热黄疸。

2. 肺热咳嗽,高热烦渴　本品主入肺经,善清泻肺火及上焦实热,用治肺热壅遏所致咳嗽痰稠,可单用,如清金丸(《丹溪心法》);若配苦杏仁、桑白皮、苏子,可治肺热咳嗽气喘,如清肺汤(《万病回春》);若配法半夏,可治肺热咳嗽痰多,如黄芩半夏丸(《袖珍方大全》)。

本品苦寒,清热泻火力强,配薄荷、栀子、大黄等,可用治外感热病,中上焦热盛所致之高热烦渴、面赤唇燥、尿赤便秘、苔黄脉数者,如凉膈散(《和剂局方》)。

　3.**血热吐衄**　本品能清热泻火以凉血止血,可用治火毒炽盛迫血妄行之吐血、衄血等证,常配大黄用,如大黄汤(《圣济总录》)。本品经配伍,也可用治其他出血证,如配地榆、槐花,用治血热便血;配当归,用治崩漏,如子芩丸(《古今医鉴》)。

　4.**痈肿疮毒**　本品有清热泻火解毒的作用,可用治火毒炽盛之痈肿疮毒,常与黄连、黄柏、栀子配伍,如黄连解毒汤(《外台秘要》)。若治热毒壅滞痔疮热痛,则常配黄连、大黄、槐花等药用。

　5.**胎动不安**　本品具清热安胎之功,用治血热胎动不安,可配生地黄、黄柏等药用,如保阴煎(《景岳全书》);若配白术用,可治气虚血热胎动不安,如芩术汤(《医学入门》);若配熟地黄、续断、人参等药用,可治肾虚有热胎动不安,如泰山磐石散(《景岳全书》)。

　【用法用量】煎服,3~10 g。清热多生用,安胎多炒用,清上焦热可酒炙用,止血可炒炭用。

　【使用注意】本品苦寒伤胃,脾胃虚寒者不宜使用。

黄芩

知识链接

　黄芩分枯芩、子芩。枯芩为生长年久的宿根,中空而枯,体轻主浮,善清上焦肺火,主治肺热咳嗽痰黄;子芩为生长年少的子根,体实而坚,质重主降,善泻大肠湿热,主治湿热泻痢腹痛。

黄　连(huánglián)
《神农本草经》

　为毛茛科植物黄连 *Coptis chinensis* Franch、三角叶黄连 *Coptis deltoidea* C. Y. Cheng et Hsiao 或云连 *Coptis teeta* Wall. 的干燥根茎。以上三种分别可称为"味连"、"雅连"、"云连"。多系栽培,主产于四川、云南、湖北。秋季采挖,除去须根及泥沙,干燥。生用或清炒、姜汁炙、酒炙、吴茱萸水炙用。

　【处方用名】黄连、味连、川连、川黄连、雅连、云连、姜黄连、酒黄连。

　【性味归经】苦,寒。归心、脾、胃、胆、大肠经。

　【功效】清热燥湿,泻火解毒。

　【应用】

　1.**湿热痞满,呕吐吞酸**　本品大苦大寒,清热燥湿力大于黄芩,尤长于清中焦湿热。治湿热阻滞中焦、气机不畅所致脘腹痞满、恶心呕吐,常配苏叶用,如苏叶黄连汤(方出《温热经纬》,名见《中医妇科学》),或配黄芩、干姜、半夏用,如半夏泻心汤(《伤寒论》)。若配石膏用,可治胃热呕吐,如石连散(《仙拈集》);若配吴茱萸,可治肝火犯胃所致胁肋胀痛、呕吐吞酸,如左金丸(《丹溪心法》);若配人参、白术、干姜等药用,可治脾胃虚寒、呕吐酸水,如连理汤(《症因脉治》)。

　2.**湿热泻痢**　本品善去脾胃大肠湿热,为治泻痢要药,单用有效。若配木香,可治湿热泻痢、腹痛里急后重,如香连丸(《兵部手集方》);若配葛根、黄芩等药用,可治湿热泻痢兼表证发热,如葛根黄芩黄连汤(《伤寒论》);若配乌梅,可治湿热下痢脓血日久,如黄连丸(《外台秘要》）。

3.高热神昏,心烦不寐,血热吐衄　本品泻火解毒之中,尤善清泻心经实火,可用治心火亢盛所致神昏、烦躁之证。若配黄芩、黄柏、栀子,可治三焦热盛、高热烦躁,如黄连解毒汤(《外台秘要》);若配石膏、知母、玄参、牡丹皮等药用,可治高热神昏,如清瘟败毒饮(《疫疹一得》);若配黄芩、白芍、阿胶等药用,可治热盛伤阴、心烦不寐,如黄连阿胶汤(《伤寒论》);若配肉桂,可治心火亢旺、心肾不交之怔忡不寐,如交泰丸(《韩氏医通》);若配大黄、黄芩,可治邪火内炽,迫血妄行之吐衄,如泻心汤(《金匮要略》)。

4.痈肿疔疮,目赤牙痛　本品既能清热燥湿,又能泻火解毒,尤善疗疔毒。用治痈肿疔毒,多与黄芩、黄柏、栀子同用,如黄连解毒汤(《外台秘要》);若配淡竹叶,可治目赤肿痛、赤脉胬肉,如黄连汤(《普济方》);若配生地黄、升麻、牡丹皮等药用,可治胃火上攻,牙痛难忍,如清胃散(《兰室秘藏》)。

5.消渴　本品善清胃火而可用治胃火炽盛,消谷善饥之消渴证,常配麦冬用,如消渴丸(《普济方》);或配黄柏用,以增强泻火之力,如黄柏丸(《圣济总录》);若配生地黄,可用治肾阴不足、心胃火旺之消渴,如黄连丸(《外台秘要》)。

6.外治湿疹、湿疮、耳道流脓　本品有清热燥湿、泻火解毒之功,取之制为软膏外敷,可治皮肤湿疹、湿疮。取之浸汁涂患处,可治耳道流脓;煎汁滴眼,可治眼目红肿。

【用法用量】煎服,2～5 g。外用适量。

【使用注意】本品大苦大寒,过服、久服易伤脾胃,脾胃虚寒者忌用;苦燥易伤阴津,阴虚津伤者慎用。

黄连

知识链接

　　本品入药,除生用外,还有酒炙、姜汁炙、吴茱萸水炙等特殊炮制品,其功用各有区别。酒黄连善清上焦火热,多用于目赤肿痛、口疮;姜黄连善清胃热和胃止呕,多用治寒热互结、湿热中阻、痞满呕吐;萸黄连善舒肝和胃止呕,多用治肝胃不和之呕吐吞酸。

黄　柏(huángbò)
《神农本草经》

　　为芸香科植物黄皮树 *Phellodendron chinese* Schneid. 或黄檗 *Phellodendron amurense* Rupr. 的干燥树皮。前者习称"川黄柏",后者习称"关黄柏"。川黄柏主产于四川、贵州、湖北、云南等地,关黄柏主产于辽宁、吉林、河北等地。清明之后剥取树皮,除去粗皮,晒干压平;润透,切片或切丝。生用或盐水炙、炒炭用。

【处方名】黄柏、川柏、盐黄柏、炒黄柏。

【性味归经】苦,寒。归肾、膀胱、大肠经。

【功效】清热燥湿,泻火除蒸,解毒疗疮。

【应用】

1.湿热带下,热淋涩痛　本品苦寒沉降,长于清泻下焦湿热。用治湿热下注之带下黄浊臭秽,常配山药、芡实、车前子等药用,如易黄汤(《傅青主女科》);若治湿热下注膀胱,小便短赤热痛,常配萆薢、茯苓、车前子等药用,如萆薢分清饮(《医学心悟》)。

2.湿热泻痢,黄疸　本品清热燥湿之中,善除大肠湿热以治泻痢,常配白头翁、黄连、秦皮等药用,如白头翁汤(《伤寒论》);若配栀子用,可治湿热郁蒸之黄疸,如栀子柏皮汤(《伤寒论》)。

3.湿热脚气,痿证　取本品清泄下焦湿热之功,用治湿热下注所致脚气肿痛、痿证,常配苍术、牛膝用,如三妙丸(《医学心悟》)。若配知母、熟地、龟甲等药用,可治阴虚火旺之痿证,如虎潜丸(《丹溪心法》)。

4.骨蒸劳热,盗汗,遗精　本品主入肾经而善泻相火、退骨蒸,用治阴虚火旺,潮热盗汗、腰酸遗精,常与知母相须为用,并配生地黄、山药等药用,如知柏地黄丸(《医宗金鉴》);或配熟地黄、龟甲用,如大补阴丸(《丹溪心法》)。

5.疮疡肿毒,湿疹瘙痒　取本品既能清热燥湿,又能泻火解毒,用治疮疡肿毒,内服外用均可,以本品配黄芩、黄连、栀子煎服,如黄连解毒汤(《外台秘要》);以本品配大黄为末,醋调外搽,如二黄散(《痈疽神验秘方》);治湿疹瘙痒,可配荆芥、苦参、白鲜皮等煎服;亦可配煅石膏等份为末,外撒或油调搽患处,如石黄散(《青囊秘传》)。

【用法用量】煎服,3～12 g。外用适量。

黄柏

知识链接

黄芩、黄连与黄柏:三药性味皆苦寒,而黄连为苦寒之最。三药均以清热燥湿、泻火解毒为主要功效,用治湿热内盛或热毒炽盛之证,常相须为用。但黄芩偏泻上焦肺火,肺热咳嗽者多用;黄连偏泻中焦胃火,并长于泻心火,中焦湿热、痞满呕逆及心火亢旺、高热心烦者多用;黄柏偏泻下焦相火、除骨蒸,湿热下注诸证及骨蒸劳热者多用。

龙胆草(lóngdǎncǎo)

《神农本草经》

为龙胆科植物条叶龙胆 *Gentiana manshudca* Kitag.、龙胆 *Gentiana scabra* Bge.、三花龙胆 *Gentiana triflora* Pall. 或坚龙胆 *Gentiana figescens* Franch. 的干燥根及根茎,前三种习称“龙胆”,后一种习称“坚龙胆”。各地均有分布,以东北产量最大,故习称“关龙胆”。春、秋二季采挖,洗净,晒干,切段。生用。

【处方用名】龙胆草、胆草、草龙胆。

【性味归经】苦,寒。归肝、胆经。

【功效】清热燥湿,泻肝胆火。

【应用】

1.湿热黄疸,阴肿阴痒,带下,湿疹瘙痒　本品苦寒,清热燥湿之中,尤善清下焦湿热,常用治下焦湿热所致诸证。治湿热黄疸,可配苦参用,如苦参丸(《杂病源流犀烛》),或配栀子、大黄、白茅根等药用,如龙胆散(《太平圣惠方》);若治湿热下注,阴肿阴痒、湿疹瘙痒、带下黄臭,常配泽泻、木通、车前子等药用,如龙胆泻肝汤(《兰室秘藏》)。

2.肝火头痛,目赤耳聋,胁痛口苦 本品苦寒沉降,善泻肝胆实火,治上述诸症,多配柴胡、黄芩、栀子等药用,如龙胆泻肝汤(《兰室秘藏》)。

3.惊风抽搐 取本品清泻肝胆实火之功,可用治肝经热盛,热极生风所致之高热惊风抽搐,常配牛黄、青黛、黄连等药用,如凉惊丸(《小儿药证直诀》),或配黄柏、大黄、芦荟等药用,如当归芦荟丸(《宣明论方》)。

【用法用量】煎服,3～6 g。

【使用注意】脾胃虚寒者不宜用,阴虚津伤者慎用。

龙胆草

苦 参(kǔshēn)
《神农本草经》

为豆科植物苦参 *Sophora flavescens* Ait. 的干燥根。我国各地均产。春、秋二季采挖,除去根头及小须根,洗净,干燥;或趁鲜切片,干燥。生用。

【处方用名】苦参、苦骨、苦参片。

【性味归经】苦,寒。归心、肝、胃、大肠、膀胱经。

【功效】清热燥湿,杀虫,利尿。

【应用】

1.湿热泻痢,便血,黄疸 本品苦寒,入胃、大肠经,功能清热燥湿而治胃肠湿热所致泄泻、痢疾,可单用,如《仁存堂经验方》以本品制丸服,治血痢不止;或配木香用,如香参丸(《奇方类编》);治湿热便血、痔漏出血,可配生地黄用,如苦参地黄丸(《外科大成》);若治湿热蕴蒸之黄疸,可配龙胆、牛胆汁等用,如治谷疸方(《补缺肘后方》)。

2.湿热带下,阴肿阴痒,湿疹湿疮,皮肤瘙痒,疥癣 本品既能清热燥湿,又能杀虫止痒,为治湿热所致带下证及某些皮肤病的常用药。若治湿热带下、阴肿阴痒,可配蛇床子、鹤虱等药用,如楂痒汤(《外科正宗》);若治湿疹、湿疮,单用煎水外洗有效,或配黄柏、蛇床子煎水外洗;治皮肤瘙痒,可配皂角、荆芥等药用,如参角丸(《鸡峰普济方》);若配防风、蝉蜕、荆芥等药用,可治风疹瘙痒,如消风散(《外科正宗》);若治疥癣,可配花椒煎汤外搽,如参椒汤(《外科证治全书》),或配硫黄、枯矾制成软膏外涂。

3.湿热小便不利 本品既能清热,又能利尿,可用治湿热蕴结之小便不利、灼热涩痛,常配石韦、车前子、栀子等药用。

【用法用量】煎服,5～10 g。外用适量。

【使用注意】脾胃虚寒者忌用,反藜芦。

苦参

白鲜皮(báixiānpí)
《神农本草经》

为芸香科植物白鲜 *Dictammts dasycarpus* Turcz. 的干燥根皮。主产于辽宁、河北、四川、江苏等地。春、秋二季采挖根部,除去泥沙及粗皮,剥取根皮,切片,干燥。生用。

【处方用名】白鲜皮。

【性味归经】苦,寒。归脾、胃、膀胱经。

【功效】清热燥湿,祛风解毒。

【应用】

1.湿热疮毒,湿疹,疥癣　本品性味苦寒,有清热燥湿、泻火解毒、祛风止痒之功。常用治湿热疮毒、肌肤溃烂、黄水淋漓者,可配苍术、苦参、连翘等药用;治湿疹、风疹、疥癣,可配苦参、防风、地肤子等药用,煎汤内服、外洗。

2.湿热黄疸,风湿热痹　本品善清热燥湿,可治湿热蕴蒸之黄疸、尿赤,常配茵陈等药用,如茵陈汤(《圣济总录》);取其既能清热燥湿,又能祛风通痹,可治风湿热痹,关节红肿热痛者,常配苍术、黄柏、薏苡仁等药用。

【用法用量】煎服,5～10 g。外用适量。

【使用注意】脾胃虚寒者慎用。

白鲜皮

第三节　清热解毒药

本类药物性味多苦寒或甘寒,部分有辛、咸之味,具有清热解毒作用,适合各种热毒证,如痈肿疔疮、丹毒、斑疹、痄腮、咽喉肿痛、痢疾等。部分药物还可用于毒蛇咬伤等。

应用本类药物时,除根据热毒证候的不同表现有针对性地选择清热解毒药外,还应根据病情需要做适当的配伍。如热毒邪气在血分者,当配伍清热凉血药;火热炽盛者,应配伍清热泻火药;热毒血痢,里急后重者,当与活血行气药配伍;疮疡属虚者,又应与补气养血托疮药同用。

金银花(jīnyínhuā)
《新修本草》

为忍冬科植物忍冬 *Lonicera japonica* Thunb. 的干燥花蕾或初开的花。我国南北各地均有分布,主产于河南、山东等地。夏初花开放前采摘,阴干。生用、炒用或制成露剂使用。

【处方用名】金银花、忍冬花、双花、二宝花、二花、银花炭。

【性味归经】甘,寒。归肺、心、胃经。

【功效】清热解毒,疏散风热。

【应用】

1.痈肿疔疮　本品甘寒,清热解毒,散痈消肿,为治一切内痈、外痈之要药。治疗痈疮初起,红肿热痛者,可单用本品煎服,并用药渣外敷患处,亦可与皂角刺、穿山甲、白芷配伍,如仙方活命饮(《妇人良方》);用治疗疮肿毒,坚硬根深者,常与紫花地丁、蒲公英、野菊花同用,如五味消毒饮(《医宗金鉴》);用治肠痈腹痛者,常与当归、地榆、黄芩配伍,如清肠饮(《辨证录》);用治肺痈咳吐脓血者,常与鱼腥草、芦根、桃仁等同用,以清肺排脓。

2.外感风热,温病初起　本品甘寒,芳香疏散,善散肺经热邪,透热达表,常与连翘、薄荷、牛蒡子等同用,治疗外感风热或温病初起,身热头痛,咽痛口渴,如银翘散(《温病条辨》);本品善清心、胃热毒,有透营转气之功,配伍水牛角、生地、黄连等药,可治热入营血,舌绛,神昏,心烦少寐,如清营汤(《温病条辨》);若与香薷、厚朴、连翘同用,又可治疗暑温,发热烦渴,头痛无汗,如新加香薷饮(《温病条辨》)。

3.热毒血痢　本品甘寒,有清热解毒、凉血、止痢之效,故常用治热毒痢疾,下利脓血,单用浓煎口服即可奏效;亦可与黄芩、黄连、白头翁等药同用,以增强止痢效果。

此外,尚可用治咽喉肿痛、小儿热疮及痱子。

【用法用量】煎服,6～15 g。疏散风热、清泄里热以生品为佳;炒炭宜用于热毒血痢;露剂多用于暑热烦渴。

【便用注意】脾胃虚寒及气虚疮疡脓清看忌用。

金银花

附药:忍冬藤(rěndōngténg)

为忍冬科植物忍冬 *Lonicera japonical* Thunb. 的干燥茎枝,又名银花藤。秋冬割取带叶的嫩枝,晒干,生用。味甘,性寒,归肺、胃经,其功效与金银花相似。本品解毒作用不及金银花,但有清热疏风、通络止痛的作用,故常用于温病发热、风湿热痹、关节红肿热痛、屈伸不利等症。煎服,9～30 g。

连 翘(liánqiáo)
《神农本草经》

为木樨科植物连翘 *Forsythia suspensa*(Thunb.) Vahl 的干燥果实。产于我国东北、华北、长江流域至云南。秋季果实初熟尚带绿色时采收,除去杂质,蒸熟,晒干,习称"青翘";果实熟透时采收,晒干,除去杂质,习称"老翘"或"黄翘"。青翘采得后即蒸熟晒干,筛取籽实作"连翘心"用。生用。

【处方用名】连翘、连召、连壳、老连翘、黄翘、青翘。

【性味归经】苦,微寒。归肺、心、小肠经。

【功效】清热解毒,消肿散结,疏散风热。

【应用】

1.痈肿疮毒,瘰疬痰核 本品苦寒,主入心经,既能清心火、解疮毒,又能消散痈肿结聚,故有"疮家圣药"之称。用治痈肿疮毒,常与金银花、蒲公英、野菊花等解毒消肿之品同用;若疮痈红肿未溃,常与穿山甲、皂角刺配伍,如加减消毒饮(《外科真诠》);若疮疡脓出、红肿溃烂,常与牡丹皮、天花粉同用,如连翘解毒汤(《疡医大全》);用治痰火郁结,瘰疬痰核,常与夏枯草、浙贝母、玄参、牡蛎等同用,共奏清肝散结、化痰消肿之效。

2.风热外感,温病初起 本品苦能清泄,寒能清热,入心、肺二经,长于清心火,散上焦风热,常与金银花、薄荷、牛蒡子等同用,治疗风热外感或温病初起,头痛发热、口渴咽痛,如银翘散(《温病条辨》)。若用连翘心与麦冬、莲子心等配伍,尚可用治温热病热入心包,高热神昏,如清宫汤(《温病条辨》);本品又有透热转气之功,与水牛角、生地、金银花等同用,还可治疗热入营血之舌绛神昏、烦热斑疹,如清营汤(《温病条辨》)。

3.热淋涩痛 本品苦寒通降,兼有清心利尿之功,多与车前子、白茅根、竹叶、木通等药配伍,治疗湿热壅滞所致之小便不利或淋沥涩痛。

【用法用量】煎服,6～15 g。

【使用注意】脾胃虚寒及气虚脓清者不宜用。

连翘

大青叶(dàqīngyè)

《名医别录》

为十字花科植物菘蓝 *Isatis indigotica* Fort. 的干燥叶片。主产于江苏、安徽、河北、浙江等地。冬季栽培,夏、秋二季分 2～3 次采收,略洗,切碎,鲜用或晒干生用。

【处方用名】大青叶。

【性味归经】苦、寒。归心、胃经。

【功效】清热解毒,凉血消斑。

【应用】

1. **热入营血,温毒发斑**　本品苦寒,善解心胃实火热毒;又入血分而能凉血消斑,气血两清,故可用治温热病心胃毒盛,热入营血,气血两燔,高热神昏,发斑发疹,常与水牛角、玄参、栀子等同用,如犀角大青汤(《医学心悟》)。本品功善清热解毒,若与葛根、连翘等药同用,便能表里同治,故可用于风热表证或温病初起,发热头痛、口渴咽痛等,如清瘟解毒丸(《中国药典》2005 年版)。

2. **喉痹口疮,痄腮丹毒**　本品苦寒,既能清心胃实火,又善解瘟疫时毒,有解毒利咽,凉血消肿之效。用治心胃火盛,咽喉肿痛、口舌生疮者,常与生地、大黄、升麻同用,如大青汤(《圣济总录》);若瘟毒上攻,发热头痛、痄腮、喉痹者,可与金银花、大黄、拳参同用;用治血热毒盛,丹毒红肿者,可用鲜品捣烂外敷,或与蒲公英、紫花地丁、重楼等药配伍使用。

【用法用量】煎服,干品 9～15 g,鲜品 30～60 g。外用适量。

【使用注意】脾胃虚寒者忌用。

大青叶

穿心莲(chuānxīnlián)

《岭南采药录》

为爵床科植物穿心莲 *Andrographis paniculata*(Burm. F.) Nees 的干燥地上部分。主产于广东、广西、福建等地,现云南、四川、江西、江苏、浙江、上海、山东、北京等地均有栽培。秋初茎叶茂盛时采收,除去杂质,洗净,切段,晒干生用,或鲜用。

【处方用名】穿心莲、一见喜、榄核莲。

【性味归经】苦,寒。归心、肺、大肠、膀胱经。

【功效】清热解毒,凉血,消肿。

【应用】

1. 外感风热,温病初起　本品苦寒降泄,清热解毒,故凡温热之邪所引起的病证皆可应用。治外感风热或温病初起,发热头痛,可单用,如穿心莲片(《中国药典》);亦常与金银花、连翘、薄荷等同用。

2. 肺热咳喘,肺痈吐脓,咽喉肿痛　本品善清肺火,凉血消肿,故常与黄芩、桑白皮、地骨皮合用,治疗肺热咳嗽气喘;与鱼腥草、桔梗、冬瓜仁等药同用,则治肺痈咳吐脓痰;若与玄参、牛蒡子、板蓝根等药同用,常用治咽喉肿痛。

3. 湿热泻痢,热淋涩痛,湿疹瘙痒　本品苦燥性寒,有清热解毒、燥湿、止痢功效,故凡湿热诸证均可应用。主治胃肠湿热,腹痛泄泻、下痢脓血者,可单用,或与苦参、木香等同用;用治膀胱湿热,小便淋沥涩痛,多与车前子、白茅根、黄柏等药合用;治湿疹瘙痒,可以本品为末,甘油调涂患处。亦可用于湿热黄疸、湿热带下等证。

4. 痈肿疮毒,蛇虫咬伤　本品既能清热解毒,又能凉血消痈,故可用治火热毒邪诸证。用治热毒壅聚,痈肿疮毒者,可单用或配金银花、野菊花、重楼等同用,并用鲜品捣烂外敷;若治蛇虫咬伤者,可与墨旱莲同用。

【用法用量】煎服,6～9 g。煎剂易致呕吐,故多作丸、散、片剂。外用适量。

【使用注意】不宜多服、久服;脾胃虚寒者不宜用。

穿心莲

牛　黄(niúhuáng)
《神农本草经》

为牛科动物牛 *Bos taurusdomesticus* Gmelin 干燥的胆结石。主产于北京、天津、内蒙古、陕西、新疆、青海、河北、黑龙江等地。牛黄分为胆黄和管黄二种,以胆黄质量为佳。宰牛时,如发现胆囊、胆管或肝管中有牛黄,即滤去胆汁,将牛黄取出,除去外部薄膜,阴干,研极细粉末。

【处方用名】牛黄、西牛黄、西黄。

【性味归经】甘,凉。归心、肝经。

【功效】清心,豁痰,开窍,凉肝,息风,解毒。

【应用】

1. 热病神昏　本品性凉,其气芳香,入心经,能清心、祛痰、开窍醒神。故用治温热病热入心包及中风、惊风、癫痫等痰热阻闭心窍所致神昏谵语、高热烦躁、口噤舌蹇、痰涎壅塞等症,常与麝香、冰片、朱砂、黄连、栀子等开窍醒神、清热解毒之品配伍,如安宫牛黄丸(《温病条辨》)。

2. 小儿惊风,癫痫　本品入心、肝二经,有清心、凉肝、息风止痉之功。常用治小儿急惊风之壮热神昏、惊厥抽搐等症,每与朱砂、全蝎、钩藤等清热息风止痉药配伍,如牛黄散(《证治准绳》);若治痰蒙清窍之癫痫发作,症见突然仆倒、昏不知人、口吐涎沫、四肢抽搐者,可与珍珠、远志、胆南星等豁痰、开窍醒神、止痉药配伍)。

3. 口舌生疮,咽喉肿痛,牙痛,痈疽疔毒　本品性凉,为清热解毒之良药,用治火毒郁结之口舌生疮、咽喉肿痛、牙痛,常与黄芩、雄黄、大黄等同用,如牛黄解毒丸(《全国中药成药处方集》);若咽喉肿痛,溃烂,可与珍珠为末吹喉,如珠黄散(《绛囊撮要》);治疗痈疽、疔毒、疖肿等,与金银花、草河车、甘草同用,如牛黄解毒丸(《保婴撮要》);亦可用治乳岩、痰核、流注、瘰疬、恶疮等证,每与麝香、乳香、没药同用,如犀黄丸(《外科证治全生集》)。

牛黄

【用法用量】入丸、散剂,每次 0.15~0.35 g。外用适量,研末敷患处。

【使用注意】非实热证不宜用,孕妇慎用。

紫花地丁(zǐhuā dìdīng)

为堇菜科植物紫花地丁 *Viola yedoensis* Makino 的干燥全草。产于我国长江下游至南部各省。春、秋二季采收,除去杂质,洗净,切碎,鲜用或干燥生用。

【处方用名】紫花地丁、地丁、地丁草、紫地丁。

【性味归经】苦、辛,寒。归心、肝经。

【功效】清热解毒,凉血消肿。

【应用】

1.疔疮肿毒,乳痈肠痈　本品苦泄辛散,寒能清热,入心肝血分,故能清热解毒、凉血消肿、消痈散结,为治血热壅滞、痈肿疮毒、红肿热痛的常用药物,尤以治疔毒为其特长。用治痈肿、疔疮、丹毒等,可单用鲜品捣汁内服,以渣外敷;也可配金银花、蒲公英、野菊花等清热解毒之品,如五味消毒饮(《医宗金鉴》);用治乳痈,常与蒲公英同用,煎汤内服,并以渣外敷,或熬膏摊贴患处,均有良效;用治肠痈,常与大黄、红藤、白花蛇舌草等同用。

2.毒蛇咬伤　本品兼可解蛇毒,治疗毒蛇咬伤,可用鲜品捣汁内服,亦可配雄黄少许,捣烂外敷。

此外,还可用于肝热目赤肿痛以及外感热病。

紫花地丁

【用法用量】煎服,15~30 g。外用鲜品适量,捣烂敷患处。

【使用注意】体质虚寒者忌服。

蒲公英(pǔgōngyīng)

《新修本草》

为菊科植物蒲公英 *Taraxacum mongolicum* Hand.-Mazz.、碱地蒲公英 *Taraxacum borealisinense* Kitam. 或同属数种植物的干燥全草。全国各地均有分布。夏至秋季花初开时采挖,除去杂质,洗净,切段,晒干。鲜用或生用。

【处方用名】蒲公英、黄花地丁、婆婆丁、公英、蒲公丁。

【性味归经】苦、甘,寒。归肝、胃经。

【功效】清热解毒,消肿散结,利湿通淋。

【应用】

1.痈肿疔毒,乳痈内痈　本品苦寒,既能清解火热毒邪,又能泄降滞气,故为清热解毒、消痈散结之佳品,主治内外热毒疮痈诸证,兼能疏郁通乳,故为治疗乳痈之要药。用治乳痈肿痛,可单用本品浓煎内服,或以鲜品捣汁内服,渣敷患处,也可与全瓜蒌、金银花、牛蒡子等药同用;用治疔毒肿痛,常与野菊花、紫花地丁、金银花等药同用,如五味消毒饮(《医宗金鉴》);用治肠痈腹痛,常与大黄、牡丹皮、桃仁等同用;用治肺痈吐脓,常与鱼腥草、冬瓜仁、芦根等同用。本品解毒消肿散结,与板蓝根、玄参等配伍,还可用治咽喉肿痛;鲜品外敷还可用治毒蛇咬伤。

2.热淋涩痛,湿热黄疸　本品苦、甘而寒,能清利湿热,利尿通淋,对湿热引起的淋证、黄疸等有较好的疗效。用治热淋涩痛,常与白茅根、金钱草、车前子等同用,以加强利尿通淋的效果;治疗湿热黄疸,常与茵陈、栀子、大黄等同用。

此外,本品还有清肝明目的作用,以治肝火上炎引起的目赤肿痛。可单用取汁点眼,或浓煎内服;亦可与菊花、夏枯草、黄芩等配伍使用。

【用法用量】煎服,9～15 g。外用鲜品适量,捣敷或煎汤熏洗患处。

【使用注意】用量过大可致缓泻。

蒲公英

鱼腥草(yúxīngcǎo)

《名医别录》

为三白草科植物蕺菜 *Houttuynia cordata* Thunb. 的干燥地上部分。分布于长江流域以南各省。夏季茎叶茂盛花穗多时采割,除去杂质,迅速洗净,切段,晒干。生用。

【处方用名】鱼腥草、蕺菜。

【性味归经】辛,微寒。归肺经。

【功效】清热解毒,消痈排脓,利尿通淋。

【应用】

1.肺痈吐脓,肺热咳嗽　本品寒能泄降,辛以散结,主入肺经,以清解肺热见长,又具消痈排脓之效,故为治肺痈之要药。用治痰热壅肺,胸痛,咳吐脓血,常与桔梗、芦根、瓜蒌等药同用;若用治肺热咳嗽,痰黄气急,常与黄芩、贝母、知母等药同用。

2.热毒疮痈　本品辛寒,既能清热解毒,又能消痈排脓,亦为外痈疮毒常用之品,常与野菊花、蒲公英、金银花等同用;亦可单用鲜品捣烂外敷。

3.湿热淋证　本品有清热除湿、利水通淋之效,善清膀胱湿热,常与车前草白茅根、海金沙等药同用,治疗小便淋沥涩痛。

此外,本品又能清热止痢,还可用治湿热泻痢。

【用法用量】煎服,15～25 g。鲜品用量加倍,水煎或捣汁服。外用适量,捣敷或煎汤熏洗患处。

【使用注意】本品含挥发油,不宜久煎。虚寒证及阴证疮疡忌服。

鱼腥草

重　楼(chónglóu)

《神农本草经》

为百合科植物云南重楼 *Paris polyphylla* Smith var. *yunnanensis*(Franch.) Hand.-Mazz,或七叶一枝花 *Paris polyphylla* Simth var. *chinens*(Franch.) Hara 的干燥根茎。又名蚤休、七叶一枝花、草河车。主产于长江流域及南方各省。秋季采挖,除去须根,洗净,晒干。切片生用。

【处方用名】重楼、蚤休、七叶一枝花、草河车。

【性味归经】苦,微寒。有小毒。归肝经。

【功效】清热解毒,消肿止痛,凉肝定惊。

【应用】

1. **痈肿疔疮,咽喉肿痛,毒蛇咬伤**　本品苦以降泄,寒能清热,故有清热解毒、消肿止痛之功,为治痈肿疔毒、毒蛇咬伤的常用药。用治痈肿疔毒,可单用为末,醋调外敷,亦可与黄连、赤芍、金银花等同用,如夺命汤(《外科全生集》);用治咽喉肿痛,痄腮,喉痹,常与牛蒡子、连翘、板蓝根等同用;若治瘰疬痰核,可与夏枯草、牡蛎、浙贝母等同用;单用本品研末冲服,另用其鲜根捣烂外敷患处,可治疗毒蛇咬伤,红肿疼痛,也常与半边莲配伍使用。

2. **惊风抽搐**　本品苦寒入肝,有凉肝泻火、息风定惊之功。如《卫生简易方》单用本品研末冲服,或与钩藤、菊花、蝉蜕等配伍,用于小儿热极生风、手足抽搐有良效。

3. **跌打损伤**　本品入肝经血分,能消肿止痛、化瘀止血。可单用研末冲服,治疗外伤出血、跌打损伤、瘀血肿痛;也可配三七、血竭、自然铜等同用。

【用法用量】煎服,3~9 g。外用适量,捣敷或研末调涂患处。

【使用注意】体虚、无实火热毒者、孕妇及患阴证疮疡者均忌服。

重楼

半边莲(bànbiānlián)

《本草纲目》

为桔梗科植物半边莲 *Lobelia chinensis* Lour. 的干燥全草。各地均有分布,主产于湖北、湖南、江苏、江西、广东、浙江、四川、安徽、广西、福建、台湾等地。夏季采收,拔起全草,除去杂质,切段,晒干。鲜用或生用。

【处方用名】半边莲、半边菊、金菊草。

【性味归经】辛,平。归心、小肠、肺经。

【功效】清热解毒,利尿消肿。

【应用】

1. **疮痈肿毒,蛇虫咬伤**　本品有较好的清热解毒作用,是治疗毒热所致的疮痈肿毒诸证之常用药。内服、外用均可,尤以鲜品捣烂外敷疗效更佳。如单用鲜品捣烂,加酒外敷患处,治疗疔疮肿毒;亦用鲜品捣烂外敷,治疗乳痈肿痛;若用于毒蛇咬伤,蜂蝎螫伤,常与白花蛇舌草、虎杖、茜草等同用。

2. **腹胀水肿**　本品有利水消肿之功,故可用治水肿、小便不利。如常以本品与金钱草、大黄、枳实相配,治疗水湿停蓄,大腹水肿;或以本品与白茅根配伍,用于湿热黄疸,小便不利。

3. **湿疮湿疹**　本品既有清热解毒作用,又兼有利水祛湿之功,对皮肤湿疮、湿疹及疥癣均有较好疗效。可单味水煎,局部湿敷或外搽患处。

【用法用量】煎服,干品 10~15 g,鲜品 30~60 g。外用适量。

【使用注意】虚证水肿忌用。

半边莲

土茯苓(tǔfúlíng)

《本草纲目》

为百合科植物光叶菝葜 *Smilaxe glabra* Roxb. 的干燥块茎。长江流域及南部各省均有分布。夏、秋二季采收,除去残茎和须根,洗净,晒干;或趁鲜切成薄片,干燥,生用。

【处方用名】土茯苓、白余粮、冷饭团、仙遗粮、红土苓。

【性味归经】甘、淡,平。归肝、胃经。

【功效】解毒,除湿,通利关节。

【应用】

1.**杨梅毒疮,肢体拘挛**　本品甘淡,解毒利湿,通利关节,又兼解汞毒,故对梅毒或因梅毒服汞剂中毒而致肢体拘挛、筋骨疼痛者疗效尤佳,为治梅毒的要药。可单用本品水煎服,如土草薜汤(《景岳全书》);也可与金银花、白鲜皮、威灵仙、甘草同用。若因服汞剂中毒而致肢体拘挛者,常与薏苡仁、防风、木瓜等配伍治之,如搜风解毒汤(《本草纲目》)。

2.**淋浊带下,湿疹瘙痒**　本品甘淡渗利,解毒利湿,故可用于湿热引起的热淋、带下、湿疹湿疮等证。常与木通、篇蓄、蒲公英、车前子同用,治疗热淋;《滇南本草》单用本品水煎服,治疗阴痒带下;若与生地、赤芍、地肤子、白鲜皮、茵陈等配伍,又可用于湿热皮肤瘙痒。

3.**痈肿疮毒**　本品清热解毒,兼可消肿散结,如《滇南本草》以本品研为细末,好醋调敷,治疗痈疮红肿溃烂;《积德堂经验方》将本品切片或为末,水煎服或入粥内食之,治疗瘰疬溃烂;亦常与苍术、黄柏、苦参等药配伍同用。

【用法用量】煎服,15~60 g。外用适量。

【使用注意】肝肾阴虚者慎服。服药时忌茶。

土茯苓

山豆根(shāndòugēn)

《开宝本草》

为豆科植物越南槐 *Sophora tonkinensis* Gagnep. 的干燥根及根茎。本品又名广豆根。主产于广西、广东、江西、贵州等地。全年可采,以秋季采挖者为佳。除去杂质,洗净,干燥。切片生用。

【处方用名】山豆根、豆根、广豆根、南豆根。

【性味归经】苦,寒;有毒。归肺、胃经。

【功效】清热解毒,利咽消肿。

【应用】

1.**咽喉肿痛**　本品大苦大寒,功善清肺火,解热毒,利咽消肿,为治疗咽喉肿痛的要药。凡热毒蕴结之咽喉肿痛者均可用之。轻者可单用,如《永类钤方》单用本品磨醋噙服;重者常与桔梗、栀子、连翘等药同用,如清凉散(《增补万病回春》);若治乳蛾喉痹,可配伍射干、花粉、麦冬等药,如山豆根汤(《慈幼新书》)。

2.**牙龈肿痛**　本品苦寒,入胃经,清胃火,故对胃火上炎引起的牙龈肿痛、口舌生疮均可应用,可单用煎汤漱口,或与石膏、黄连、升麻、牡丹皮等同用。

此外,本品还可用于湿热黄疸、肺热咳嗽、痈肿疮毒等证。

【用法用量】煎服,3~6 g。外用适量。

【使用注意】本品有毒,过量服用易引起呕吐、腹泻、胸闷、心悸等,故用量不宜过大。脾胃虚寒者慎用。

山豆根

附药:北豆根(běidòugēn)

为防己科多年生藤本植物蝙蝠葛 *Menispermum dauricum* DC. 的干燥根茎。切片生用,为北方地区所习用。本品性味苦寒,有小毒。功能清热解毒、祛风止痛。用于热毒壅盛、咽喉肿痛、泄泻痢疾及风湿痹痛。煎服,3～10 g。脾胃虚寒者不宜使用。

马 勃(mǎbó)

《名医别录》

为灰包科真菌脱皮马勃 *Lasiosphaera fenzlii* Reich.、大马勃 *Calvatia gigantea* (Batsch ex Pers.) Lloyd. 或紫色马勃 *Calvatia lilacina*(Mont. et Berk.) Lloyd 的干燥子实体。脱皮马勃主产于辽宁、甘肃、湖北、江苏、湖南、广西、安徽;大马勃主产于内蒙古、河北、青海、吉林、湖北;紫色马勃主产于广东、广西、湖北、江苏、安徽。夏、秋二季子实体成熟时及时采收,除去泥沙,干燥。除去外层硬皮,切成方块,或研成粉,生用。

【处方用名】马勃、马屁勃、灰包菌、马粪包、轻马勃、净马勃。

【性味归经】辛,平。归肺经。

【功效】清肺利咽,止血。

【应用】

1.咽喉肿痛,咳嗽失音 本品味辛质轻,入肺经。既能宣散肺经风热,又能清泻肺经实火,长于解毒利咽,为治咽喉肿痛的常用药。本品又能止血敛疮,故对喉证有出血和溃烂者尤为适宜。用治风热及肺火所致咽喉肿痛、咳嗽、失音,常与牛蒡子、玄参、板蓝根等同用,如普济消毒饮(《东垣试效方》)。

2.吐血衄血,外伤出血 本品有清热凉血、收敛止血之功,用治火邪迫肺、血热妄行引起的吐血、衄血等症,可单用,如《袖珍方》中以本品与砂糖为丸,治血热吐血,或与其他凉血止血药配伍使用;用治外伤出血,可用马勃粉撒敷伤口。

【用法用量】煎服,1.5～6.0 g,布包煎;或入丸、散。外用适量,研末撒,或调敷患处,或作吹药。

【使用注意】风寒伏肺咳嗽失音者禁服。

马勃

马齿苋(mǎchǐxiàn)

《本草经集注》

为马齿苋科一年生肉质草本植物马齿苋 *Ponolaca oleracea* L. 的干燥地上部分。全国大部地区均产。夏、秋二季采收,除去残根和杂质,洗净,鲜用;或略蒸或烫后晒干后,切段入药。

【处方用名】马齿苋。

【性味归经】酸,寒。归肝、大肠经。

【功效】清热解毒,凉血止血,止痢。

【应用】

1.**热毒血痢** 本品性寒质滑,酸能收敛,入大肠经,具有清热解毒、凉血止痢之功,为治痢疾的常用药物,单用水煎服即效。亦常与粳米煮粥,空腹服食,治疗热毒血痢,如马齿苋粥(《太平圣惠方》);《经效产宝》单用鲜品捣汁入蜜调服,治疗产后血痢;若与黄芩、黄连等药配伍可治疗大肠湿热,腹痛泄泻,或下利脓血,里急后重者。

2.**热毒疮疡** 本品具有清热解毒、凉血消肿之功。用治血热毒盛、痈肿疮疡、丹毒肿痛,可单用本品煎汤内服并外洗,再以鲜品捣烂外敷,如马齿苋膏(《医宗金鉴》);也可与其他清热解毒药配伍使用。

3.崩漏,便血　本品味酸而寒,入肝经血分,有清热凉血、收敛止血之效。故用治血热妄行,崩漏下血,可单味药捣汁服;若用治大肠湿热,便血痔血,可与地榆、槐角、凤尾草等同用。

此外,本品还可用于湿热淋证、带下等。

【用法用量】煎服,9～15 g,鲜品 30～60 g。外用适量,捣敷患处。

【使用注意】脾胃虚寒,肠滑作泄者忌服。

马齿苋

秦　皮(qínpí)
《神农本草经》

为木犀科植物苦枥白蜡树 *Fraxinus rhynchophylla* Hance、白蜡树 *Fraxinus chinensis* Roxb.、尖叶白蜡树 *Fraxinus szaboana* Lingelsh. 或宿柱白蜡树 *Fraxinus stylosa* Lingelsh. 的干燥枝皮或干皮。产于吉林、辽宁、河南等地。春、秋二季剥取,晒干。生用。

【处方用名】秦皮、北秦皮、秦白皮。

【性味归经】苦、涩,寒。归肝、胆、大肠经。

【功效】清热燥湿,收涩止痢,止带,明目。

【应用】

1.湿热泻痢,湿热带下　本品性苦寒而收涩,功能清热燥湿、收涩止痢、止带,故可用治湿热泻痢,里急后重,常配白头翁、黄连、黄柏等药用,如白头翁汤(《伤寒论》);若治湿热下注之带下,可配牡丹皮、当归同用(《本草汇言》)。

2.肝热目赤肿痛,目生翳膜　本品清热之中,能泻肝火,明目退翳,用治肝经郁火所致目赤肿痛、目生翳膜,可单用煎水洗眼;或配栀子、淡竹叶煎服,如秦皮汤(《外台秘要》)。若配秦艽、防风等用,可治肝经风热、目赤生翳,如秦皮汤(《眼科龙木论》)。

【用法用量】煎服,6～12 g。外用适量,煎洗患处。

【使用注意】脾胃虚寒者忌用。

秦皮

红　藤(hóngténg)
《本草图经》

为木通科植物大血藤 *Sargentodoxa cuneata*(Oliv.) Rehd. et Wils. 的干燥藤茎。又称红藤。主产于江西、湖北、湖南、江苏、河南、浙江、安徽、广东、福建等地区。秋、冬二季采收,除去侧枝,截段,干燥。切厚片,生用。

【处方用名】红藤、血藤、大血藤。

【性味归经】苦,平。归大肠、肝经。

【功效】清热解毒,活血,祛风止痛。

【应用】

1.肠痈腹痛,热毒疮疡　本品苦降开泄,长于清热解毒、消痈止痛,又入大肠经,善散肠中瘀滞,为治肠痈要药,也可用于其他热毒疮疡。用治肠痈腹痛,常与桃仁、大黄等药同用;用治热毒疮疡,常与连翘、金银花、贝母等药同用,如连翘金贝煎(《景岳全书》)。

2.**跌打损伤,经闭痛经**　本品能活血散瘀、消肿、止痛。用治跌打损伤、瘀血肿痛,常与骨碎补、续断、赤芍等药同用;用治经闭痛经,常与当归、香附、益母草等药同用。

3.**风湿痹痛**　本品有活血化瘀、祛风活络止痛之作用,广泛用于风湿痹痛、腰腿疼痛、关节不利,常与独活、牛膝、防风等药同用。

【用法用量】煎服,9～15 g。外用适量。

【使用注意】孕妇慎服。

红藤

白花蛇舌草(báihuā shéshécǎo)

《广西中药志》

为茜草科植物白花蛇舌草 *Oldenlandia diffusa*(Willd.)Roxb. 的全草。产于福建、广西、广东、云南、浙江、江苏、安徽等地。夏、秋二季采收,洗净。或晒干,切段,生用。

【处方用名】白花蛇舌草、蛇舌草。

【性味归经】微苦、甘,寒。归胃、大肠、小肠经。

【功效】清热解毒,利湿通淋。

【应用】

1.**痈肿疮毒,咽喉肿痛,毒蛇咬伤**　本品苦寒,有较强的清热解毒作用,用治热毒所致诸证,内服、外用均可。如单用鲜品捣烂外敷,治疗痈肿疮毒,也可与金银花、连翘、野菊花等药同用;用治肠痈腹痛,常与红藤、败酱草、牡丹皮等药同用;若治咽喉肿痛,多与黄芩、玄参、板蓝根等药同用;若治毒蛇咬伤,可单用鲜品捣烂绞汁内服或水煎服,渣敷伤口,疗效较好,亦可与半枝莲、紫花地丁、重楼等药配伍应用。近年利用本品清热解毒消肿之功,已广泛用于各种病症的治疗。

2.**热淋涩痛**　本品甘寒,有清热利湿通淋之效,单用本品治疗膀胱湿热、小便淋沥涩痛,亦常与白茅根、车前草、石韦等同用。

此外,本品既能清热又兼利湿,尚可用于湿热黄疸。

【用法用量】煎服,15～60 g。外用适量。

【使用注意】阴疽及脾胃虚寒者忌用。

白花蛇舌草

败酱草(bàijiàngcǎo)

《神农本草经》

为败酱科植物黄花败酱 *Patrinia scabiosaefolia* Fisch. 或白花败酱 *Patrinia villosa* Juss. 的干燥全草。全国大部分地区均有分布,主产于四川、河北、河南、东北三省等地。夏、秋季采收,全株拔起,除去泥沙,洗净,阴干或晒干。切段,生用。

【处方用名】败酱草、败酱。

【性味归经】辛、苦,微寒。归胃、大肠、肝经。

【功效】清热解毒,消痈排脓,祛瘀止痛。

【应用】

1.**肠痈肺痈,痈肿疮毒**　本品辛散苦泄寒凉,既可清热解毒,又可消痈排脓,且能活血止痛,故为治疗肠痈腹痛的首选药物。用治肠痈初起,腹痛便秘、未化脓者,常与金银花、蒲公英、牡丹皮、桃仁等同用;若治肠痈脓已成者,常与薏苡仁、附子同用,如薏苡附子败酱散(《金匮要略》）。本品还可用治肺痈咳吐脓血者，常与鱼腥草、芦根、桔梗等同用。若治痈肿疮毒，无论已溃、未溃皆可用之，常与金银花、连翘等药配伍，并可以鲜品捣烂外敷，均效。

2. **产后瘀阻腹痛**　本品辛散行滞，有破血行瘀、通经止痛之功。如《卫生易简方》单用本品煎服，或与五灵脂、香附、当归等药配伍，用于治疗产后瘀阻，腹中刺痛。

此外，本品亦可用治肝热目赤肿痛及赤白痢疾。

【用法用量】煎服，6～15 g。外用适量。

【使用注意】脾胃虚弱，食少泄泻者忌服。

附药：墓头回(mùtóuhuí)

为败酱科植物异叶败酱 *Patrinia heterophylla* Bunge 及糙叶败酱户 *Patrinia scabra* Bunge 的根。主产于山西、河南、河北、广西等地。秋季采挖，去净茎苗，晒干。味辛、苦，性微寒。效用与败酱草相似，兼有止血、止带的功效，多用于治疗崩漏下血、赤白带下等证。用法、用量同败酱草。

鸦胆子(yādǎnzǐ)
《本草纲目拾遗》

为苦木科植物鸦胆子 *Brucea javanica*(L.) Merr. 的干燥成熟果实。主产于广西、广东等地。秋季果实成熟时采收，除去杂质，晒干。去壳取仁，生用。

【处方用名】鸦胆子、苦参子。

【性味归经】苦，寒。有小毒。归大肠、肝经。

【功效】清热解毒，止痢，截疟，外用腐蚀赘疣。

【应用】

1. **热毒血痢，冷积久痢**　本品苦寒，能清热解毒，尤善清大肠蕴热，凉血止痢，故可用治热毒血痢、便下脓血、里急后重等症。如《医学衷中参西录》单用本品去皮25～50粒，白糖水送服。本品又有燥湿杀虫止痢之功，可用治冷积久痢，采取口服与灌肠并用的方法，疗效较佳；若用治久痢久泻、迁延不愈者，可与诃子肉、乌梅肉、木香等同用。

2. **各型疟疾**　本品苦寒，入肝经，能清肝胆湿热，有杀虫截疟之功，对各种类型的疟疾均可应用，尤以间日疟及三日疟效果较好，对恶性疟疾也有效。

3. **鸡眼赘疣**　本品外用有腐蚀作用。用治鸡眼、寻常疣等，可取鸦胆子仁捣烂涂敷患处，或用鸦胆子油局部涂敷。如《经验方》至圣丹，即以鸦胆子仁 20 个，同烧酒捣烂敷患处，外用胶布固定，治疗鸡眼；《医学衷中参西录》亦用上法，治疣。

【用法用量】内服，0.5～2.0 g，以干龙眼肉包裹或装入胶囊包裹吞服，亦可压去油制成丸剂、片剂服，不宜入煎剂。外用适量。

【使用注意】本品有毒，对胃肠道及肝肾均有损害，内服需严格控制剂量，不宜多用、久服。外用注意用胶布保护好周围正常皮肤，以防止对正常皮肤的刺激。孕妇及小儿慎用。胃肠出血及肝肾病患者应忌用或慎用。

败酱草

鸦胆子

射　干(shègān)

《神农本草经》

为鸢尾科植物射干 *Belamcanda chinensis*(L.) DC. 的干燥根茎。主产于湖北、河南、江苏、安徽等地。春初刚发芽或秋末茎叶枯萎时采挖,以秋季采收为佳。除去苗茎、须根及泥沙,洗净,晒干。切片,生用。

【处方用名】射干、寸干、乌扇、扁竹。

【性味归经】苦,寒。归肺经。

【功效】清热解毒,消痰,利咽。

【应用】

1. **咽喉肿痛**　本品苦寒泄降,清热解毒,主入肺经,有清肺泻火、利咽消肿之功,为治咽喉肿痛常用之品。主治热毒痰火郁结,咽喉肿痛,可单用,如射干汤(《圣济总录》);或与升麻、甘草等同用。若治外感风热,咽痛音哑,常与荆芥、连翘、牛蒡子同用。

2. **痰盛咳喘**　本品善清肺火,降气消痰,以平喘止咳。常与桑白皮、马兜铃、桔梗等药同用,治疗肺热咳喘,痰多而黄;若与麻黄、细辛、生姜、半夏等药配伍,则可治疗寒痰咳喘,痰多清稀,如射干麻黄汤(《金匮要略》)。

【用法用量】煎服,3～9 g。

【使用注意】本品苦寒,脾虚便溏者不宜使用。孕妇忌用或慎用。

射干

白头翁(báitóuwēng)

《神农本草经》

为毛茛科植物白头翁 *Pulsatilla chinensis*(Bge.) Regel 的干燥根。主产于吉林、黑龙江、辽宁、河北、山东、陕西、山西、江西、河南、安徽、江苏等地。春、秋二季采挖,除去叶及残留的花茎和须根,保留根头白绒毛,晒干。切薄片,生用。

【处方用名】白头翁、白头公、白头草、老翁花。

【性味归经】苦,寒。归胃、大肠经。

【功效】清热解毒,凉血止痢。

【应用】

1. **热毒血痢**　本品苦寒降泄,清热解毒,凉血止痢,尤善于清胃肠湿热及血分热毒,故为治热毒血痢之良药。用治热痢腹痛、里急后重、下痢脓血,可单用,或配伍黄连、黄柏、秦皮同用,如白头翁汤(《伤寒论》);若为赤痢下血,日久不愈,腹内冷痛,则以本品与阿胶、干姜、赤石脂等药同用,亦如白头翁汤(《千金方》)。

2. **疮痈肿毒**　本品苦寒,主入阳明,有解毒凉血消肿之功,可与蒲公英、连翘等清热解毒、消痈散结药同用,以治疗痄腮、瘰疬、疮痈肿痛等证。

本品若与秦皮等配伍,煎汤外洗,又可治疗阴痒带下。此外尚可用于血热出血以及温疟发热烦躁。

【用法用量】煎服,干品 9～15 g,鲜品 15～30 g。外用适量。

【使用注意】虚寒泻痢忌服。

白头翁

第四节　清热凉血药

凡能清热凉血、以治疗营血分热为主的药物,称为清热凉血药。

本类药物性味多为苦寒或咸寒,偏入血分以清热,多归心、肝经。因心主血,营气通于心,肝藏血,故本类药物有清解营分、血分热邪的作用。主要用于营分、血分等实热证,如温热病热入营分,热灼营阴,心神被扰,症见舌绛、身热夜甚、心烦不寐、脉细数,甚则神昏谵语、斑疹隐隐;若热陷心包,则神昏谵语、舌謇肢厥、舌质红绛;若热盛迫血,心神被扰,症见舌色深绛、吐血衄血、尿血便血、斑疹紫暗、躁扰不安、甚或昏狂等。亦可用于其他疾病引起的血热出血证。若气血两燔,可配清热泻火药同用,使气血两清。

地　黄(dìhuáng)
《神农本草经》

为玄参科植物地黄 *Rehmannia glutinosa* Libosch. 的新鲜或干燥块根。主产于河南、河北、内蒙古及东北。全国大部分地区有栽培。秋季采挖,去除芦头、须根及泥沙。鲜用,或干燥生用。

【处方用名】生地、生地黄、鲜地黄、干地黄、怀生地。

【性味归经】甘、苦,寒。归心、肝、肾经。

【功效】清热凉血,养阴生津。

【应用】

1.热入营血,舌绛烦渴,斑疹吐衄　本品苦寒入营血分,为清热、凉血、止血之要药。又其性甘寒质润,能清热生津止渴,故常用治温热病热入营血,壮热烦渴、神昏舌绛者,多配玄参、连翘、丹参等药用,如清营汤(《温病条辨》);若治血热吐衄,常与大黄同用,如大黄散(《伤寒总病论》);若治血热便血、尿血,常与地榆同用,如两地丹(《石室秘录》);若治血热崩漏或产后下血不止、心神烦乱,可配益母草用,如地黄酒(《太平圣惠方》)。

2.阴虚内热,骨蒸劳热　本品甘寒养阴,苦寒泄热,入肾经而滋阴降火,养阴津而泄伏热。治阴虚内热,潮热骨蒸,可配知母、地骨皮用,如地黄膏(《古今医统》);若配青蒿、鳖甲、知母等用,可治温病后期,余热未尽,阴津已伤,邪伏阴分,症见夜热早凉、舌红脉数者,如青蒿鳖甲汤(《温病条辨》)。

3.津伤口渴,内热消渴,肠燥便秘　本品甘寒质润,既能清热养阴,又能生津止渴。用治热病伤阴,烦渴多饮,常配麦冬、沙参、玉竹等药用,如益胃汤(《温病条辨》);治阴虚内热之消渴证,可配山药、黄芪、山茱萸用,如滋膵饮(《医学衷中参西录》);若治温病津伤,肠燥便秘,可配玄参、麦冬用,如增液汤(《温病条辨》)。

【用法用量】煎服,10～15 g。鲜品用量加倍,或以鲜品捣汁入药。

【使用注意】脾虚湿滞、腹满便溏者不宜使用。

生地黄

玄　参(xuánshēn)
《神农本草经》

为玄参科植物玄参 *Scrophularia ningpoensis* Hemsl. 的干燥根。产于我国长江流域及陕西、福建等地,野生、家种均有。冬季茎叶枯萎时采挖。除去根茎、幼芽、须根及泥沙,晒或烘至半干,堆放 3～6 天,反复数次至干燥。生用。

【处方用名】玄参、元参、黑参、润元参、角参。

【性味归经】甘、苦、咸,微寒。归肺、胃、肾经。

【功效】清热凉血,解毒散结,滋阴降火。

【应用】

1.温邪入营,内陷心包,温毒发斑　本品咸寒入血分而能清热凉血。治温病热入营分,身热夜甚、心烦口渴、舌绛脉数者,常配生地黄、丹参、连翘等药用,如清营汤(《温病条辨》);若治温病邪陷心包,神昏谵语,可配麦冬、竹叶卷心、连翘心等药用,如清宫汤(《温病条辨》);若治温热病,气血两燔,发斑发疹,可配石膏、知母等药用,如化斑汤(《温病条辨》)。

2.热病伤阴,津伤便秘,骨蒸劳嗽　本品甘寒质润,功能清热生津、滋阴润燥,可治热病伤阴,津伤便秘,常配生地黄、麦冬用,如增液汤(《温病条辨》);治肺肾阴虚,骨蒸劳嗽,可配百合、生地黄、贝母等药用,如百合固金汤(《慎斋遗书》)。

3.目赤咽痛,瘰疬,白喉,痈肿疮毒　本品性味苦咸寒,既能清热凉血,又能泻火解毒。用治肝经热盛,目赤肿痛,可配栀子、大黄、羚羊角等药用,如玄参饮(《审视瑶函》);若治瘟毒热盛,咽喉肿痛、白喉,可配黄芩、连翘、板蓝根等药用,如普济消毒饮(《东垣试效方》);取本品咸寒,有泻火解毒、软坚散结之功,配浙贝母、牡蛎,可治痰火郁结之瘰疬,如消瘰丸(《医学心悟》);若治痈肿疮毒,可以本品配银花、连翘、蒲公英等药用;若治脱疽,可配银花、当归、甘草用,如四妙勇安汤(《验方新编》)。

【用法用量】煎服,10～15 g。

【使用注意】脾胃虚寒,食少便溏者不宜服用。反藜芦。

玄参

知识链接

玄参与生地黄:均能清热凉血、养阴生津,用治热入营血、热病伤阴、阴虚内热等证,常相须为用。但玄参泻火解毒力较强,故咽喉肿痛、痰火瘰疬多用;生地黄清热凉血力较大,故血热出血、内热消渴多用。

牡丹皮(mǔdānpí)

《神农本草经》

为毛茛科植物牡丹 *Paeonia suffruticosa* Andr. 的干燥根皮。产于安徽、山东等地。秋季采挖根部,除去细根,剥取根皮,晒干。生用或酒炙用。

【处方用名】牡丹皮、丹皮、原丹皮、连丹皮、粉丹皮。

【性味归经】苦、甘,微寒。归心、肝、肾经。

【功效】清热凉血,活血化瘀。

【应用】

1.温毒发斑,血热吐衄　本品苦寒,入心肝血分。善能清营分、血分实热,功能清热凉血止血。治温病热入营血,迫血妄行所致发斑、吐血、衄血,可配水牛角、生地黄、赤芍等药用;

治温毒发斑,可配栀子、大黄、黄芩等药用,如牡丹汤(《圣济总录》);若治血热吐衄,可配大黄、大蓟、茜草根等药用,如十灰散(《十药神书》);若治阴虚血热吐衄,可配生地黄、栀子等药用,如滋水清肝饮(《医宗己任编》)。

2.温病伤阴,阴虚发热,夜热早凉,无汗骨蒸　本品性味苦辛寒,入血分而善于清透阴分伏热,为治无汗骨蒸之要药,常配鳖甲、知母、生地黄等药用,如青蒿鳖甲汤(《温病条辨》)。

3.血滞经闭、痛经,跌打伤痛　本品辛行苦泄,有活血祛瘀之功。治血滞经闭、痛经,可配桃仁、川芎、桂枝等药用,如桂枝茯苓丸(《金匮要略》);治跌打伤痛,可与红花、乳香、没药等配伍,如牡丹皮散(《证治准绳》)。

4.痈肿疮毒　本品苦寒,清热凉血之中,善于散瘀消痈。治火毒炽盛,痈肿疮毒,可配大黄、白芷、甘草等药用,如将军散(《本草汇言》);若配大黄、桃仁、芒硝等药用,可治瘀热互结之肠痈初起,如大黄牡丹皮汤(《金匮要略》)。

【用法用量】煎服,6~12 g。清热凉血宜生用,活血祛瘀宜酒炙用。

【使用注意】血虚有寒、月经过多及孕妇不宜用。

牡丹皮

赤　芍(chìsháo)
《开宝本草》

为毛茛科植物赤芍 *Paeonm lactiflora* Pall. 或川赤芍 *Paeonia veitchii* Lynch 的干燥根。全国大部分地区均产。春、秋二季采挖,除去根茎、须根及泥沙,晒干,切片。生用,或炒用。

【处方用名】赤芍、赤芍药、山赤芍、京赤芍、西赤芍。

【性味归经】苦,微寒。归肝经。

【功效】清热凉血,散瘀止痛。

【应用】

1.温毒发斑,血热吐衄　本品苦寒入肝经血分,善清泻肝火,泄血分郁热而奏凉血、止血之功。治温毒发斑,可配水牛角、牡丹皮、生地黄等药用;治血热吐衄,可配生地黄、大黄、白茅根等药用。

2.目赤肿痛,痈肿疮疡　本品苦寒入肝经而清肝火,若配荆芥、薄荷、黄芩等药用,可用治肝经风热目赤肿痛、羞明多眵,如芍药清肝散(《原机启微》);取本品清热凉血、散瘀消肿之功,治热毒壅盛,痈肿疮疡,可配银花、天花粉、乳香等药用,如仙方活命饮(《校注妇人良方》),或配连翘、栀子、玄参等药用,如连翘败毒散(《伤寒全生集》)。

3.肝郁胁痛,经闭痛经,癥瘕腹痛,跌打损伤　本品苦寒入肝经血分,有活血散瘀止痛之功,治肝郁血滞之胁痛,可配柴胡、牡丹皮等药用,如赤芍药散(《博济方》);治血滞经闭、痛经、癥瘕腹痛,可配当归、川芎、延胡索等药用,如少腹逐瘀汤(《医林改错》);治跌打损伤,瘀肿疼痛,可配虎杖用,如虎杖散(《圣济总录》),或配桃仁、红花等药用。

【用法用量】煎服,6~12 g。

【使用注意】血寒经闭不宜用。反藜芦。

赤芍

紫 草(zǐcǎo)

《神农本草经》

为紫草科植物新疆紫草 *Arnebia euchroma*(Royle) Johnst. 或内蒙紫草 *Arnebia gutta-ta Bunge* 的干燥根,主产于辽宁、湖南、河北、新疆等地。春、秋二季采挖,除去泥沙,干燥。生用。

【处方用名】紫草、紫草茸、紫草根、山紫草、硬紫草。

【性味归经】甘、咸,寒。归心、肝经。

【功效】清热凉血,活血解毒,解毒透疹。

【应用】

1.温病血热毒盛,斑疹紫黑,麻疹不透 本品咸寒,入肝经血分,有凉血活血、解毒透疹之功。治温毒发斑,血热毒盛,斑疹紫黑者,常配赤芍、蝉蜕、甘草等药用;若配牛蒡子、山豆根、连翘等药用,可治麻疹不透,疹色紫暗,兼咽喉肿痛者,如紫草消毒饮(《张氏医通》);若配黄芪、升麻、荆芥等,可治麻疹气虚,疹出不畅,如紫草解肌汤(《证治准绳》)。

2.疮疡,湿疹,水火烫伤 本品甘寒能清热解毒,咸寒能清热凉血,并能活血消肿,治痈肿疮疡,可配银花、连翘、蒲公英等药用;若配当归、白芷、血竭等药,可治疮疡久溃不敛,如生肌玉红膏(《外科正宗》)。治湿疹,可配黄连、黄柏、漏芦等药用,如紫草膏(《仁斋直指方》)。若治水火烫伤,可用本品以植物油浸泡,滤取油液,外涂患处,或配黄柏、丹皮、大黄等药,麻油熬膏外搽。

【用法用量】煎服,5～10 g。外用适量,熬膏或用植物油浸泡涂搽。

【使用注意】本品性寒而滑利,脾虚便溏者忌服。

紫草

附药:紫草茸(zǐcǎoróng)

为紫胶虫科昆虫紫胶虫 *Laccifer lacca* Kerr. 在树枝上所分泌的胶质物。主产于云南、四川、台湾等地,西藏及广东也产。7—8月间采收,置干燥、阴凉通风处直至干燥。性味苦寒,功能清热、凉血,解毒,治麻疹、斑疹透发不畅、疮疡肿毒、湿疹,作用与紫草相似,但无滑肠通便之弊。用量 1.5～6.0 g,或研末服。外用适量,研末撒。

第五节 清虚热药

清虚热药,多甘寒或咸寒,具有清退虚热作用,主治阴虚内热所致的骨蒸潮热、手足心热、口燥咽干、心烦不寐、盗汗、舌红少苔、脉细数等,以及温热后期,邪热未尽、伤阴劫液、夜热早凉、手足抽搐、神疲倦怠等。也可用于小儿疳热等。

青 蒿(qīnghāo)

《神农本草经》

为菊科植物黄花蒿 *Artemisia annua* L. 的干燥地上部分。全国大部地区均有分布。夏、秋季花将开时采割,除去老茎。鲜用或阴干,切段生用。

【处方用名】青蒿、香青蒿、黄花蒿。

【性味归经】苦、辛,寒。归肝、胆经。

【功效】清虚热,除骨蒸,解暑热,截疟,退黄。

【应用】

1.温邪伤阴,夜热早凉 本品苦寒清热,辛香透散,长于清透阴分伏热,故可用治温病后期,余热未清、邪伏阴分、伤阴劫液、夜热早凉、热退无汗,或热病后低热不退等,常与鳖甲、知母、丹皮、生地等同用,如青蒿鳖甲汤(《温病条辨》)。

2.阴虚发热,劳热骨蒸 本品苦寒,入肝走血,具有清退虚热,凉血除蒸的作用。用治阴虚发热、骨蒸劳热、潮热盗汗、五心烦热、舌红少苔者,常与银柴胡、胡黄连、知母、鳖甲等同用,如清骨散(《证治准绳》)。

3.暑热外感,发热口渴 本品苦寒清热,芳香而散,善解暑热,故可用治外感暑热,头昏头痛、发热口渴等症,常与连翘、滑石、西瓜翠衣等同用,如清凉涤暑汤(《时病论》)。

4.疟疾寒热 本品辛寒芳香,主入肝胆,截疟之功甚强,尤善除疟疾寒热,为治疗疟疾之良药。如《肘后备急方》单用较大剂量鲜品捣汁服,或随证配伍黄芩、滑石、青黛、通草等药。本品芳香透散,又长于清解肝胆之热邪,可与黄芩、滑石、半夏等药同用,治疗湿热郁遏少阳三焦,气机不利、寒热如疟、胸痞作呕之证,如蒿芩清胆汤(《通俗伤寒论》)。

青蒿

【用法用量】煎服,6~12 g,不宜久煎;或鲜用绞汁服。

【使用注意】脾胃虚弱,肠滑泄泻者忌服。

地骨皮(dìgǔpí)
《神农本草经》

为茄科植物枸杞 *Lycium chinense* Mill. 或宁夏枸杞 *Lycium barbarum* L. 的干燥根皮。分布于我国南北各地。初春或秋后采挖根部,洗净,剥取根皮,晒干,切段入药。

【处方用名】地骨皮、地骨、枸杞根皮。

【性味归经】甘,寒。归肺、肝、肾经。

【功效】凉血除蒸,清肺降火。

【应用】

1.阴虚发热,盗汗骨蒸 本品甘寒清润,能清肝肾之虚热,除有汗之骨蒸,为退虚热、疗骨蒸之佳品,常与知母、鳖甲、银柴胡等配伍,治疗阴虚发热,如地骨皮汤(《圣济总录》);若用治盗汗骨蒸、肌瘦潮热,常与秦艽、鳖甲配伍,如秦艽鳖甲散(《卫生宝鉴》)。

2.肺热咳嗽 本品甘寒,善清泻肺热,除肺中伏火,则清肃之令自行,故多用治肺火郁结,气逆不降、咳嗽气喘、皮肤蒸热等症,常与桑白皮、甘草等同用,如泻白散(《小儿药证直诀》)。

3.血热出血证 本品甘寒入血分,能清热、凉血、止血,常用治血热妄行的吐血、衄血、尿血等。《经验广集》单用本品加酒煎服,亦可配白茅根、侧柏叶等凉血止血药治之。

此外,本品于清热除蒸泻火之中,尚能生津止渴,故与生地黄、天花粉、五味子等同用,可治内热消渴。

地骨皮

【用法用量】煎服,9～15 g。

【使用注意】外感风寒发热及脾虚便溏者不宜用。

白 薇 (báiwēi)

《神农本草经》

为萝藦科植物白薇 Cynanchum atratum Bge. 或蔓生白薇 Cynanchum versicolor Bge. 的干燥根及根茎。我国南北各地均有分布。春、秋二季采挖,洗净,干燥。切段,生用。

【处方用名】白薇、白薇根。

【性味归经】苦、咸,寒。归胃、肝、肾经。

【功效】清热凉血,利尿通淋,解毒疗疮。

【应用】

1.阴虚发热,产后虚热 本品苦寒,善入血分,有清热凉血、益阴除热之功。若治热病后期,余邪未尽、夜热早凉,或阴虚发热、骨蒸潮热,常与地骨皮、知母、青蒿等同用;若治产后血虚发热,低热不退及昏厥等症,可与当归、人参、甘草同用,共收养血益阴、清热除蒸之效,如白薇汤(《全生指迷方》)。本品既能退虚热,又能清实热,与生地黄、玄参等清热凉血药同用,还可用治温邪入营、高热烦渴、神昏舌绛等。

2.热淋,血淋 本品既能清热凉血,又能利尿通淋,故可用于膀胱湿热,血淋涩痛,常与木通、滑石及石韦等清热利尿通淋药同用。

3.疮痈肿毒,毒蛇咬伤,咽喉肿痛 本品苦咸而寒,有清热凉血、解毒疗疮、消肿散结之效,内服、外敷均可。常与天花粉、赤芍、甘草等同用,治疗血热毒盛的疮痈肿毒、毒蛇咬伤,如白薇散(《证治准绳》),也可配其他清热解毒药同用;若治咽喉红肿疼痛,常与金银花、桔梗、山豆根同用。

4.阴虚外感 本品还可清泄肺热而透邪,清退虚热而益阴,故常与玉竹、淡豆豉、薄荷同用,治疗阴虚外感,发热咽干、口渴心烦等症,如加减葳蕤汤(《通俗伤寒论》)。

【用法用量】煎服,4.5～9.0 g。

【使用注意】脾胃虚寒、食少便溏者不宜服用。

白薇

银柴胡 (yíncháihú)

《本草纲目拾遗》

为石竹科植物银柴胡 Stellaria dichotoma L. var. lanceolata Bge. 的干燥根。产于我国西北部及内蒙古等地。春、夏间植株萌发或秋后茎叶枯萎时采挖,除去残茎、须根及泥沙,晒干。切片,生用。

【处方用名】银柴胡、银胡。

【性味归经】甘,微寒。归肝、胃经。

【功效】清虚热,除疳热。

【应用】

1.阴虚发热 本品甘寒益阴,清热凉血,退热而不苦泄,理阴而不升腾,为退虚热除骨蒸之常用药。用于阴虚发热、骨蒸劳热、潮热盗汗,多与地骨皮、青蒿、鳖甲同用,如清骨散(《证治准绳》)。

2.疳积发热 本品能清虚热、消疳热,故用治小儿食滞或虫积所致的疳积发热、腹部膨大、口渴消瘦、毛发焦枯等症,常与胡黄连、鸡内金、使君子等药同用,共奏消积杀虫、健脾疗疳之效;亦可与栀子、人参、薄荷等同用,如柴胡清肝汤(《证治准绳》)。

【用法用量】煎服,3~9 g。

【使用注意】感风寒,血虚无热者忌用。

银柴胡

知识链接

银柴胡与柴胡:名称相似且均有退热之功。银柴胡能清虚热,除疳热,尤善治疗阴虚发热、小儿疳热,而柴胡能发表退热,善治外感发热、邪在少阳之往来寒热。

胡黄连(húhuánglián)
《新修本草》

为玄参科植物胡黄连 *Picrorhiza serophulariiflora* Pennell 的干燥根茎。主产于云南、西藏。秋季采挖,去须根及泥沙,晒干。切薄片或用时捣碎。

【处方用名】胡连、胡黄连、黑连。

【性味归经】苦,寒。归肝,胃,大肠经。

【功效】退虚热,除疳热,清湿热。

【应用】

1.骨蒸潮热 本品性寒,入心肝二经血分,有退虚热、除骨蒸、凉血清热之功。治阴虚劳热骨蒸,常与银柴胡、地骨皮等同用,如清骨散(《证治准绳》)。

2.小儿疳热 本品既能除小儿疳热,又能清退虚热,故可用于小儿疳积发热、消化不良、腹胀体瘦、低热不退等症,常与党参、白术、山楂等同用,如肥儿丸(《万病回春》)。

3.湿热泻痢 本品苦寒沉降,能清热燥湿,尤善除胃肠湿热,为治湿热泻痢之良药,常与黄芩、黄柏、白头翁等同用。

此外,本品能清大肠湿火蕴结,还可用治痔疮肿痛、痔漏成管,常配刺猬皮、麝香为丸,如胡连追毒丸(《外科正宗》)。

【用法用量】煎服,1.5~9.0 g。

【使用注意】脾胃虚寒者慎用。

胡黄连

知识链接

胡黄连与黄连:名称相似且均为苦寒清热燥湿之品,善除胃肠湿热,同为治湿热泻痢之良药。胡黄连善退虚热、除疳热,而黄连则善清心火、泻胃火,为解毒要药。

其他清热药简表

分类	药名	性味归经	功效应用	用法用量
清热泻火药	寒水石	辛、咸,寒。心、胃、肾经	清热泻火。主治热在气分,大热烦渴	10～15 g
	淡竹叶	甘、淡,寒。心、胃、小肠经	清热除烦,利尿通淋。主治烦热口渴,口舌生疮;小便不利,淋涩疼痛	6～15 g
	谷精草	辛、甘,平。肝、胃经	疏风清热,明目退翳。主治目赤肿痛,羞明多泪,目生翳膜	6～10 g
	密蒙花	甘,微寒。肝、胆经	清肝,明目,退翳。主治肝热目赤,羞明多泪,目昏生翳	6～10 g
	青葙子	苦,微寒。肝经	清肝泻火,明目退翳。主治肝火上炎,目赤肿痛,目生翳膜	6～15 g
清热解毒药	白鲜皮	苦,寒。脾、胃、膀胱经	清热解毒,除湿止痒。主治湿热疮疹,皮肤瘙痒,黄疸,湿痹	5～10 g
	拳参	苦,微寒。肝、胃、大肠经	清热解毒,止血,息风。主治泻痢,痈肿,瘰疬,烫伤,蛇伤,血热吐衄,便血,外伤出血,高热惊搐	3～10 g
	白蔹	苦、辛,微寒。心、胃经	清热解毒,敛疮生肌。主治疮痈肿毒,烧烫伤	5～10 g
	漏芦	苦,寒。胃经	清热解毒,消痈下乳。主治疮痈肿痛,乳痈初起,乳汁不下	5～12 g
	山慈姑	辛,寒;有小毒。肝、胃经	清热解毒,消痈散结。主治痈疽发背,疔肿恶疮,瘰疬结核	3～6 g
	四季青	苦、涩,寒。肺、心经	清热解毒,凉血止血敛疮。主治烧伤,疮疡,下肢溃疡,湿疹,外伤出血	10～30 g
	金荞麦	苦,平。肺、脾、胃经	清热解毒,化痰利咽,健脾消食。主治肺痈,瘰疬,疮疖,毒蛇咬伤,痢疾;肺热咳嗽,咽喉肿痛;疳积消瘦,食不运化	15～30 g
	地锦草	苦、辛,平。肝、胃、大肠经	清热解毒,止血化瘀,利湿退黄。主治泻痢,痈肿,毒蛇咬伤;便血,尿血,崩漏,外伤出血;湿热黄疸,热淋,小便不利	15～30 g
	绿豆	甘,寒。心,胃经	清热解毒,消暑止渴。主治痈肿疮毒,巴豆及附子中毒;暑热烦渴	15～30 g
	熊胆	苦,寒。肝、胆、心经	清热解毒,止痉,明目。主治热毒疮痈,痔疮肿痛,咽喉肿痛;肝热生风,惊风,癫痫,子痫;目赤肿痛,翳障	1.5～2.5 g
	野菊花	苦、辛,寒。归肝经	清热解毒,疏风平肝。主治热毒引起的诸症	9～15 g

目标检测

一、选择题

课件 5

　　1.治疗气分实热亢盛,壮热烦渴,脉洪大,首选　　　　　　　　　　　　　　（　　　）
　　　A.天花粉　　　　　　B.石膏　　　　　　C.知母　　　　　　D.竹叶

　　2.既可治肺热咳嗽,又可用于阴虚燥咳的药物是　　　　　　　　　　　　　（　　　）
　　　A.石膏　　　　　　B.知母　　　　　　C.芦根　　　　　　D.栀子

　　3.既能清肝火,又能解毒散结的药物是　　　　　　　　　　　　　　　　　（　　　）
　　　A.夏枯草　　　　　B.知母　　　　　　C.栀子　　　　　　D.天花粉

　　4.善入肺经的药物是　　　　　　　　　　　　　　　　　　　　　　　　　（　　　）
　　　A.黄芩　　　　　　B.黄连　　　　　　C.黄柏　　　　　　D.苦参

　　5.治疗热毒血痢,最宜选用的药物是　　　　　　　　　　　　　　　　　　（　　　）
　　　A.白头翁　　　　　B.贯众　　　　　　C.败酱草　　　　　D.红藤

　　6.既能清热生津,又能利尿的药是　　　　　　　　　　　　　　　　　　　（　　　）
　　　A.天花粉　　　　　B.蒲公英　　　　　C.芦根　　　　　　D.鱼腥草

　　7.疮家之圣药是　　　　　　　　　　　　　　　　　　　　　　　　　　　（　　　）
　　　A.银花　　　　　　B.连翘　　　　　　C.蒲公英　　　　　D.板蓝根

二、简答题

　　1.为什么清热药最常配伍补阴药?请列举清热养阴的代表方剂。
　　2.简述黄芩、黄连、黄柏的功效异同。

三、分析题

　　1.分析清虚热药青蒿治疗阴虚潮热而无汗证的机制。
　　2.患者发热,咽喉红肿疼痛,口渴,痰黄,舌红苔黄腻,根据射干、板蓝根、大青叶、穿心莲性味和功效分析,最宜选用哪一味?

第三章　泻下药

学习目的与要求

学习目的

通过学习泻下药类药物的性能功效、主治应用的有关知识,培养学生合理应用清热药和方剂的能力。

知识要求

掌握大黄、芒硝、番泻叶、芦荟、火麻仁、郁李仁、甘遂、京大戟、芫花、巴豆的性能与配伍应用。

熟悉泻下药的含义、分类、性能特点及使用注意;熟悉牵牛子、商陆的性能特点。

能力要求

能在实际工作中合理应用泻下类中药和方剂。

一、含义

凡能引起腹泻,或润滑大肠、促进排便的药物,称为泻下药。凡以泻下药为主组成,具有通导大便、排除胃肠积滞、荡涤实热,或攻逐水饮、寒积等作用,治疗里实证的方剂,统称泻下剂。属于"八法"中的"下法"。

泻下药

二、性能特点

本类药为沉降之品,主归大肠经。主要具有泻下通便作用,以排除胃肠积滞和燥屎,或有清热泻火,使实热壅滞之邪通过泻下而清解,起到"上病治下""釜底抽薪"的作用;或有逐水退肿,使水湿停饮随大小便排除,达到祛除停饮、消退水肿的目的。部分药还兼有解毒、活血祛瘀等作用。

三、主治病症

泻下药主要适用于大便秘结、胃肠积滞、实热内结及水肿停饮等里实证。部分药还可用于疮痈肿毒及瘀血证。

四、分类

根据泻下药的药性及功效主治,分为攻下药、润下药、峻下逐水药。

五、配伍及使用注意

使用泻下药应根据里实证的兼证及病人的体质,进行适当配伍。①因热结者,宜寒下;因寒结者,宜温下;因燥结者,宜润下;因水结者,宜逐水。邪实而正虚者,又当攻补兼施;里实兼表邪者,当先解表后攻里,必要时可与解表药同用,表里双解,以免表邪内陷;里实而正虚者,应与补益药同用,攻补兼施,使攻邪而不伤正。本类药亦常配伍行气药,以加强泻下导滞作用。若属热积者还应配伍清热药;属寒积者应与温里药同用。②使用泻下药中的攻下药、峻下逐水药时,因其作用峻猛,或具有毒性,易伤正气及脾胃,故年老体虚、脾胃虚弱者当慎用;妇女胎前、产后及月经期应当忌用。应用作用较强的泻下药时,当奏效即止,切勿过剂,以免损伤胃气。③应用作用峻猛而有毒性的泻下药时,一定要严格炮制法度,控制用量,避免中毒现象发生,确保用药安全。同时,服药期间应注意调理饮食,少食或忌食油腻或不易消化的食物,以免重伤胃气。

第一节　攻下药

本类药大多苦寒沉降,主入胃、大肠经,既有较强的攻下通便作用,又有清热泻火之效。主要适用于大便秘结、燥屎坚结及实热积滞之证。应用时常辅以行气药,以加强泻下及消除胀满作用。若治冷积便秘者,须配用温里药。

攻下药具有较强清热泻火作用,故可用于热病高热神昏、谵语发狂,火热上炎所致的头痛、目赤、咽喉肿痛、牙龈肿痛,以及火热炽盛所致的吐血、衄血、咯血等上部出血证。上述病证,无论有无便秘,应用本类药物,以清除实热,或导热下行,起到"釜底抽薪"的作用。此外,对痢疾初起,下痢后重,或饮食积滞,泻而不畅之证,可适当配用本类药物,以攻逐积滞,消除病因。对肠道寄生虫病,本类药与驱虫药同用,可促进虫体的排出。

根据"六腑以通为用""不通则痛""通则不痛"的理论,以攻下药为主,配伍清热解毒药、活血化瘀药等,用于治疗胆石症、胆道蛔虫病、胆囊炎、急性胰腺炎、肠梗阻等急腹症,具有较好的效果。

大　黄(dàhuáng)
《神农本草经》

为蓼科植物掌叶大黄 *Rheum palmatum* L.、唐古特大黄 *Rheum tangutium* Maxim. ex Balf. 或药用大黄 *Rheum officinale* Baill. 的干燥根及根茎。掌叶大黄和唐古特大黄药材称

北大黄,主产于青海、甘肃等地。药用大黄药材称南大黄,主产于四川。于秋末茎叶枯萎或次春发芽前采挖。除去须根,刮去外皮,切块干燥,生用,或酒炒,酒蒸,炒炭用。

【处方用名】将军、川军、锦纹。

【性味归经】苦,寒。归脾、胃、大肠、肝、心包经。

【功效】泻下攻积,清热泻火,凉血解毒,逐瘀通经,利湿退黄。

【应用】

1. 积滞便秘　本品有较强的泻下作用,能荡涤肠胃、推陈致新,为治疗积滞便秘之要药。又因其苦寒沉降,善能泄热,故实热便秘尤为适宜。常与芒硝、厚朴、枳实配伍,以增强泻下攻积之力,为急下之剂,用治阳明腑实证,如大承气汤(《伤寒论》);若大黄用量较轻,与麻仁、杏仁、蜂蜜等润肠药同用,则泻下力缓和,方如麻子仁丸(《伤寒论》)。若里实热结而正气虚者,当与补虚药配伍,以攻补兼施、标本并顾。如热结而气血不足者,配人参、当归等药,方如黄龙汤(《伤寒六书》);如热结津伤者,配麦冬、生地、玄参等,方如增液承气汤(《温病条辨》);若脾阳不足,冷积便秘,须与附子、干姜等配伍,如温脾汤(《备急千金要方》)。

2. 血热吐衄,目赤咽肿　本品苦降,能使上炎之火下泄,又具清热泻火、凉血止血之功。常与黄连、黄芩同用,治血热妄行之吐血、衄血、咯血,如泻心汤(《金匮要略》)。现代临床单用大黄粉治疗上消化道出血,有较好疗效。若与黄芩、栀子等药同用,还可治火邪上炎所致的目赤、咽喉肿痛、牙龈肿痛等证,如凉膈散(《和剂局方》)。

3. 热毒疮疡,烧烫伤　本品内服外用均可。内服能清热解毒,并借其泻下通便作用,使热毒下泄。治热毒痈肿疔疮,常与金银花、蒲公英、连翘等同用;治疗肠痈腹痛,可与牡丹皮、桃仁、芒硝等同用,如大黄牡丹汤(《金匮要略》)。本品外用能泻火解毒、凉血消肿、治热毒痈肿疔疖,如用治乳痈,可与粉草共研末,酒熬成膏的金黄散(《妇人良方》);用治口疮糜烂,多与枯矾等份为末擦患处(《太平圣惠方》)。治烧烫伤,可单用粉,或配地榆粉,用麻油调敷患处。

4. 瘀血诸证　本品有较好的活血逐瘀通经作用,其既可下瘀血,又清瘀热,为治疗瘀血证的常用药物。治妇女产后瘀阻腹痛、恶露不尽者,常与桃仁、土鳖虫等同用,如下瘀血汤(《金匮要略》);治妇女瘀血经闭,可与桃核、桂枝等配伍,如桃核承气汤(《伤寒论》);治跌打损伤,瘀血肿痛,常与当归、红花、穿山甲等同用,如复元活血汤(《医学发明》)。

5. 湿热痢疾、黄疸、淋证　本品具有泻下通便,导湿热外出之功,故可用治湿热蕴结之证。如治肠道湿热积滞的痢疾,单用一味大黄即可见效(《素问病机气宜保命集》),或与黄连、黄芩、白芍等同用;治湿热黄疸,常配茵陈、栀子,如茵陈蒿汤(《伤寒论》);治湿热淋证者,常配木通、车前子、栀子等,如八正散(《和剂局方》)。

此外,大黄可"破痰实",通脏腑,降湿浊,用于老痰壅塞,喘逆不得平卧,癫狂惊痫,大便秘结者,如礞石滚痰丸(《养生主论》)。

【用法用量】煎服,5～15 g。外用适量。

【使用注意】本品为峻烈攻下之品,易伤正气,如非实证,不宜妄用;本品苦寒,易伤胃气,脾胃虚弱者慎用;其性沉降,且善活血祛瘀,故妇女怀孕、月经期、哺乳期应忌用。

大黄

知识链接

1. 现代研究表明,本品主要为蒽醌衍生物,包括蒽醌苷和双蒽醌苷等化学成分。

2. 生大黄泻下力强,故欲攻下者宜生用,入汤剂应后下,或用开水泡服;久煎则泻下力减弱。酒制大黄泻下力较弱,活血作用较好,宜用于瘀血证。大黄炭则多用于出血证。

芒　硝(mángxiāo)
《名医别录》

为含硫酸钠的天然矿物经精制而成的结晶体。主要成分为含水硫酸钠($Na_2SO_4 \cdot 10H_2O$)。主产于河北、河南、山东、江苏、安徽等地。将天然产品用热水溶解,过滤,放冷析出结晶,通称"皮硝"。取萝卜洗净切片,置锅内加水与皮硝共煮,取上层液,放冷析出结晶,即芒硝。以青白色、透明块状结晶、清洁无杂质者为佳。芒硝经风化失去结晶水而成白色粉末,称玄明粉(元明粉)。

【处方用名】朴硝。

【性味归经】咸、苦,寒。归胃、大肠经。

【功效】泻下通便,润燥软坚,清火消肿。

【应用】

1. 积滞便秘　本品能泻下攻积,且性寒能清热,味咸润燥软坚,对实热积滞,大便燥结者尤为适宜。常与大黄相须为用,以增强泻下通便作用,如大承气汤、调胃承气汤(《伤寒论》)。近来临床亦常用于胆石症腹痛便秘者。

2. 咽痛,口疮,目赤,痈疮肿痛　本品外用有清热消肿作用。治咽喉肿痛、口舌生疮,可与硼砂、冰片、朱砂同用,如冰硼散,或以芒硝置西瓜中制成的西瓜霜外用;治目赤肿痛,可用芒硝置豆腐上化水或用玄明粉配制眼药水,外用滴眼;治乳痈初起,可用本品化水或用纱布包裹外敷;治肠痈初起,可与大黄、大蒜同用,捣烂外敷;治痔疮肿痛,可单用本品煎汤外洗。

【用法用量】10～15 g,冲入药汁内或开水溶化后服。外用适量。

【使用注意】孕妇及哺乳期妇女忌用或慎用。

芒硝

知识链接

1. 现代研究表明,本品主要含硫酸钠,尚含有少量氯化钠、硫酸镁、硫酸钙等化学成分。

2. 芒硝、大黄均为泻下药,常相须用治肠燥便秘。然大黄味苦泻下力强,有荡涤肠胃之功,为治热结便秘之主药;芒硝味咸,可软坚泻下,善除燥屎坚结。

番泻叶(fānxièyè)

《饮片新参》

　　为豆科植物狭叶番泻 *Cassia angustifolia* Vahl 或尖叶番泻 *Cassia acutifolia* Delile 的干燥小叶。前者主产于印度、埃及和苏丹,后者主产于埃及,我国广东、广西及云南亦有栽培。通常于9月采收。晒干。生用。

　　【处方用名】地薰草、泡竹叶。

　　【性味归经】甘、苦,寒。归大肠经。

　　【功效】泻热行滞,通便,利水。

　　【应用】

　　1.热结便秘　本品苦寒降泄,既能泻下导滞,又能清导实热,适用于热结便秘,亦可用于习惯性便秘及老年便秘。大多单味泡服,小剂量可起缓泻作用,大剂量则可攻下;若热结便秘,腹满胀痛者,可与枳实、厚朴配伍,以增强泻下导滞作用。

　　2.腹水肿胀　本品能泻下行水消胀,用于腹水肿胀,单味泡服,或与牵牛子、大腹皮同用。

　　【用法用量】温开水泡服,1.5~3.0 g;煎服,2~6 g,宜后下。

　　【使用注意】妇女哺乳期、月经期及妊娠期忌用。

知识链接

　　现代研究表明,狭叶番泻叶和尖叶番泻叶均含番泻苷、芦荟大黄素葡萄苷、大黄酸葡萄苷以及芦荟大黄素、大黄素、山柰酚、植物甾醇及其苷等化学成分。

芦　荟(lúhuì)

《药性论》

　　为百合科植物库拉索芦荟 *Aloe barbadensis* Miller 及好望角芦荟 *Aloe ferox* Miller 的汁液经浓缩的干燥物。前者主产于非洲北部及南美洲的西印度群岛,我国云南、广东、广西等地有栽培,药材称老芦荟,质量较好;后者主产于非洲南部地区,药材称新芦荟。全年可采,割取植物的叶片,收集流出的汁液,置锅内熬成稠膏,倾入容器,冷却凝固,即得。

　　【处方用名】草芦荟、象胆、真芦荟。

　　【性味归经】苦,寒。归肝、胃、大肠经。

　　【功效】泻下通便,清泻肝火,杀虫疗疳。

　　【应用】

　　1.热结便秘　本品苦寒降泄,既能泻下通便,又能清肝火,除烦热。治热结便秘,兼见心、肝火旺,烦躁失眠之证,常与朱砂同用,如更衣丸(《本草经疏》)。

　　2.烦躁惊痫　本品有较好的清肝火作用。用治肝经火盛的便秘溲赤、头晕头痛、烦躁易怒、惊痫抽搐等证,常与龙胆草、栀子、青黛等同用,如当归芦荟丸(《医学六书》)。

　　3.小儿疳积　本品能杀虫疗疳。用治虫积腹痛、面色萎黄、形瘦体弱的小儿疳积证,以芦荟与使君子等份为末,米饮调服;或配人参、白术等益气健脾之品,如肥儿丸(《医宗金鉴》)。

此外,取其杀虫之效,可外用治疗癣疮。

【用法用量】入丸散服,每次 1～2 g。外用适量。

【使用注意】脾胃虚弱,食少便溏及孕妇忌用。

知识链接

现代研究表明,本品含芦荟大黄素苷、对香豆酸、少量 α-葡萄糖、多种氨基酸等化学成分。

第二节　润下药

本类药物多为植物种子和种仁,富含油脂,味甘质润,多入脾、大肠经,能润滑大肠。适用于肠燥津亏,大便秘结证。

火麻仁(huǒmárén)
《神农本草经》

为桑科植物大麻 *Cannabis sativa* L. 的干燥成熟果实。全国各地均有栽培,主产于山东、河北、黑龙江、吉林、辽宁、江苏等地。秋季果实成熟时采收,除去杂质,晒干。生用,用时打碎。

【处方用名】大麻仁、麻仁。

【性味归经】甘,平。归脾、胃、大肠经。

【功效】润肠通便。

【应用】

1.肠燥便秘　本品甘平,质润多脂,能润肠通便,兼有滋养补虚作用。适用于老人、产妇及体弱津血不足的肠燥便秘证。单用有效,如《肘后方》用本品研碎,以米杂之煮粥服。临床亦常与郁李仁、瓜蒌仁、苏子、杏仁等润肠通便药同用,或与大黄、厚朴等配伍,以加强通便作用,如麻子仁丸(《伤寒论》)。

【用法用量】煎服,10～15 g,打碎入煎。

火麻仁

知识链接

现代研究表明,本品含脂肪油 30%,油中含有大麻酚、植酸等化学成分。

郁李仁(yùlǐrén)

《神农本草经》

为蔷薇科植物欧李 *Prunus humilis* Bge.、郁李 *Prunus japonica* Thunb. 或长柄扁桃 *Prunus pedunculata* Maxim. 的干燥成熟种子。前两种习称"小李仁",后一种习称"大李仁"。主产于内蒙古、河北、辽宁等地。夏、秋二季采收成熟果实,除去果肉及核壳,取出种子,干燥。生用,去皮捣碎用。

【处方用名】李仁、郁李子、李仁肉。

【性味归经】辛、苦、甘,平。归脾、大肠、小肠经。

【功效】润肠通便,下气利水。

【应用】

1.**肠燥便秘** 本品质润多脂,润肠通便作用类似火麻仁而较强,且润中兼可行大肠之气滞。常与火麻仁、柏子仁、杏仁等润肠药同用,用于大肠气滞,肠燥便秘之证,如五仁丸(《世医得效方》)。若治产后肠胃燥热,大便秘滞,可与朴硝、当归、生地配伍,如郁李仁饮(《圣济总录》)。

2.**水肿胀满,脚气水肿** 本品能利水消肿,可与桑白皮、赤小豆等利水消肿药同用,如郁李仁汤(《圣济总录》)。

【用法用量】煎服,6~12 g,打碎入煎。

【使用注意】孕妇慎用。

知识链接

现代研究表明,本品含苦杏仁苷、脂肪油、挥发性有机酸、皂苷、植物甾醇等化学成分。

第三节 峻下逐水药

本类药物大多苦寒有毒,药力峻猛,服药后能引起剧烈腹泻,有的兼能利尿,能使体内潴留的水饮通过二便排出体外,消除肿胀。适用于全身水肿、大腹胀满,以及停饮等正气未衰之证。

本类药攻伐力强,副作用大,易伤正气,临床应用当"中病即止",不可久服,使用时常配伍补益药以保护正气。体虚者慎用,孕妇忌用。还要注意本类药物的炮制、剂量、用法及禁忌等,以确保用药安全、有效。

甘 遂(gānsuí)

《神农本草经》

为大戟科植物甘遂 *Euphorbia kansui* T. N. Liou ex T. P. Wang 的干燥块根。春季开花前或秋末茎叶枯萎后采挖,除去外皮,晒干。生用或醋制用。

【处方用名】甘遂根、鬼丑、甘泽、主田。

【性味归经】苦,寒;有毒。归肺、肾、大肠经。

【功效】泻水逐饮,消肿散结。

【应用】

1.水肿,臌胀,胸胁停饮　本品苦寒性降,善行经隧之水湿,泻下逐饮力峻,药后可连续泻下,使潴留水饮排泄体外。凡水肿、大腹臌胀、胸胁停饮,正气未衰者,均可用之。可单用研末服,或与牵牛子同用,如二气汤(《圣济总录》);或与大戟、芫花为末,枣汤送服,如十枣汤(《伤寒论》)。另可与大黄、阿胶配伍治疗妇人小腹满如鼓状,小便微难而不渴,如大黄甘遂汤(《金匮要略》)。

2.风痰癫痫　本品尚有逐痰涎作用。临床上以甘遂为末,入猪心煨后,与朱砂末为丸服,可用于风痰癫痫之证,如遂心丹(《济生方》)。

3.疮痈肿毒　本品外用能消肿散结,治疮痈肿毒,可用甘遂末水调外敷。现代临床用化瘀膏(青核桃枝、参三七、甘遂、生甘草)外贴,治疗乳腺肿瘤。

【用法用量】入丸、散服,每次 0.5～1.0 g。外用适量,生用。内服醋制用,以减低毒性。

【使用注意】虚弱者及孕妇忌用。不宜与甘草同用。

知识链接

　　现代研究表明,本品含四环三萜类化合物 α-和 γ-大戟醇、甘遂醇、大戟二烯醇,还含有棕榈酸、柠檬酸、鞣质、树脂等化学成分。

京大戟(jīngdàjǐ)

《神农本草经》

　　为大戟科植物大戟 *Eughorbia pekinensis* Rupr. 的干燥根,主产于江苏、四川、江西、广西等地。秋、冬二季采挖,洗净,晒干。生用或醋制用。

【处方用名】马仙、龙虎草、红芽大戟、京大戟。

【性味归经】苦,寒;有毒。归肺、脾、肾经。

【功效】泻水逐饮,消肿散结。

【应用】

1.水肿,臌胀,胸胁停饮　本品泻水逐饮作用类似甘遂而稍逊,偏行脏腑之水湿,多治水肿,臌胀,正气未衰者。《活法机要》中治水肿腹水,用大戟与大枣同煮,去大戟不用,食枣。又如十枣汤(《伤寒论》)、舟车丸(《景岳全书》)等方,均与甘遂、芫花等逐水药同用,以治上述病证。

2.痈肿疮毒,瘰疬痰核　本品能消肿散结,内服外用均可。治热毒痈肿疮毒,可鲜用捣烂外敷;治颈项间痈疽,配当归、白术、生半夏为丸服(《本草汇言》);治痰火凝聚的瘰疬痰核,可用大戟与鸡蛋同煮,食鸡蛋(中草药新医疗法资料.内蒙古)。

【用法用量】煎服,1.5～3.0 g;入丸散服,每次 1.0 g。外用适量,生用。内服醋制用,以减低毒性。

【使用注意】虚弱者及孕妇忌用。不宜与甘草同用。

附药：红芽大戟(hóngyá dàjǐ)

为茜草科植物红大戟 *Knoxia vaierianoides* Thotel et Pitard 的根。又名红大戟、大戟。性味苦寒。功用与京大戟略同，但京大戟泻下逐水力强，而红芽大戟消肿散结力胜。煎汤服，1.5～5.0 g；研末服 1.0 g。外用适量。醋制用或生用。虚弱者及孕妇忌用。反甘草。

知识链接

现代研究表明，本品含大戟苷、生物碱、树胶、树脂等化学成分。

芫 花(yuánhuā)
《神农本草经》

为瑞香科植物芫花 *Daphne genkwq* Sieb. et Zucc. 的干燥花蕾。主产于安徽、江苏、浙江、四川、山东等地。春季花未开放前采摘，晒干。生用或醋制用。

【处方用名】陈芫花。

【性味归经】苦、辛，温；有毒。归肺、脾、肾经。

【功效】泻水逐饮，外用杀虫疗疮。

【应用】

1.胸胁停饮，水肿，臌胀 本品泻水逐饮作用与甘遂、京大戟相似而力稍逊，且以泻胸胁水饮并能祛痰止咳见长，故适用于胸胁停饮所致的喘咳、胸胁引痛、心下痞满及水肿、臌胀等证。常与甘遂、京大戟等同用，如十枣汤(《伤寒论》)、舟车丸(《景岳全书》)等。

2.咳嗽痰喘 本品能祛痰止咳，用于咳嗽痰喘证。可单用或与大枣煎服。近代有用醋制芫花的粉剂及苯制芫花制成的胶囊或水泛丸，以防治慢性支气管炎，有良效。

3.头疮，白秃，顽癣，痈肿 本品外用能杀虫疗疮，用治头疮、白秃、顽癣等皮肤病及痈肿。治皮肤病可单用研末，或配雄黄用猪脂调敷。治痈肿，用本品研末，胶和如粥敷之(《千金方》)。

【用法用量】煎服，1.5～3.0 g；入丸散服，每次 0.6 g。外用适量。内服醋制用，以降低毒性。

【使用注意】虚弱者及孕妇忌用。不宜与甘草同用。

知识链接

1.现代研究表明，本品含芫花酯甲、乙、丙、丁、戊，芫花素，羟基芫花素，芹菜素及谷甾醇；另含苯甲酸及刺激性油状物等化学成分。

2.甘遂、京大戟、芫花均为峻下逐水药，具有泻水逐饮之效，作用峻猛，常同用治疗水肿、臌胀、胸胁停饮之证，但甘遂作用最强，京大戟次之，芫花最弱。其中甘遂善行经隧之水湿，大戟能泻脏腑之水湿，芫花以泻胸胁水饮，并以祛痰止咳见长。另外，三者均有毒，且不宜与甘草同用；内服时，多醋制，可降低其毒性。

商　陆(shānglù)
《神农本草经》

为商陆科植物商陆 *Phytolacca acinosa* Roxb. 或垂序商陆 *Phytolacca americana* L. 的干燥根。我国大部分地区均产,主产于河南、安徽、湖北等地。秋季至次春采挖。切片,晒干或阴干。生用或醋制用。

【处方用名】章柳、山萝卜、见肿消、金七娘。

【性味归经】苦,寒;有毒。归肺、脾、肾、大肠经。

【功效】逐水消肿,通利二便;外用解毒散结。

【应用】

1. 水肿,臌胀　本品苦寒性降,能通利二便而排水湿,泻下作用较弱。适宜用治水肿臌胀、大便秘结、小便不利的水湿肿满实证。单用有效,或与鲤鱼、赤小豆煮食,或与泽泻、茯苓皮等利水药同用,如疏凿饮子(《济生方》)。亦可将本品捣烂,入麝香少许,贴于脐上,以利水消肿。

2. 疮痈肿毒　本品外用有消肿散结和解毒的作用。治疮疡肿毒,痈肿初起者,可用鲜商陆根,酌加食盐,捣烂外敷。

【用法用量】煎服,5～10 g。醋制以降低毒性。外用适量。

【使用注意】孕妇忌用。

知识链接

现代研究表明,本品含商路碱、三贴皂苷、加利果酸、甾族化合物、生物碱、大量硝酸钾等化学成分。

牵牛子(qiānniúzǐ)
《名医别录》

为旋花科植物裂叶牵牛 *Pharbitis nil*(L.) Choisy 或圆叶牵牛 *Pharbitis purpurea*(L.) Voigt 的干燥成熟种子。全国大部分地区均产。秋末果实成熟、果壳未开裂时采收,晒干。生用或炒用,用时捣碎。

【处方用名】喇叭花子、草金铃、黑丑牛、白丑牛、狗耳草。

【性味归经】苦,寒;有毒。归肺、肾、大肠经。

【功效】泻水通便,消痰涤饮,杀虫攻积。

【应用】

1. 水肿,臌胀　本品苦寒,其性降泄,能通利二便以排泄水湿,其逐水作用虽较甘遂、京大戟稍缓,但仍属峻下逐水之品,以水湿停滞,正气未衰者为宜。治水肿臌胀,二便不利者,可单用研末服(《千金方》);或与茴香为末,姜汁调服(《儒门事亲》);病情较重者,可与甘遂、京大戟等同用,以增强泻水逐饮之力,如舟车丸(《景岳全书》)。

2. 痰饮喘咳　本品能泻肺气,逐痰饮,用治肺气壅滞,痰饮咳喘,面目浮肿者,可与大黄、槟榔为末服,如牛黄夺命散(《保婴集》)。

3. **虫积腹痛**　本品能去积杀虫,并可借其泻下通便作用以排除虫体。治蛔虫、绦虫及虫积腹痛者,可与槟榔、使君子同用,研末送服,以增强去积杀虫之功。

【用法用量】煎服,3～9 g。如入丸散服,每次 1.5～3.0 g。本品炒用药性减缓。

【使用注意】孕妇忌用。不宜与巴豆、巴豆霜同用。

知识链接

现代研究表明,本品含牵牛子苷、牵牛子酸甲、没食子酸及生物碱麦角醇、裸麦角碱、喷尼棒麦角碱、异喷尼棒麦角碱、野麦碱等化学成分。

巴　豆(bādòu)
《神农本草经》

为大戟科植物巴豆 *Croton tiglium* L. 的干燥成熟果实。主产于四川、广西、云南、贵州等地。秋季果实成熟时采收。用仁或制霜。

【处方用名】巴豆霜、巴霜、焦巴豆。

【性味归经】辛,热;有大毒。归胃、大肠经。

【功效】外用蚀疮。巴豆霜:峻下冷积,逐水退肿,豁痰利咽。

【应用】

1. **寒积便秘**　本品辛热,能峻下冷积,开通肠道闭塞。可单用巴豆霜装入胶囊服,或配大黄、干姜制丸服,适用于寒邪食积,阻结肠道,大便不通,腹满胀痛,病起急骤,气血未衰者,如三物备急丸(《金匮要略》)。

2. **腹水臌胀**　本品峻泻,有较强的逐水退肿作用。用治腹水臌胀,可用巴豆配杏仁为丸服。近代用本品配绛矾、神曲为丸,即含巴绛矾丸,用治晚期血吸虫病肝硬化腹水。

3. **喉痹痰阻**　本品能祛痰利咽以利呼吸。治喉痹痰涎壅塞气道,呼吸困难,甚则窒息欲死者,可单用巴豆,去皮,线穿纳入喉中,牵出即苏。近代用于白喉及喉炎引起喉梗阻,用巴豆霜吹入喉部,引起呕吐,排出痰涎,使梗阻症状得以缓解。治痰涎壅塞、胸膈窒闷、肢冷汗出之寒实结胸者,常与贝母、桔梗同用,如三物小白散(《伤寒论》)。此外,小儿痰壅、乳食停积甚则惊悸者,可用本品峻药轻投,可祛痰、消积,常与胆南星、朱砂、六神曲等同用,如万应保赤散(《全国中药成药处方集》)。

4. **痈肿脓成未溃、疥癣恶疮**　本品外用有蚀腐肉、疗疮毒作用。治痈肿成脓未溃者,常与乳香、没药、木鳖子等熬膏外敷,以蚀腐皮肤,促进破溃排脓;治恶疮,单用本品炸油,以油调雄黄、轻粉末,外涂疮面即可。

【用法用量】入丸散服,每次 0.1～0.3 g。大多数制成巴豆霜用,以减低毒性。外用适量。

【使用注意】孕妇及体弱者忌用。不宜与牵牛子同用。

巴豆

知识链接

1.现代研究表明,本品含巴豆油34%~57%,其中含巴豆油酸和甘油酯,油中尚含巴豆醇二酯和多种巴豆醇三酯等化学成分。

2.巴豆、大黄均具有较强的攻下祛积作用,用于积滞便秘。巴豆辛热,性猛力强,主要用于寒积便秘急症;大黄苦寒,主要用于热结便秘,若用其治寒积便秘,须与附子、干姜等温里药配伍。

其他泻下药简表

分类	药名	性味归经	功效	用法用量
润下药	松子仁	甘,温。归肺、肝、大肠经	润肠通便,润肺止咳	5～10 g
峻下逐水药	千金子	辛,温。有毒。归肝、肾、大肠经	逐水消肿,破血消癥	1～2 g

目标检测

课件 6

一、选择题

1.下列除哪项外均为大黄的功效 　　　　　　　　　　　　　　　　　（　　）

　A.泻下攻积　　　　　B.清热泻火　　　　　C.凉血解毒　　　　　D.逐瘀通经

　E.利尿通淋

2.大黄用以攻下通便,应选用 　　　　　　　　　　　　　　　　　　（　　）

　A.生大黄后下　　　　B.生大黄先煎　　　　C.熟大黄　　　　　　D.酒炙大黄

　E.大黄炭

3.具有泻下软坚、清热功效的药物是 　　　　　　　　　　　　　　　（　　）

　A.大黄　　　　　　　B.芦荟　　　　　　　C.芒硝　　　　　　　D.番泻叶

　E.郁李仁

4.下列除哪项外均为大黄的主治病证 　　　　　　　　　　　　　　　（　　）

　A.积滞便秘　　　　　B.湿热痢疾　　　　　C.热毒疮疡　　　　　D.痰饮喘咳

　E.血热吐衄

5.甘遂、京大戟、芫花均有毒,内服时宜 　　　　　　　　　　　　　（　　）

　A.久煎　　　　　　　B.醋制　　　　　　　C.酒制　　　　　　　D.后下

　E.姜汁制

6.甘遂、京大戟、芫花配伍应用时,不宜与下列何药配伍 　　　　　　（　　）

　A.干姜　　　　　　　B.海藻　　　　　　　C.人参　　　　　　　D.甘草

　E.藜芦

7. 下列除哪项外,均为巴豆的功效　　　　　　　　　　　　　　(　)

　　A. 峻下冷积　　　　　　B. 逐水退肿　　　　C. 祛痰利咽　　　　D. 破血消癥

　　E. 外用蚀疮

二、简答题

　　1. 比较大黄与芒硝功效的异同点。

　　2. 比较火麻仁、郁李仁、决明子三药功效的异同。

三、分析题

　　1. 泻下药可分为几类? 说明其临床注意事项。

　　2. 试述大黄的泻下特点及配伍应用。

　　3. 比较大黄、巴豆功效主治的异同。

第四章　祛湿药

学习目的与要求

学习目的

　　通过学习祛湿类药物的性能、功效、主治应用的有关知识,培养学生合理应用祛湿类药物的能力。

知识要求

　　掌握独活、五加皮、广藿香、苍术、茯苓、薏苡仁的性能与配伍应用;掌握独活与羌活、茯苓与薏苡仁的功用异同点。

　　熟悉祛湿药的含义、分类、性能特点及使用注意;熟悉威灵仙、秦艽、防己、木瓜、桑寄生、佩兰、厚朴、猪苓、泽泻、车前子、金钱草、茵陈、木通的性能特点。

　　了解豨莶草、千年健、络石藤、砂仁、豆蔻、草豆蔻、草果、滑石、通草、萹蓄、地肤子、海金沙、石韦、草薢等祛湿药的功效主治。

能力要求

　　能在实际工作中合理应用祛湿类中药。

　　凡以祛除湿邪为主要作用的药物即为祛湿药。根据它们作用证候的不同,分为祛风湿药、芳香化湿药、利水渗湿药。

第一节　祛风湿药

一、含义

　　凡以祛除风寒湿邪、治疗风湿痹证为主的药物,称为祛风湿药。

二、性能特点

本类药物味多辛、苦,性或温或凉,能祛除留着于肌肉、经络、筋骨的风湿之邪,有的还兼有散寒、舒筋、通络、止痛、活血或补肝肾、强筋骨等作用。祛风湿药根据其药性和功效的不同,分为祛风寒湿药、祛风湿热药、祛风湿强筋骨药三类。

祛风湿药

三、主治病症

本类药物主要用于风湿痹证之肢体疼痛,关节不利、肿大,筋脉拘挛等症。部分药物还适用于腰膝酸软、下肢痿弱等。

四、应用原则

使用祛风湿药时,应根据痹证的类型、邪犯的部位、病程的长短等,选择药物并作适当的配伍。如风邪偏盛的行痹,应选择善能祛风的祛风湿药,佐以活血养营之品;湿邪偏盛的着痹,应选用温燥的祛风湿药,佐以健脾渗湿之品;寒邪偏盛的痛痹,当选用温性较强的祛风湿药,佐以通阳温经之品;外邪入里而从热化或郁久化热的热痹,当选用寒凉的祛风湿药,酌情配伍凉血清热解毒药。感邪初期,病邪在表,当配伍散风胜湿的解表药;病邪入里,须与活血通络药同用。若挟有痰浊、瘀血者,须与祛痰、散瘀药同用;久病体虚,肝肾不足,抗病能力减弱,应选用强筋骨的祛风湿药,配伍补肝肾、益气血的药物,扶正以祛邪。

五、使用注意

痹证多属慢性疾病,为服用方便,可制成酒或丸散剂,酒还能增强祛风湿药的功效;也可制成外敷剂型,直接用于患处。辛温性燥的祛风湿药易伤阴耗血,阴血亏虚者应慎用。

六、现代研究

现代研究证明,祛风湿药一般具有不同程度的抗炎、镇痛及镇静等作用。常用于风湿性关节炎、类风湿性关节炎、强直性脊柱炎、坐骨神经痛、纤维组织炎、肩周炎、腰肌劳损、骨质增生、跌打损伤、神经痛、半身不遂及某些皮肤病等。

独 活(dúhuó)
《神农本草经》

为伞形科植物重齿毛当归 *Angelica pubescens* Maxim. f. *biserrata* Shan et Yuan 的干燥根。主产于四川、湖北、安徽等地。春初或秋末采挖除去须根及泥沙,炕至半干,堆置2～3天,发软后再炕至全干。切片,生用。

【处方用名】独活、川独活、香独活。

【性味归经】辛、苦,微温。归肾、膀胱经。

【功效】祛风除湿,通痹止痛。

【应用】

1.风寒湿痹 本品辛散苦燥,气香温通,功善祛风湿、止痹痛,为治风湿痹痛主药,凡风寒湿邪所致之痹证,无论新久,均可应用。因其主入肾经,性善下行,尤以腰膝、腿足关节疼痛属下部寒湿者为宜。治感受风寒湿邪的风寒湿痹,肌肉、腰背、手足疼痛,常与当归、白术、牛膝等同用,如独活汤(《活幼新书》);若与桑寄生、杜仲、人参等配伍,可治痹证日久正虚,腰膝酸软,关节屈伸不利者,如独活寄生汤(《千金方》)。

2.**风寒挟湿表证** 本品辛散温通苦燥,能散风寒湿而解表,治外感风寒挟湿所致的头痛头重,一身尽痛,多配羌活、藁本、防风等,如羌活胜湿汤(《内外伤辨惑论》)。

3.**少阴头痛** 本品善入肾经而搜伏风,与细辛、川芎等相配,可治风扰肾经,伏而出之少阴头痛,如独活细辛汤(《症因脉治》)。

此外,其祛风湿之功,亦治皮肤瘙痒,内服或外洗皆可。

【用法用量】煎服,3~9 g。外用,适量。

独活

知识链接

　　羌活与独活:均能祛风湿,止痛,解表,以治风寒湿痹,风寒挟湿表证,头痛。羌活性较燥烈,发散力强,常用于风寒湿痹,痛在上半身者,治头痛因于风寒者;独活性较缓和,发散力较羌活为弱,多用于风寒湿痹在下半身者,治头痛属少阴者。若风寒湿痹,一身尽痛,两者常相须为用。

威灵仙(wēilíngxiān)
《新修本草》

为毛茛科植物威灵仙 *Clematis chinensis* Osbeck、棉团铁线莲 *Clematis hexapetala* Pall. 或东北铁线莲 *Clematis manshurica* Rupr. 的干燥根及根茎。前一种主产于江苏、安徽、浙江等地,应用较广,后两种部分地区应用。秋季采挖,除去泥沙,晒干。切段,生用。

【处方用名】威灵仙。

【性味归经】辛、咸,温。归膀胱经。

【功效】祛风湿,通经络。

【应用】

1.**风湿痹证** 本品辛散温通,性猛善走,通行十二经,既能祛风湿,又能通经络而止痛,为治风湿痹痛要药。凡风湿痹痛,肢体麻木,筋脉拘挛,屈伸不利,无论上下皆可应用,尤宜于风邪偏盛,拘挛掣痛者。可单用为末服,如威灵仙散(《太平圣惠方》);与当归、肉桂同用,可治风寒腰背疼痛,如神应丸(《证治准绳》)。

2.**骨鲠咽喉** 本品味咸,能软坚而消骨鲠,可单用或与砂糖、醋煎后慢慢咽下。与砂仁、砂糖煎服,均有较好疗效(《本草纲目》)。

此外,本品宣通经络止痛之功,可治跌打伤痛,用于痰饮、噎膈、痞积。

【用法用量】煎服,6~9 g。外用,适量。

【使用注意】本品辛散走窜,气血虚弱者慎服。

秦　艽(qínjiāo)
《神农本草经》

为龙胆科植物秦艽 *Gentiana macrophlla* Pall、麻花秦艽 *Gentiana stramineal* Maxim.、粗茎秦艽 *Gentiana crassicaulis* Duthie ex Burk. 或小秦艽 *Gentiana dahurica* Fisch. 的干燥根。前三种按性状不同分别习称"秦艽"和"麻花艽",后一种习称"小秦艽"。主产于陕西、甘肃、内蒙古、四川等地。春、秋二季采挖,除去泥沙;秦艽及麻花艽晒软,堆置"发汗"至表面呈红黄色或灰黄色时,摊开晒干,或不经"发汗"直接晒干;小秦艽趁鲜时挫去黑皮,晒干。切片,生用。

【处方用名】秦艽。

【性味归经】辛、苦,平。归胃、肝、胆经。

【功效】祛风湿,止痹痛,退虚热,清湿热。

【应用】

1.风湿痹证　本品辛散苦泄,质偏润而不燥,为风药中之润剂。风湿痹痛,筋脉拘挛,骨节酸痛,无问寒热新久均可配伍应用。其性偏寒,兼有清热作用,故对热痹尤为适宜,多配防己、牡丹皮、络石藤、忍冬藤等;若配天麻、羌活、当归、川芎等,可治风寒湿痹,如秦艽天麻汤(《医学心悟》)。

2.中风不遂　本品既能祛风邪,舒筋络,又善"活血荣筋",可用于中风半身不遂、口眼歪斜、四肢拘急、舌强不语等,单用大量水煎服即能奏效。若与升麻、葛根、防风、芍药等配伍,可治中风口眼歪斜、言语不利、恶风恶寒者,如秦艽升麻汤(《卫生宝鉴》);与当归、熟地、白芍、川芎等同用,可治血虚中风者,如秦艽汤(《不知医必要》)。

治骨蒸日晡潮热,常与青蒿、地骨皮、知母等同用,如秦艽鳖甲散(《卫生宝鉴》);若与人参、鳖甲、柴胡等配伍,可治肺痿骨蒸劳嗽,如秦艽扶羸汤(《杨氏家藏方》);治小儿疳积发热,多与薄荷、炙甘草相伍,如秦艽散(《小儿药证直诀》)。

3.湿热黄疸　本品苦以降泄,能清肝胆湿热而退黄。《海上集验方》即单用为末服;亦可与茵陈蒿、栀子、大黄等配伍,如山茵陈丸(《圣济总录》)。此外,本品尚能治痔疮、肿毒等。

【用法用量】煎服,3~9 g。

秦艽

防　己(fángjǐ)
《神农本草经》

为防己科植物粉防己 *Stephania tetrandra* S. Moore 的干燥根。习称"汉防己",主产于浙江、江西、福建等地。秋季采洗净,除去粗皮,切段,粗根纵切两半,晒干。切厚片,生用。

【处方用名】防己、汉防己。

【性味归经】苦、辛,寒。归膀胱、肺经。

【功效】祛风止痛,利水消肿。

【应用】

1.风湿痹证　本品辛能行散,苦寒降泄,既能祛风除湿止痛,又能清热。对风湿痹证偏盛,肢体酸重,关节红肿疼痛,及湿热身痛者,尤为要药,常与滑石、薏苡仁、蚕砂、栀子等配伍,如宣痹汤(《温病条辨》);若与麻黄、肉桂、茯苓等同用,亦可用于风寒,四肢挛急者,如防己饮(《圣济总录》)。

2.水肿,小便不利,脚气　本品苦寒降利,能清热利水,善走下行而泄下焦膀胱湿热,用于下肢水肿,小便不利者。常与黄芪、白术、甘草等配伍,用于风水脉浮,身重汗出恶风,如防己黄芪汤(《金匮要略》);若与茯苓、黄芪、桂枝等同用,可治一身悉肿,小便不利者,如防己茯苓汤(《金匮要略》);与椒目、葶苈子、大黄合用,又治湿热腹胀水肿,如椒苈黄丸(《金匮要略》)。治脚气足胫肿痛、重着、麻木,可与吴茱萸、槟榔、木瓜等同用。

3.湿疹疮毒　本品苦以燥湿,寒以清热,治湿疹疮毒,可与苦参、金银花等配伍。

此外,本品有降血压作用,可用于高血压病。

【用法用量】煎服,4.5～9.0 g。

【使用注意】本品大苦、大寒,易伤胃气,胃纳不佳及阴虚体弱者慎服。

防己

知识链接

　　汉防己与木防己:均有祛风湿、利水之功。汉防己偏于利水消肿,木防己偏于祛风湿止痛;若症偏于下部,湿重于风者,多用汉防己;症偏于上部,风重于湿者多用木防己。

五加皮(wǔjiāpí)
《神农本草经》

　　为五加科植物细柱五加 *Acanthopanax gracilistylus* W. W. Smith 的干燥根皮。习称"南五加皮"。主产于湖北、河南、安徽等地。夏、秋采挖,剥取根皮,晒干。切厚片,生用。

【处方用名】五加皮、南五加。

【性味归经】辛、苦,温。归肝、肾经。

【功效】祛风除湿,补益肝肾,强筋壮骨,利水消肿。

【应用】

1.风湿痹证　本品辛能散风,苦能燥湿,温能祛寒,且兼补益之功,为强壮性祛风湿药,尤宜于老人及久病体虚者。治风湿痹证,腰膝疼痛,筋脉拘挛,可单用或配当归、牛膝、地榆等,如五加皮酒(《本草纲目》);亦可与木瓜、松节同用,如五加皮散(《沈氏尊生书》)。

2.筋骨痿软,小儿行迟,体虚乏力　本品有温补之效,能补肝肾,强筋骨。又常用于肝肾不足,筋骨痿软者,常与杜仲、牛膝等配伍,如五加皮散(《卫生家宝》);治小儿行迟,则与龟甲、牛膝、木瓜等同用,如五加皮散(《保婴撮要》)。

3.水肿,脚气　本品能温肾而除湿利水。治水肿,小便不利,每与茯苓皮、大腹皮、生姜皮、地骨皮配伍,如五皮散(《和剂局方》);若风寒湿壅滞之脚气肿痛,可与远志同用,如五加皮丸(《瑞竹堂经验方》)。

【用法用量】煎服,4.5～9.0 g。或酒浸、入丸散服。

桑寄生(sāngjìshēng)

《神农本草经》

为桑寄生科植物桑寄生 *Taxillus chinensis*(DC.) Danser 的干燥带叶茎枝。主产于广东、广西、云南等地。冬季至次春采割,除去粗茎,切段,干燥,或蒸后干燥。切厚片,生用。

【处方用名】桑寄生。

【性味归经】苦、甘,平。归肝、肾经。

【功效】祛风湿,补肝肾,强筋骨,安胎元。

【应用】

1. 风湿痹证 本品苦能燥,甘能补,祛风湿又长于补肝肾、强筋骨,对痹证日久,伤及肝肾,腰膝酸软,筋骨无力者尤宜,常与独活、杜仲、牛膝、桂心等同用,如独活寄生汤(《千金方》)。

2. 妊娠漏血,胎动不安 本品能补肝肾,养血而固冲任,安胎。治肝肾亏虚,月经过多,崩漏,妊娠下血,胎动不安者,每与阿胶、续断、当归、香附等配伍,如桑寄生散(《证治准绳》);或配阿胶、续断、菟丝子,如寿胎丸(《医学衷中参西录》)。

【用法用量】煎服,9~15 g。

桑寄生

知识链接

现代研究表明,桑寄生主含广寄生苷、槲皮素、金丝桃苷、槲皮苷,以及挥发油等。本品有镇痛、抗炎、降血脂、抗肿瘤、降压、利尿、抗菌、抗病毒等作用。

豨莶草(xīxiāncǎo)

《新修本草》

为菊科植物豨莶 *Siegesbeckia orientalis* L.、腺梗豨莶 *Siegesbeckia pubescens* Makino 或毛梗豨莶 *Siegesbecscens glabrescens* Makino 的干燥地上部分。我国大部分地区有产,以湖南、湖北、江苏等地产量较大。夏、秋二季花开前及花期均可采割,除去杂质,晒干。切段,生用或黄酒蒸制用。

【处方用名】豨莶草。

【性味归经】辛、苦,寒。归肝、肾经。

【功效】祛风湿,利关节,解毒。

【应用】

1. 风湿痹痛,中风半身不遂 本品辛散苦燥,能祛筋骨间风湿,通经络,利关节。生用性寒,宜于风湿热痹;酒制后有补肝肾之功,常用于风湿痹痛,筋骨无力,腰膝酸软,四肢麻痹,或中风半身不遂。可单用为丸服,如豨莶散(《活人方汇编》)、豨莶丸(《万氏家抄方》);或与臭梧桐合用,如豨桐丸(《济世养生经验集》)。《方脉正宗》配蕲蛇、黄芪、当归、威灵仙等,治中风,口眼歪斜,半身不遂者。

2.风疹,湿疮,疮痈　本品辛能散风,生用苦寒能清热解毒,化湿热。治风疹湿疮,可单用内服或外洗,亦可配白蒺藜、地肤子、白鲜皮等祛风利湿止痒之品。治疮痈肿毒红肿热痛者,可配蒲公英、野菊花等清热解毒药;治发背、疔疮,与小蓟、大蒜同用饮汁取汗(《乾坤秘韫》)。

此外,本品能降血压,可治高血压病。

【用法用量】煎服,9~12 g。外用,适量。治疗风湿痹痛、半身不遂宜酒制用,治疗风疹湿疮、疮痈宜生用。

知识链接

　　豨莶草能祛风湿,通经络,利关节。生用性寒,善清热解毒,化湿热,除风痒,故宜于风湿热痹,关节红肿热痛以及湿热疮疡、风疹、湿毒瘙痒等证;酒蒸制后转为甘温,祛风除湿之中寓有补益肝肾之功,故可用于风湿四肢麻痹、筋骨疼痛、腰膝酸软及中风半身不遂等证,但单用作用缓慢,久服方有效果。

千年健(qiānniánjiàn)
《本草纲目拾遗》

为天南星科植物千年健 *Homalomena occulta*(Lour.)Schott 的干燥根茎。主产于云南、广西等地。春、秋二季采挖,洗净,除去外皮,晒干。切片,生用。

【处方用名】千年健。

【性味归经】苦、辛,温。归肝、肾经。

【功效】祛风湿,壮筋骨。

【应用】

痹证　本品辛散苦燥温通,既能祛风湿、宣通经络,又能入肝肾强筋骨,颇宜于老人。治风寒湿痹,腰膝冷痛,下肢拘挛麻木,常与钻地风相须为用,并配牛膝、枸杞子、萆薢、蚕砂等酒浸服(《本草纲目拾遗》)。

【用法用量】煎服,5~10 g;或酒浸服。

【使用注意】阴虚内热者慎服。

【现代研究】本品有抗炎、镇痛、抗组胺、抗凝血、抗菌等作用。

络石藤(luòshíténg)
《神农本草经》

为夹竹桃科植物络石 *Trachelospermum jasminoides*(Lindl.)Lem. 的干燥带叶藤茎。主产于江苏、湖北、山东等地。冬季至次春采割,除去杂质,晒干。切段,生用。

【处方用名】络石藤。

【性味归经】苦,微寒。归心、肝、肾经。

【功效】祛风通络,凉血消肿。

【应用】

1. **风湿热痹** 本品善走经络,苦燥湿,微寒清热,尤宜于风湿热痹,筋脉拘挛,腰膝酸痛者,每与忍冬藤、秦艽、地龙等配伍;亦可单用酒浸服。

2. **喉痹,痈肿** 本品入心肝血分,味苦性微寒,能清热凉血,利咽消肿,故可用于热毒壅盛之喉痹、痈肿。单用水煎,慢慢含咽,治热毒之咽喉肿痛、痹塞(《近效方》)。与皂角刺、瓜蒌、乳香、没药等配伍,可治痈肿疮毒,如止痛灵宝散(《外科精要》)。

3. **跌扑损伤** 本品能通经络,凉血而消肿止痛。治跌扑损伤,瘀滞肿痛,可与三七、红花、伸筋草等配伍。

【用法用量】煎服,6～15 g,外用适量,鲜品捣敷。

【现代研究】本品有抗炎、镇痛、降血压等作用。

第二节　芳香化湿药

一、含义

凡气味芳香、性偏温燥,以化湿运脾为主要作用的药物,称为芳香化湿药。

二、性能特点

本类药物辛香温燥,主入脾、胃经,能促进脾胃运化,消除湿浊。同时,其辛能行气,香能通气,能行中焦之气机,以解除因湿浊引起的脾胃气滞之症状。此外,部分药还兼有解暑、辟秽、开窍、截疟等作用。

化湿药

三、主治病症

化湿药主要适用于湿浊内阻、脾为湿困、运化失常所致的脘腹痞满、呕吐泛酸、大便溏薄、食少体倦、口甘多涎、舌苔白腻等证。此外,有芳香解暑之功,湿温、暑湿等证亦可选用。

四、应用原则

使用化湿药,应根据湿困的不同情况及兼证而进行适当的配伍应用。如湿阻气滞,脘腹胀满痞闷者,常与行气药物配伍;如湿阻而偏于寒湿,脘腹冷痛者,可配伍温中祛寒药;如脾虚湿阻,脘痞纳呆,神疲乏力者,常配伍补气健脾药同用;如用于湿温、湿热、暑湿者,常与清热燥湿、解暑、利湿之品同用。

五、使用注意

化湿药物气味芳香,多含挥发油,一般以作为散剂服用疗效较好,如入汤剂宜后下,且不应久煎,以免其挥发性有效成分逸失而降低疗效;本类药物多属辛温香燥之品,易于耗气伤阴,故阴虚血燥及气虚者宜慎用。

六、现代研究

现代药理研究表明,本类药大多能刺激嗅觉、味觉及胃黏膜,从而促进胃液分泌,兴奋肠管蠕动,使胃肠推进运动加快,从而具有增强食欲、促进消化、排除肠道积气的作用。

苍 术(cāngzhú)

《神农本草经》

为菊科多年生草本植物茅苍术 *Atractylodes lancea*(Thunb.) DC. 或北苍术 *Atractylodes chinensis*(DC.) Koidz. 的干燥根茎。前者主产于江苏、湖北、河南等地,以产于江苏茅山一带者质量最好,故名茅苍术。后者主产于内蒙古、山西、辽宁等地。春、秋二季采挖,晒干。切片,生用、麸炒或米泔水炒用。

【处方用名】苍术、茅苍术、茅术。

【性味归经】辛,苦,温。归脾、胃、肝经。

【功效】燥湿健脾,祛风散寒,明目。

【应用】

1.湿阻中焦证 本品苦温燥湿以祛湿浊,辛香健脾以和脾胃。对湿阻中焦,脾失健运而致脘腹胀闷,呕恶食少,吐泻乏力,舌苔白腻等症,最为适宜。常与厚朴、陈皮等配伍,如平胃散。若脾虚湿聚,水湿内停的痰饮或外溢的水肿,则同利水渗湿之茯苓、泽泻、猪苓等同用,如胃苓汤。若湿热或暑湿证,则可与清热燥湿药同用。

2.风湿痹证 本品辛散苦燥,长于祛湿,故痹证湿胜者尤宜,可与薏苡仁、独活等祛风湿药同用,如薏苡仁汤。若湿热痹痛,可配石膏、知母等清热泻火药,如白虎加苍术汤,或与黄柏、薏苡仁、牛膝配伍合用,用于湿热痿证,即四妙散。若与龙胆草、黄芩、栀子清热燥湿药同用,可治下部湿浊带下、湿疮、湿疹等。

3.风寒挟湿表证 本品辛香燥烈,能开肌腠而发汗,祛肌表之风寒表邪,又因其长于胜湿,故以风寒表证挟湿者最为适宜。常与羌活、白芷、防风等同用,如神术散。

此外,本品尚能明目,用于夜盲症及眼目昏涩。

【用法用量】煎服,5~10 g。

【使用注意】阴虚内热、气虚多汗者忌用。可单用,或与羊肝、猪肝蒸煮同食。

苍术

知识链接

苍术、藿香与佩兰:均为芳香化湿药,具有化湿之力,用于湿阻中焦证。苍术苦温燥烈,可燥湿健脾,不仅适用于湿阻中焦,亦可用于其他湿邪泛滥之症;而藿香、佩兰性微温或平,以化湿醒脾为主,多用于湿邪困脾之症。

厚 朴(hòupò)

《神农本草经》

为木兰科植物厚朴 *Magnolia officinalis* Rehd. et Wils. 或凹叶厚朴 *Magnolia officinalis* Rehd. et Wils. 的干燥干皮、根皮及枝皮。主产于四川、湖北等地。4—6月剥取,根皮及枝皮直接阴干,干皮置沸水中微煮后堆置阴湿处,"发汗"至内表面变紫褐色或棕褐色时,蒸软取出,卷成筒状,干燥。切丝,姜制用。

【处方用名】厚朴。

【性味归经】苦、辛,温。归脾、胃、肺、大肠经。

【功效】燥湿消痰,下气除满。

【应用】

1.湿阻中焦,脘腹胀满　本品苦燥辛散,能燥湿,常与苍术、陈皮等同用,如平胃散(《和剂局方》)。

2.痰饮喘咳　本品能燥湿消痰,下气平喘。若痰饮阻肺,肺气不降,咳喘胸闷者,可与苏子、陈皮、半夏等同用,如苏子降气汤(《和剂局方》)。若寒饮化热,胸闷气喘,喉间痰声辘辘,烦躁不安者,与麻黄、石膏、杏仁等同用,如厚朴麻黄汤(《金匮要略》)。若宿有喘病,因外感风寒而发者,可与桂枝、杏仁等同用,如桂枝和厚朴杏子汤(《伤寒论》)。

此外,七情郁结,痰气互阻,咽中如有物阻,咽之不下,吐之不出的梅核气证,亦可取本品燥湿消痰,下气宽中之效,配伍半夏、茯苓、苏叶、生姜等药,如半夏厚朴汤(《金匮要略》)。

【用法用量】煎服,3~10 g。或入丸散。

【使用注意】本品辛苦温燥湿,易耗气伤津,故气虚津亏者及孕妇当慎用。

知识链接

　　厚朴、苍术:均为化湿药,性能辛苦温,具有燥湿之功,常相须为用,治疗湿阻中焦之证。厚朴以苦味为重,苦降下气消积除胀满,又下气消痰平喘,既可除无形之湿满,又可消有形之实满,为消除胀满的要药;而苍术辛散温燥为主,为治湿阻中焦之要药,又可祛风湿。

附药:厚朴花(hòupòhuā)

为本植物的干燥花蕾。于春季花未开放时采摘,稍蒸后,晒干或低温干燥。性味苦微温,善于理气宽中,芳香化湿,其功似厚朴而力缓,主治脾胃湿阻气滞之胸腹胀满疼痛,纳少苔腻等证,常与藿香、佩兰等配伍同用。用量3~9 g。

广藿香(guǎnghuòxiāng)
《名医别录》

为唇形科植物广藿香 *Pogostemon cablin*(Blanco) Benth. 的地上部分。主产于广东、海南等地。夏秋季枝叶茂盛时采割。切段生用。

【处方用名】广藿香、藿香。

【性味归经】辛,微温。归脾、胃、肺经。

【功效】芳香化浊,和中止呕,发表解暑。

【应用】

1.湿阻中焦所致的脘腹痞闷　本品气味芳香,为芳香化湿浊要药。又因其性微温,故多用于寒湿困脾,少食作呕,神疲体倦等症,常与苍术、厚朴等同用,如不换金正气散(《和剂局方》)。

2.**呕吐** 本品既能化湿,又能和中止呕。治湿浊中阻所致之呕吐,本品最为常用。常与半夏、丁香等同用,如藿香半夏汤(《和剂局方》)。若偏于湿热者,配黄连、竹茹等;妊娠呕吐,配砂仁、苏梗等;脾胃虚弱者,配党参、白术等。

3.**暑湿或湿温初起** 本品既能化湿,又可解暑。治暑月外感风寒,内伤生冷而致恶寒发热,头痛脘闷,呕恶吐泻暑湿证者,配紫苏、厚朴、半夏等,如藿香正气散;若湿温病初起,湿热并重者,多与黄芩、滑石、茵陈等同用,如甘露消毒丹。

【用法用量】煎服,5~10 g。鲜品加倍。

【使用注意】阴虚血燥者不宜用。

佩 兰(pèilán)
《神农本草经》

为菊科植物佩兰 *Eupatorium fortumei* Turcz. 的干燥地上部分。主产于江苏、浙江、河北等地。夏、秋二季分两次采割。切段生用,或鲜用。

【处方用名】佩兰。

【性味归经】辛,平。归脾、胃、肺经。

【功效】芳香化湿,醒脾开胃,发表解暑。

【应用】

1.**湿阻中焦** 本品气味芳香,其化湿和中之功与藿香相似,治湿阻中焦之证,每相须为用,并配苍术、厚朴、蔻仁等,以增强芳香化湿之功。又因其性平,芳香化湿浊,去陈腐,用治脾经湿热,口中甜腻、多涎、口臭等的脾瘅症,可单用煎汤服,如兰草汤。

2.**暑湿,湿温初起** 本品化湿又能解暑,温初起,可与滑石、薏苡仁、藿香等同用。

【用法用量】煎服,5~10 g。鲜品加倍。

砂 仁(shārén)
《药性论》

为姜科植物阳春砂 *Amomum villosum* Lour. 、绿壳砂 *Amomum villosum* Lour. var. *xanthioides* T. L. Wu et Senjen 或海南砂 *Amomum longiligulare* T. L. Wu 的干燥成熟果实。阳春砂主产于广东、广西、云南、福建等地;绿壳砂主产于广东、云南等地;海南砂主产于海南及雷州半岛等地。于夏、秋间果实成熟时采收,晒干或低温干燥。用时打碎生用。

【处方用名】砂仁。

【性味归经】辛,温。归脾、胃、肾经。

【功效】化湿开胃,温脾止泻,理气安胎。

【应用】

1.**湿阻中焦及脾胃气滞证** 本品辛散温通,气味芬芳,其化湿醒脾,行气温中之效均佳,"为醒脾调胃要药。"故凡湿阻或气滞所致之脘腹胀痛等脾胃不和诸证常用,尤其是寒湿气滞者最为适宜。若湿阻中焦者,常与厚朴、陈皮、枳实等同用。若脾胃气滞,可与木香、枳实同用,如香砂枳术丸(《景岳全书》);若脾胃虚弱之证,可配健脾益气之党参、白术、茯苓等,如香砂六君子汤(《和剂局方》)。

2.**脾胃虚寒吐泻** 本品善能温中暖胃以达止呕止泻之功,但其重在温脾。可单用研末吞服,或与干姜、附子等药同用。

3.气滞妊娠恶阻及胎动不安 本品能行气和中而止呕安胎。若妊娠呕逆不能食用,如缩砂散(《济生方》),或与苏梗、白术等配伍同用;若气血不足,胎动不安者,人参、白术、熟地等配伍,以益气养血安胎,如泰山磐石散(《古今医统》)。

本品善疏脾胃之气,常与补益药同用,使其补而不滞。

【用法用量】煎服,3～6 g,入汤剂宜后下。

【使用注意】阴虚血燥者慎用。

附药:砂仁壳(shārénké)

为砂仁之果壳。性味功效与砂仁相似,而温性略减,药力薄弱,适用于脾胃气滞,脘腹胀痛,呕恶食少等症。用量同砂仁。

豆 蔻(dòukòu)
《名医别录》

为姜科植物白豆蔻 *Amomum kravanh* Pierre ex Gagnep 或爪哇白豆蔻 *Amomum compactum* Soland ex Maton 的干燥成熟果实。又名白豆蔻。主产于泰国、柬埔寨、越南,我国云南、广东、广西等地亦有栽培。按产地不同分为"原豆蔻"和"印尼白蔻"。于秋季果实由绿色转成黄绿色时采收,晒干生用,用时捣碎。

【处方用名】豆蔻、白豆蔻。

【性味归经】辛,温。归肺、脾、胃经。

【功效】化湿行气,温中止呕,开胃消食。

【应用】

1.湿阻中焦及脾胃气滞证 本品可化湿行气,常与藿香、陈皮等同用;若脾虚湿阻气滞之胸腹虚胀,食少无力者,常与黄芪、白术、人参等同用,如白豆蔻丸(《太平圣惠方》)。

另外,本品辛散入肺而宣化湿邪,故常用于湿温初起,胸闷不饥证。若湿邪偏重者,常与薏苡仁、杏仁等同用,如三仁汤(《温病条辨》);若热重于湿者,常与黄芩、滑石等同用,如黄芩滑石汤(《温病条辨》)。

2.呕吐 本品能行气宽中,温胃止呕。尤以胃寒湿阻气滞呕吐最为适宜。可单用为末服,或配藿香、半夏等药,如白豆蔻汤(《沈氏尊生书》)。若小儿胃寒,吐乳不食者,可与砂仁、甘草等药研细末服之。

【用法用量】煎服,3～6 g,入汤剂宜后下。

【使用注意】阴虚血燥者慎用。

豆蔻

知识链接

豆蔻、砂仁:同为化湿药,具有化湿行气,温中止呕、止泻之功,常相须为用,用治湿阻中焦及脾胃气滞证。豆蔻化湿行气之力偏中上焦,而砂仁偏中下焦。故豆蔻临床上可用于湿温痞闷,温中偏在胃而善止呕;砂仁化湿行气力略胜,温中重在脾而善止泻。

附药：豆蔻壳(dòukòuké)

为豆蔻的果壳。性味功效与豆蔻相似，但温性不强，适用于脘腹痞闷,食欲不振,呕吐等证。煎服,3～5 g。力亦较弱。适用于湿阻气滞所致的脘腹胀满等证。

草豆蔻(cǎodòukòu)
《雷公炮炙论》

为姜科草本植物草豆蔻 *Alpinia katsumadai* Hayata 的干燥近成熟种子。主产于广西、广东等地。夏、秋二季采收,晒至九成干,或用水略烫,晒至半干,除去果皮,取出种子团,晒干生用。

【处方用名】草豆蔻。

【性味归经】辛,温。归脾、胃经。

【功效】燥湿行气,温中止呕。

【应用】

1.**寒湿中阻证** 本品芳香温燥,长于燥湿化浊,温中散寒,行气消胀。故脾胃寒湿偏重,气机不畅者宜之。常与干姜、厚朴、陈皮等温中行气之品同用,如厚朴温中汤(《内外伤辨惑论》)。

2.**寒湿呕吐证** 本品可温中散寒,降逆止呕。多与肉桂、高良姜、陈皮等温中止呕之品同用,如草豆蔻散(《博济方》)。

另外,亦取本品温燥之性,温脾燥湿,以除中焦之寒湿而止泻痢。用于寒湿内盛,清浊不分而腹痛泻痢者,可与苍术、厚朴、木香等同用。

【用法用量】煎服,3～6 g。入散剂较佳,入汤剂宜后下。

【使用注意】阴虚血燥者慎用。

草 果(cǎoguǒ)
《饮膳正要》

为姜科植物草果 *Amomum tsao-ko* Crevost et Lemaire 干燥成熟果实。产于云南、广西、贵州等地。秋季果实成熟时采收,除去杂质,晒干或低温干燥。

【处方用名】草果、草果仁。

【性味归经】辛,温。归脾、胃经。

【功效】燥湿温中,除痰截疟。

【应用】

1.**寒湿中阻证** 本品辛温燥烈,气浓味厚,其燥湿、温中之力皆强于草豆蔻,故多用于寒湿偏盛之脘腹冷痛,呕吐泄泻,舌苔浊腻。常与吴茱萸、干姜、砂仁、半夏等药同用。

2.**疟疾** 本品芳香辟浊,温脾燥湿,除痰截疟。多配常山、知母、槟榔等同用,如草果饮(《慈幼新书》)。

【用法用量】煎服,3～6 g。

【使用用量】阴虚血燥者慎用。

第三节　利水渗湿药

一、含义

凡能通利水道、渗泄水湿,治疗水湿内停病证为主的药物,称为利水渗湿药。

二、性能特点

本类药物味多甘淡,主归膀胱、小肠经,作用趋向偏于下行,具有利水消肿、利尿通淋、利湿退黄等功效。利水渗湿药分为利水消肿药、利尿通淋药和利湿退黄药三类。

三、主治病症

利水渗湿药主要用于小便不利、水肿、泄泻、痰饮、淋证、黄疸、湿疮、湿温等水湿所致的各种病证。

四、应用原则

应用利水渗湿药,须视不同病证,选用有关药物作适当配伍。如水肿骤起有表证者,配宣肺解表药;水肿日久,脾肾阳虚者,配温补脾肾药;湿热合邪者,配清热药;寒湿相并者,配温里祛寒药;热伤血络而尿血者,配凉血止血药;至于泄泻、痰饮、湿温、黄疸等,则常与健脾、芳香化湿或清热燥湿等药物配伍。

此外,气行则水行,气滞则水停,故利水渗湿药还常与行气药配伍使用,以提高疗效。

五、使用注意

利水渗湿药易耗伤津液,对阴亏津少、肾虚遗精遗尿者,宜慎用或忌用。有些药物有较强的通利作用,孕妇应慎用。

六、现代研究

现代药理研究证明,利水渗湿药大多具有不同程度的利尿、抗病原体、利胆、保肝、降压、抗肿瘤等作用,部分药物还有降血糖、降血脂及调节免疫功能的作用。

茯　苓(fúlíng)
《神农本草经》

为多孔菌科真菌茯苓 *Poria cocos*(Schw.) Wolf 的干燥菌核。寄生于松科植物赤松或马尾松等树根上。野生或栽培,主产于云南、安徽、湖北、河南、四川等地。产云南者称"云苓",质较优。多于7—9月采挖。挖出后除去泥沙,堆置"发汗"后,摊开晾至表面干燥,再"发汗",反复数次至现皱纹、内部水分大部散失后,阴干,称为"茯苓个"。取之浸润后稍蒸,及时切片,晒干;或将鲜茯苓按不同部位切制,阴干,生用。

【处方用名】茯苓、云苓。

【性味归经】甘、淡,平。归心、脾、肾经。

【功效】利水消肿,健脾,宁心。

【应用】

1. 水肿　本品味甘而淡,甘则能补,淡则能渗;药性平和,既可祛邪,又可扶正,利水而不伤正气,实为利水消肿之要药。可用治寒热虚实各种水肿。治疗水湿内停所致之水肿、小便不利,常与泽泻、猪苓、白术、桂枝等同用,如五苓散;治脾肾阳虚水肿,可与附子、生姜同用,如真武汤;用于水热互结,阴虚小便不利水肿,与滑石、阿胶、泽泻合用,如猪苓汤。

2. 痰饮　本品善渗泄水湿,使湿无所聚,痰无由生,可治痰饮之目眩心悸,配以桂枝、白术、甘草同用,如苓桂术甘汤;若饮停于胃而呕吐者,多和半夏、生姜合用,如小半夏加茯苓汤。

3. 脾虚泄泻　本品能健脾渗湿而止泻,尤宜于脾虚湿盛泄泻,可与山药、白术、薏苡仁同用,如参苓白术散;茯苓味甘,善入脾经,能健脾补中,常配以人参、白术、甘草,治疗脾胃虚弱,倦怠乏力,食少便溏,如四君子汤。

4. 心悸,失眠　本品益心脾而宁心安神。常用治心脾两虚,气血不足之心悸,失眠,健忘,多与黄芪、当归、远志同用,如归脾汤;若心气虚,不能藏神,惊恐而不安卧者,常与人参、龙齿、远志同用,如安神定志丸。

【用法用量】煎服,9～15 g。

【使用注意】虚寒精滑者忌服。

茯苓

附药:茯苓皮、茯神

1. 茯苓皮　为茯苓菌核的黑色外皮,性能同茯苓,功效利水消肿,应用长于行皮肤水湿,多治皮肤水肿。用量15～30 g。

2. 茯神　为茯苓菌核中间带有松根的部分,性能同茯苓,功效宁心安神,应用专治心神不安、惊悸、健忘等。用量同茯苓。

薏苡仁 (yìyǐrén)

《神农本草经》

为禾本科植物薏苡 *Coix lacryma-jobi* L. var. *mayuen*(Roman.) Stapf 干燥成熟种仁。我国大部分地区均产,主产于福建、河北、辽宁等地。秋季果实成熟时采割植株,晒干,打下果实,再晒干,除去外壳、黄褐色种皮及杂质,收集种仁。生用或炒用。

【处方用名】薏苡仁。

【性味归经】甘、淡,凉。归脾、胃、肺经。

【功效】利水渗湿,健脾止泻,除痹,排脓,解毒散结。

【应用】

1. 水肿,小便不利,脚气　本品淡渗甘补,既利水消肿,又健脾补中。常用于脾虚湿盛之水肿腹胀,小便不利,多与茯苓、白术、黄芪等药同用;治水肿喘急,如与郁李仁汁煮饭服食(《独行方》);治脚气浮肿可与防己、木瓜、苍术同用。

2.**脾虚泄泻**　本品能渗除脾湿,健脾止泻,尤宜治脾虚湿盛之泄泻,常与人参、茯苓、白术等合用,如参苓白术散(《和剂局方》)。

3.**湿痹拘挛**　薏苡仁渗湿除痹,能舒筋脉,缓和拘挛。常用治湿痹而筋脉挛急疼痛者,以之与独活、防风、苍术同用,如薏苡仁汤(《类证治裁》);若治风湿久痹,筋脉挛急,用薏苡仁煮粥服,如薏苡仁粥(《食医心镜》)。本品药性偏凉,能清热而利湿,配杏仁、白豆蔻、滑石,可治湿温初起或暑湿邪在气分,头痛恶寒,胸闷身重者,如三仁汤(《温病条辨》)。

4.**肺痈,肠痈**　本品清肺肠之热,排脓消痈。治疗肺痈胸痛,咳吐脓痰,常与苇茎、冬瓜仁、桃仁等同用,如苇茎汤(《千金方》);治肠痈,可与附子、败酱草、丹皮合用,如薏苡附子败酱散(《金匮要略》)。

【用法用量】煎服,9~30 g。清利湿热宜生用,健脾止泻宜炒用。

【使用注意】津液不足者慎用。

知识链接

薏苡仁与茯苓:功能相近,均利水消肿,渗湿,健脾。薏苡仁性凉而清热,排脓消痈,且擅除痹,而茯苓性平,可补益心脾,宁心安神。

猪　苓(zhūlíng)
《神农本草经》

为多孔菌科真菌猪苓 *Polyporus umbellatus* (Pers.) Fries 的干燥菌核。寄生于桦树、柞树的根上。主产于陕西、山西、河北、河南、云南等地。春、秋二季采挖,去泥沙,切片入药,生用。

【处方用名】猪苓。

【性味归经】甘、淡,平。归肾、膀胱经。

【功效】利水渗湿。

【应用】

水肿,小便不利,泄泻　本品甘淡渗泄,利水作用较强,用于水湿停滞的各种水肿,单味应用即可取效。如治妊娠从脚至腹肿、小便不利(《子母秘录》),及治通身肿满、小便不利(《杨氏产乳方》),皆单用一味猪苓为末,热水调服以治;治疗水湿内停所致之水肿、小便不利,常与泽泻、茯苓、白术等同用,如四苓散(《明医指掌》);治肠胃寒湿,濡泻无度,常与肉豆蔻、黄柏同用,如猪苓丸(《圣济总录》)。猪苓药性沉降,入肾、膀胱经,善通利水道,配生地、滑石、木通等,治热淋,小便不通,淋沥涩痛,如十味导赤汤(《医宗金鉴》)。

【用法用量】煎服,6~12 g。

知识链接

猪苓与茯苓:均利水消肿,渗湿,用治水肿,小便不利等证。猪苓利水作用较强,无补益之功,而茯苓性平和,能补能利,既善渗泄水湿,又能健脾宁心。

泽　泻(zéxiè)
《神农本草经》

　　为泽泻科植物泽泻 *Alisma orientalis*（Sam.）Juzep. 的干燥块茎。主产于福建、四川、江西等地。冬季茎叶开始枯萎时采挖,洗净,干燥,除去须根及粗皮,以水润透切片,晒干。麸炒或盐水炒用。

　　【处方用名】泽泻。

　　【性味归经】甘,寒。归肾、膀胱经。

　　【功效】利水渗湿,泄热,化浊降脂。

　　【应用】

　　1. 用于水肿,小便不利,泄泻　本品淡渗,其利水作用较强,治疗水湿停蓄之水肿,小便不利,常和茯苓、猪苓、桂枝配用,如五苓散(《伤寒论》);泽泻能利小便而实大便,治脾胃伤冷,水谷不分,泄泻不止,与厚朴、苍术、陈皮配用,如胃苓汤(《丹溪心法》)。本品泻水湿,行痰饮,常治痰饮停聚,清阳不升之头目昏眩,配白术同用,如泽泻汤(《金匮要略》)。

　　2. 淋证,遗精　本品性寒,既能清膀胱之热,又能泄肾经之虚火,下焦湿热者尤为适宜。故用治湿热淋证,常与木通、车前子等药同用;对肾阴不足,相火偏亢之遗精、潮热,则与熟地黄、山茱萸、牡丹皮同用,如六味地黄丸(《小儿药证直诀》)。

　　本品能化浊降脂,可用于高脂血症,常与决明子、山楂等配伍应用。

　　【用法用量】煎服,5～10 g。

车前子(chēqiánzǐ)
《神农本草经》

　　为车前科植物车前 *Plantago asiatica* L. 或平车前 *Plantago depressa* Willd. 的干燥成熟种子。前者分布全国各地,后者分布北方各省。夏、秋二季种子成熟时采收果穗。晒干,搓出种子,除去杂质。生用或盐水炙用。

　　【处方用名】车前子、炒车前子。

　　【性味归经】甘,微寒。归肝、肾、肺、小肠经。

　　【功效】清热利尿通淋,渗湿止泻,明目,祛痰。

　　【应用】

　　1. 淋证,水肿　本品甘寒而利,善通利水道,清膀胱热结。治疗湿热下注于膀胱而致小便淋沥涩痛者,常与木通、滑石、瞿麦等清热利湿药同用,如八正散(《和剂局方》);对水湿停滞水肿,小便不利,可与猪苓、茯苓、泽泻同用;若病久肾虚,腰重脚肿,可与牛膝、熟地黄、山茱萸、肉桂等同用,如济生肾气丸(《济生方》)。

　　2. 泄泻　本品能利水湿,分清浊而止泻,即利小便以实大便。尤宜于小便不利之水泻,可单用本品研末,米饮送服;若脾虚湿盛泄泻,可配白术同用;若暑湿泄泻,可与香薷、茯苓、猪苓等同用,如车前子散(《杨氏家藏方》)。

　　3. 目赤肿痛,目暗昏花,翳障　车前子善清肝热而明目,故治目赤涩痛,多与菊花、决明子等同用;若肝肾阴亏,两目昏花,则配熟地黄、菟丝子等养肝明目药,如驻景丸。

　　4. 痰热咳嗽　本品入肺经,能清肺化痰止咳。治肺热咳嗽痰多,多与瓜蒌、浙贝母、枇杷叶等清肺化痰药同用。

【用法用量】煎服,9~15 g。宜包煎。

【使用注意】肾虚精滑者慎用。

附药:车前草(chēqiáncǎo)

为车前的全草。性能功用与车前子相似,兼有清热解毒功效。多应用于热毒痈肿,内服或用鲜草捣烂外敷。用量 10~20 g。鲜品加倍。外用适量。

滑 石(huáshí)
《神农本草经》

为硅酸盐类矿物滑石族滑石,主含含水硅酸镁[$Mg_3 \cdot (Si_4O_{10}) \cdot (OH)_2$],主产于山东、江西、山西、辽宁等地。全年可采。采挖后,除去泥沙及杂石,洗净,砸成碎块,研粉用,或水飞晾干用。

【处方用名】滑石。

【性味归经】甘、淡,寒。归膀胱、肺、胃经。

【功效】利尿通淋,清热解暑,外用祛湿敛疮。

【应用】

1.**热淋,石淋,尿热涩痛** 滑石性滑利窍,寒则清热,故能清膀胱湿热而通利水道,是治淋证常用药。若湿热下注之小便不利、热淋及尿闭等,常与木通、车前子、瞿麦等同用,如八正散;若用于石淋,可与海金沙、金钱草、木通等配用。

2.**暑湿,湿温** 本品甘淡而寒,既能利水湿,又能解暑热,是治暑湿之常用药。若暑热烦渴,小便短赤,可与甘草同用,如六一散(《伤寒标本》);若湿温初起及暑温夹湿,头痛恶寒,身重胸闷,脉弦细而濡,则与薏苡仁、白蔻仁、杏仁等配用,如三仁汤(《温病条辨》)。

3.**湿疮,湿疹,痱子** 本品外用有清热收湿敛疮作用。治疗湿疮、湿疹,可单用或与枯矾、黄柏等为末,撒布患处;治痱子,则可与薄荷、甘草等配合制成痱子粉外用。

【用法用量】煎服,10~20 g。宜包煎。外用适量。

【使用注意】脾虚、热病伤津及孕妇忌用。

木 通(mùtōng)
《神农本草经》

为木通科植物木通 *Akebia quinata*(Thunb.)Decne.、三叶木通 *Akebia trifoliate*(Thunb.)Koidz.或白木通 *Akebia trifoliate*(Thunb.)Koidz. var. *australis*(Diels)Rehd.的干燥藤茎。木通主产于陕西、山东、江苏、安徽等地;三叶木通主产于河北、山西、山东、河南等地;白木通主产于西南地区。秋季采收,截取茎部,除去细枝,阴干即得,洗净润透,切片,晒干,生用。

【处方用名】木通

【性味归经】苦,寒。有毒。归心、小肠、膀胱经。

【功效】利尿通淋,清心除烦,通经下乳。

【应用】

1.**热淋涩痛,水肿**　本品能利水消肿,下利湿热,使湿热之邪下行从小便排出。故治心火上炎,口舌生疮,或心火下移小肠所致心烦、尿赤等症,多与生地黄、甘草、竹叶等配用,如导赤散。若膀胱湿热,小便短赤,淋漓涩痛,常与萹蓄、瞿麦等配用,如八正散。若用于脚气肿胀,小便不利,可与猪苓、苏叶、槟榔同用,如木通散。

2.**经闭乳少,湿热痹痛**　本品通经下乳,并能利血脉通关节。若用治乳汁短少或不通,可与王不留行、漏芦等同用,或与猪蹄炖汤服。用治血瘀经闭,配红花、桃仁、丹参同用,尤以血热瘀闭为宜。若治湿热痹痛,多配秦艽、防己、薏苡仁等同用。

【用法用量】煎服,3～9 g。

瞿　麦(qúmài)
《神农本草经》

为石竹科植物瞿麦 *Dianthus superbus* L. 和石竹 *Dianthus chinensis* L. 的干燥地上部分。全国大部分地区有分布,主产于河北、河南、辽宁、江苏等地。夏、秋二季花果期采割,除去杂质,晒干,切段生用。

【处方用名】瞿麦。

【性味归经】苦,寒。归心、小肠经。

【功效】利尿通淋,活血通经。

【应用】

1.**淋证**　本品苦寒泄降,能清心与小肠火,导热下行,有利尿通淋之功,为治淋证常用药。尤以热淋最为适宜,常与萹蓄、木通、车前子同用,如八正散(《和剂局方》);治小便淋沥有血,则与栀子、甘草等同用,如立效散(《和剂局方》);治石淋,与石韦、滑石、冬葵子配伍,如石韦散(《症治汇补》)。

2.**闭经,月经不调**　本品能破血通经。对于血热瘀阻之经闭或月经不调尤宜,常与桃仁、红花、丹参、赤芍等同用。

【用法用量】煎服,9～15 g。

萹　蓄(biǎnxù)
《神农本草经》

为蓼科植物萹蓄 *Polygonum aviculare* L. 的干燥地上部分。全国大部分地区均产,主产于河南、四川、浙江、山东、吉林、河北等地。野生或栽培,夏季叶茂盛时采收。割取地上部分,除去杂质,切断,晒干,生用。

【处方用名】萹蓄。

【性味归经】苦,微寒。归膀胱经。

【功效】利尿通淋,杀虫,止痒。

【应用】

1.**淋证**　本品性微寒,入膀胱经,清利下焦湿热。多用于热淋、石淋,常与木通、瞿麦、车前子同用,如八正散《和剂局方》;用于血淋,与大蓟、小蓟、白茅根等同用。

2.**虫证,湿疹,阴痒**　本品苦能燥湿,微寒清热,又善"杀三虫"。用治蛔虫病、蛲虫病、钩虫病。用时宜煎汤空腹服,以提高疗效。治蛔虫腹痛、面青,以单味浓煎服用(《药性论》);治小儿蛲虫,下部痒,单味水煎,空腹饮之(《食医心镜》)。还可用本品煎汤熏肛门。用于湿疹、湿疮、阴痒等证,可单味煎水外洗,亦可配伍地肤子、蛇床子、荆芥等煎水外洗。

【用法用量】煎服,9～15 g。鲜者加倍。外用适量。

【使用注意】脾虚者慎用。

地肤子(dìfūzǐ)
《神农本草经》

为藜科植物地肤 *Kochia scoparia*(L.) Schrad 的成熟果实。全国大部分地区有产。秋季果实成熟时采收植株,晒干,打下果实,除去杂质,生用。

【处方用名】地肤子。

【性味归经】辛、苦,寒。归肾、膀胱经。

【功效】清热利湿,祛风止痒。

【应用】

1. 淋证　本品苦寒降泄,能清利湿热而通淋,故用于膀胱湿热、小便不利、淋沥涩痛之证,常与木通、瞿麦、冬葵子等同用,如地肤子汤(《济生方》)。

2. 阴痒带下,风疹,湿疹　本品能清除皮肤之湿热与风邪而止痒。治疗风疹、湿疹,常与白鲜皮、蝉蜕、黄柏等同用;若下焦湿热,外阴湿痒者,可与苦参、龙胆草、白矾等煎汤外洗患处;治湿热带下,可配黄柏、苍术等煎服。

【用法用量】煎服,9～15 g。外用适量。

海金沙(hǎijīnshā)
《嘉祐本草》

为海金沙科植物海金沙 *Lygodium japonicum*(Thunb.) Sw. 的干燥成熟孢子。主产于广东、浙江等地。秋季孢子未脱落时采割藤叶,晒干,搓揉或打下孢子,除去藤叶,生用。

【处方用名】海金沙。

【性味归经】甘、咸,寒。归膀胱、小肠经。

【功效】清利湿热,通淋止痛。

【应用】

淋证　本品其性下降,善清小肠、膀胱湿热,尤善止尿道疼痛,为治诸淋涩痛之要药。治热淋急病,以本品为末,甘草汤送服(《泉州本草》);治血淋,以本品为末,新汲水或砂糖水送服(《普济方》);治石淋,同鸡内金、金钱草等配伍;治膏淋,与滑石、麦冬、甘草同用,如海金沙散(《世医得效方》)。本品又能利水消肿,治疗水肿,多与泽泻、猪苓、防己、木通等配伍,以加强利尿的作用。

【用法用量】煎服,6～15 g。宜包煎。

【使用注意】肾阴亏虚者慎服。

附药:海金沙藤(hǎijīnshāténg)

为海金沙的全草。性能功效与海金沙相似,兼能清热解毒。除治淋证外,亦用于痈肿疮毒、痄腮和黄疸。用量 15～30 g。煎服,外用适量,煎汤外洗或捣敷。

石 韦 (shíwéi)
《神农本草经》

为水龙骨科植物庐山石韦 *Pyrrosia sheareri* (Bak.) Ching 和石韦 *Pyrrosia lingua* (Thunb.) Farwell 或有柄石韦 *Pyrrosia petiolosa* (Christ) Ching 的干燥叶。各地普遍野生。主产于浙江、江苏、湖北、河南、河北等地。全年均可采收。除去根茎及根，拣去杂质，洗去泥沙，晒干或阴干，切段，生用。

【处方用名】石韦。

【性味归经】甘、苦，微寒。归肺、膀胱经。

【功效】利尿通淋，清肺止咳，凉血止血。

【应用】

1. 淋证　本品药性寒凉，清利膀胱而通淋，兼可止血，尤宜于血淋。对膀胱湿热，小便淋沥涩痛诸淋者，也常应用。用于血淋，与当归、蒲黄、芍药同用，如石韦散（《千金方》）；用于热淋，以本品与滑石为末服（《太平圣惠方》）；用于石淋，与滑石为末，用米饮或蜜冲服，如石韦散（《古今录验》）。

2. 肺热咳喘　石韦入肺经，清肺热，止咳喘。用于肺热咳喘气急，可与鱼腥草、黄芩、芦根等同用。

3. 血热出血　石韦既止血又凉血，故对血热妄行之吐血、衄血、尿血、崩漏尤为适合。可单用或随证配伍侧柏叶、栀子、丹参等同用。

【用法用量】煎服，6～12 g。

萆 薢 (bìxiè)
《神农本草经》

为薯蓣科植物绵萆薢 *Dioscorea septemloba* Thunb.、福州薯蓣 *Dioscorea futschauensis* Uline ex R. Kunth 或粉背薯蓣 *Dioscorea hypoglauca* Palibin 的干燥根茎。前两种称"绵萆薢"，主产于浙江、福建；后一种称"粉萆薢"，主产于浙江、安徽、江西、湖南。秋、冬二季采挖。除去须根，洗净，切片，晒干。生用。

【处方用名】萆薢、绵萆薢、粉萆薢。

【性味归经】苦，平。归肾、胃经。

【功效】利湿去浊，祛风除痹。

【应用】

1. **膏淋，白浊**　本品善利湿而分清去浊，为治膏淋要药。用于膏淋，小便混浊，白如米泔。常与乌药、益智仁、石菖蒲同用，如萆薢分清饮（《杨氏家藏方》）；亦可用治妇女白带属湿盛者，与猪苓、白术、泽泻同用。

2. **风湿痹痛**　本品能祛风除湿，通络止痛。善治腰膝痹痛，筋脉屈伸不利。若偏于寒湿者，可与附子、牛膝同用，如萆薢丸（《圣济总录》）；属湿热者，则与黄柏、忍冬藤、防己等配伍用。

【用法用量】煎服，9～15 g。

【使用注意】肾阴亏虚遗精滑泄者慎用。

茵　陈(yīnchén)

《神农本草经》

为菊科植物滨蒿 *Artemisia scoparia* Waldst. et Kit. 或茵陈蒿 *Artemisia capillaris* Thunb. 的干燥地上部分。我国大部分地区有分布,主产于陕西、山西、安徽等地。春季幼苗高 6～10 cm 时采收或秋季花蕾长成时采割。春季采收的习称"绵茵陈",秋季采割的称"茵陈蒿"。除去杂质及老茎,晒干。生用。

【处方用名】茵陈、绵茵陈、茵陈蒿。

【性味归经】苦、辛,微寒。归脾、胃、肝、胆经。

【功效】清利湿热,利胆退黄。

【应用】

1.黄疸　本品苦泄下降,性寒清热,善清利脾胃肝胆湿热,使之从小便而出,为治黄疸之要药。若身目发黄,小便短赤之阳黄证,常与栀子、黄柏、大黄同用,如茵陈蒿汤;若黄疸湿重于热者,可与茯苓、猪苓同用,如茵陈五苓散;若脾胃寒湿郁滞,阳气不得宣运之阴黄,多与附子、干姜等配用,如茵陈四逆汤。

2.湿疮瘙痒　本品苦寒微寒,有解毒疗疮之功,故可用于湿热内蕴之风瘙隐疹,湿疮瘙痒,可单味煎汤外洗,也可与黄柏、苦参、地肤子等同用。

【用法用量】煎服,6～15 g。外用适量。煎汤熏洗。

【使用注意】蓄血发黄者及血虚萎黄者慎用。

茵陈

金钱草(jīnqiáncǎo)

《本草纲目拾遗》

为报春花科植物过路黄 *Lysimachia christinae* Hance. 的干燥全草。江南各省均有分布。夏、秋二季采收。除去杂质,晒干,切段生用。

【处方用名】金钱草、过路黄。

【性味归经】甘、咸,微寒。归肝、胆、肾、膀胱经。

【功效】利湿退黄,利尿通淋,解毒消肿。

【应用】

1.湿热黄疸　本品清肝胆之火,又能除下焦湿热;有清热利湿退黄之效。治湿热黄疸,常与茵陈蒿、栀子、虎杖等同用。

2.石淋,热淋　金钱草利尿通淋,善消结石,尤宜于治疗石淋,可单用大剂量金钱草煎汤代茶饮,或与海金沙、鸡内金、滑石等同用;治热淋,常与车前子、萹蓄等同用;本品还能清肝胆湿热,消胆石,配伍茵陈、大黄、郁金等同用,治疗肝胆结石,如利胆排石片(《中华人民共和国药典》2020 年版,一部)。

3.痈肿疔疮,毒蛇咬伤　本品有解毒消肿之效,可用治恶疮肿毒、毒蛇咬伤等证。可用鲜品捣汁内服或捣烂外敷,或配蒲公英、野菊花等同用。

【用法用量】煎服,15～60 g。鲜品加倍。外用适量。

目标检测

课件 7

一、单项选择题

1. 祛风湿，止痛，又解表的药物是　　　　　　　　　　　　　　　　　　　（　　）
   A. 威灵仙　　　　　　　B. 独活　　　　　　　C. 蕲蛇　　　　　　　D. 木瓜

2. 祛风湿，退虚热，又能利胆退黄的药是　　　　　　　　　　　　　　　　（　　）
   A. 木瓜　　　　　　　　B. 五加皮　　　　　　C. 秦艽　　　　　　　D. 防己

3. 祛风湿，强筋骨，又能安胎的药是　　　　　　　　　　　　　　　　　　（　　）
   A. 千年健　　　　　　　B. 防己　　　　　　　C. 五加皮　　　　　　D. 桑寄生

4. 祛风湿，止痛，又能利尿消肿的药是　　　　　　　　　　　　　　　　　（　　）
   A. 独活　　　　　　　　B. 防己　　　　　　　C. 木瓜　　　　　　　D. 秦艽

5. 燥湿健脾，又能祛风湿的药是　　　　　　　　　　　　　　　　　　　　（　　）
   A. 厚朴　　　　　　　　B. 苍术　　　　　　　C. 独活　　　　　　　D. 羌活

6. 用治外有风寒表证、内兼湿阻中焦证宜选　　　　　　　　　　　　　　　（　　）
   A. 藿香　　　　　　　　B. 白豆蔻　　　　　　C. 五加皮　　　　　　D. 砂仁

7. 用治湿阻气滞之脘腹胀闷、腹痛及咳喘多痰宜选　　　　　　　　　　　　（　　）
   A. 佩兰　　　　　　　　B. 砂仁　　　　　　　C. 厚朴　　　　　　　D. 藿香

8. 功能利湿退黄，利尿通淋的药物是　　　　　　　　　　　　　　　　　　（　　）
   A. 茵陈蒿　　　　　　　B. 金钱草　　　　　　C. 滑石　　　　　　　D. 车前子

二、简答题

1. 祛风湿强筋骨药都有哪些药物？功效如何？

2. 何谓化湿药？其功效和证治如何？

3. 对比独活与羌活、藿香与佩兰、苍术与厚朴、茯苓与薏苡仁功效异同点。

4. 何谓利水渗湿药？分几类？各类药有何作用？

5. 五苓散的配伍意义及特殊用法的目的？

三、分析题

1. 患者因天热食甜瓜发病，腹痛泄泻，每日稀便 6～7 次，无里急后重。胃脘满闷，恶心，尿黄少，灼热不畅，脉濡，苔腻。根据所学药物性味和功效分析宜选用哪些药物配伍？

第五章　温里药

一、含义

　　凡以温里祛寒、治疗里寒证为主的药物,称温里药,又名祛寒药。

温里药

二、性能特点

　　本类药物均味辛而性温热,辛能散、行,温能通,善走脏腑而能温里祛寒,温经止痛,故可用治里寒证,尤以里寒实证为主,即《内经》所谓"寒者热之"、《神农本草经》"疗寒以热药"之意。个别药物尚能助阳、回阳,用以治疗虚寒证、亡阳证。

　　温里剂分为温中祛寒剂、回阳救逆剂、温经散寒剂。

　　温中祛寒剂适用于中焦虚寒证,症见脘腹疼痛、呕恶下利、不思饮食、肢体倦怠、手足不温、舌苔白滑、脉沉细或沉迟等。常用干姜、吴茱萸等温中散寒药与人参、白术等益气健脾药配伍组成。

回阳救逆剂适用于阳气衰微，阴寒内盛，甚或阴盛格阳、戴阳的危重病证，症见四肢厥逆，精神萎靡，恶寒蜷卧，甚或冷汗淋漓、脉微欲绝等。常用附子、干姜等温热药物为主组方，或配人参等益气固脱之品。

温经散寒剂适用于寒凝经脉证。本类病证多由阳气虚弱、营血不足、寒邪入侵经脉、血行不畅所致。临床多表现为手足厥寒或肢体疼痛、发阴疽等。常用桂枝、细辛等温经散寒药与当归、白芍、熟地等补养营血药配伍组成。

三、主治病证

本类药物因其主要归经的不同而有多种效用。主入脾胃经者，能温中散寒止痛，可用治外寒入侵，直中脾胃或脾胃虚寒证，症见脘腹冷痛、呕吐泄泻、舌淡苔白等；主入肺经者，能温肺化饮，用治肺寒痰饮证，症见痰鸣咳喘、痰白清稀、舌淡苔白滑等；主入肝经者，能暖肝散寒止痛，用治寒侵肝经的少腹痛、寒疝腹痛或厥阴头痛等；主入肾经者，能温肾助阳，用治肾阳不足证，症见阳痿宫冷、腰膝冷痛、夜尿频多、滑精遗尿等；主入心肾两经者，能温阳通脉，用治心肾阳虚证，症见心悸怔忡、畏寒肢冷、小便不利、肢体浮肿等；或回阳救逆，用治亡阳厥逆证，症见畏寒蜷卧、汗出神疲、四肢厥逆、脉微欲绝等。

四、分类

本章温里剂根据药物性能、功效、适应证分为温中祛寒剂、回阳救逆剂、温经散寒剂。

五、配伍及使用注意

温里药使用应根据不同证候作适当配伍。①若外寒已入里、表寒仍未解者，当与辛温解表药同用；②寒凝经脉、气滞血瘀者，配以行气活血药；③寒湿内阻，宜配芳香化湿或温燥祛湿药；④脾肾阳虚者，宜配温补脾肾药；⑤亡阳气脱者，宜与大补元气药同用。本类药物多辛热燥烈，易耗阴动火，故天气炎热时或素体火旺者当减少用量；热伏于里、热深厥深、真热假寒证禁用；凡实热证、阴虚火旺、津血亏虚者忌用；孕妇慎用。

附 子(fùzǐ)
《神农本草经》

为毛茛科植物乌头 *Aconitum carmichaeli* Debx. 的子根的加工品。主产于四川、湖北、湖南等地。6月下旬至8月上旬采挖，除去母根、须根及泥沙，习称"泥附子"。加工炮制为盐附子、黑附片（黑顺片）、白附片、淡附片、炮附片。

【处方用名】淡附子、淡附块、淡附片、黑附块、制附子。

【性味归经】辛、甘，大热。有毒。归心、肾、脾经。

【功效】回阳救逆，补火助阳，散寒止痛。

【应用】

1. 亡阳证　本品能上助心阳、中温脾阳、下补肾阳，为"回阳救逆第一品药"。常与干姜、甘草同用，治吐利汗出，发热恶寒，四肢拘急，手足厥冷，或大汗、大吐、大泻所致亡阳证，如四逆汤（《伤寒论》）。本品能回阳救逆，人参能大补元气，二者同用，可治亡阳兼气脱者，如参附汤(《正体类要》);若寒邪入里,直中三阴而见四肢厥冷,恶寒蜷卧,吐泻腹痛,脉沉迟无力或无脉者,可与干姜、肉桂、人参同用,如回阳急救汤(《伤寒六书》)。

2.**阳虚证** 本品辛甘温煦,有峻补元阳、益火消阴之效,凡肾、脾、心诸脏阳气衰弱者均可应用。配肉桂、山茱萸、熟地等,可治肾阳不足,命门火衰所致阳痿滑精、宫寒不孕、腰膝冷痛、夜尿频多者,如右归丸(《景岳全书》);配党参、白术、干姜等,可治脾肾阳虚、寒湿内盛所致脘腹冷痛、大便溏泻等,如附子理中汤(《和剂局方》);与茯苓、白术等同用,可治脾肾阳虚,水气内停所致小便不利、肢体浮肿者,如真武汤(《伤寒论》);若治心阳衰弱,心悸气短、胸痹心痛者,可与人参、桂枝等同用;治阳虚兼外感风寒者,常与麻黄、细辛同用,如麻黄附子细辛汤(《伤寒论》)。

3.**寒痹证** 本品气雄性悍,走而不守,能温经通络,逐经络中风寒湿邪,故有较强的散寒止痛作用。凡风寒湿痹周身骨节疼痛者均可用之,尤善治寒痹痛剧者,常与桂枝、白术、甘草同用,如甘草附子汤(《伤寒论》)。

【用法用量】煎服,3~15 g;本品有毒,宜先煎 0.5~1.0 h,至口尝无麻辣感为度。

【使用注意】孕妇及阴虚阳亢者忌用。反半夏、瓜蒌、贝母、白蔹、白及。生品外用,内服须炮制。若内服过量,或炮制、煎煮方法不当,可引起中毒。

附子

知识链接

现代研究表明,本品含乌头碱、中乌头碱、次乌头碱、异飞燕草碱、新乌宁碱、乌胺及尿嘧啶等化学成分。

干 姜(gānjiāng)
《神农本草经》

为姜科植物姜 *Zingiber officinale* Rosc. 的干燥根茎。主产于四川、广东、广西、湖南、湖北等地。均系栽培。冬季采收。纯净后切片晒干或低温烘干。生用。

【处方用名】干姜、泡姜、淡干姜。

【性味归经】辛,热。归脾、胃、肾、心、肺经。

【功效】温中散寒,回阳通脉,温肺化饮。

【应用】

1.**腹痛,呕吐,泄泻** 本品辛热燥烈,主入脾胃而长于温中散寒、健运脾阳,为温暖中焦之主药。多与党参、白术等同用,治脾胃虚寒,脘腹冷痛等,如理中丸(《伤寒论》);《外台秘要》单用本品研末服,治寒邪直中脏腑所致腹痛;常配高良姜,治胃寒呕吐,如二姜丸(《和剂局方》);可与黄芩、黄连、人参等同用,治上热下寒,寒热格拒,食入即吐者,如干姜黄芩黄连人参汤(《伤寒论》);治中寒水泻,可单用为末服,亦可与党参、白术、甘草等同用。

2.**亡阳证** 本品辛热,入心、脾、肾经,有温阳守中、回阳通脉的功效。用治心肾阳虚、阴寒内盛所致亡阳厥逆、脉微欲绝者,每与附子相须为用,如四逆汤(《伤寒论》)。

3.**寒饮喘咳** 本品辛热,入肺经,善能温肺散寒化饮。常与细辛、五味子、麻黄等同用,治寒饮喘咳,形寒背冷,痰多清稀之证,如小青龙汤(《伤寒论》)。

【用法用量】煎服,3～10 g。

【使用注意】本品辛热燥烈,阴虚内热、血热妄行者忌用。

知识链接

现代研究表明,本品含挥发油 2%,主要含姜烯、水芹烯、莰烯、姜烯酮、姜辣素、姜酮、龙脑、姜醇、柠檬醛等化学成分。

肉　桂(ròuguì)
《神农本草经》

为樟科植物肉桂 *Cinnamomum cassia* Presl 的干燥树皮。主产于广东、广西、海南、云南等地。多于秋季剥取,刮去栓皮,阴干。因剥取部位及品质的不同而加工成多种规格,常见的有企边桂、板桂、油板桂等。生用。

【处方用名】玉桂、黄瑶桂、板桂、条桂、肉桂。

【性味归经】辛、甘,大热。归肾、脾、心、肝经。

【功效】补火助阳,散寒止痛,温经通脉,引火归元。

【应用】

1. 阳痿,宫冷　本品辛甘大热,能补火助阳,益阳消阴,作用温和持久,为治命门火衰之要药。常配附子、熟地、山茱萸等,用治肾阳不足,命门火衰的阳痿宫冷,腰膝冷痛,夜尿频多,滑精遗尿等,如肾气丸(《金匮要略》)、右归饮(《景岳全书》)。

2. 腹痛,寒疝　本品甘热助阳以补虚,辛热散寒以止痛,善去痼冷沉寒。治寒邪内侵或脾胃虚寒的脘腹冷痛,可单用研末,酒煎服;或与干姜、高良姜、荜茇等同用,如大已寒丸(《和剂局方》);治寒疝腹痛,多与吴茱萸、小茴香等同用。

3. 腰痛,胸痹,阴疽,闭经,痛经　本品辛散温通,能行气血、运经脉、散寒止痛。常与独活、桑寄生、杜仲等同用,治风寒湿痹,尤以治寒痹腰痛为主,如独活寄生汤(《千金方》);与附子、干姜、川椒等同用,可治胸阳不振,寒邪内侵的胸痹心痛,如桂附丸(《寿世保元》);与鹿角胶、炮姜、麻黄等同用,可治阳虚寒凝,血滞痰阻的阴疽、流注等,如阳和汤(《科证治全生集》);若与当归、川芎、小茴香等同用,可治冲任虚寒,寒凝血滞的闭经、痛经等证,如少腹逐瘀汤(《医林改错》)。

4. 虚阳上浮　本品大热入肝肾,能使因下元虚衰所致上浮之虚阳回归故里,名曰引火归元。用治元阳亏虚,虚阳上浮的面赤、虚喘、汗出、心悸、失眠、脉微弱者,常与山茱萸、五味子、人参、牡蛎等同用。

此外,久病体虚气血不足者,在补气益血方中少量加入肉桂,有鼓舞气血生长之效。

【用法用量】煎服,1～5 g,宜后下或焗服;研末冲服,每次 1～2 g。

【使用注意】阴虚火旺,里有实热,血热妄行出血及孕妇忌用。畏赤石脂。

肉桂

知识链接

1. 现代研究表明,本品含挥发油 1.98%～2.06%,主要含桂皮醛,占 52.92%～61.20%,其他尚含有肉桂醇、肉桂醇醋酸酯、肉桂酸、醋酸苯丙脂、香豆素、黏液、鞣质等化学成分。

2. 肉桂、附子与干姜:性味均辛热,能温中散寒止痛,用治脾胃虚寒之脘腹冷痛、大便溏泄等。然干姜主入脾胃,长于温中散寒、健运脾阳而止呕;肉桂、附子味甘而大热,散寒止痛力强,善治脘腹冷痛甚者及寒湿痹痛证,二者又能补火助阳,用治肾阳虚证及脾肾阳虚证。肉桂还能引火归元、温经通脉,用治虚阳上浮及胸痹、阴疽、闭经、痛经等。附子、干姜能回阳救逆,用治亡阳证。此功附子力强、干姜力弱,常相须为用。干姜尚能温肺化饮,用治肺寒痰饮咳喘。

3. 肉桂与桂枝:性味均辛甘温,能散寒止痛、温经通脉,用治寒凝血滞之胸痹、闭经、痛经、风寒湿痹证。肉桂长于温里寒,用治里寒证;又能补火助阳,引火归元,用治肾阳不足、命门火衰之阳痿宫冷,下元虚衰、虚阳上浮之虚喘、心悸等。桂枝长于散表寒,用治风寒表证;又能助阳化气,用治痰饮、蓄水证。

吴茱萸(wúzhūyú)
《神农本草经》

为芸香科植物吴茱萸 *Euodia rutaecarpa*(Juss.)Benth.、石虎 *Euodia rutaecarpa*(Juss.)Benth. var. *officinalis*(Dode)Huang 或疏毛吴茱萸 *Euodia rutaecarpa*(Juss.)Benth. var. *bodinieri*(Dode)Huang 的干燥近成熟果实。主产于贵州、广西、湖南、云南、陕西、浙江、四川等地。8—11 月果实尚未开裂时,剪下果枝,晒干或低温干燥,除去枝、叶、果梗等杂质。

【处方用名】吴茱萸、吴萸、淡吴萸。

【性味归经】辛、苦,热。有小毒。归肝、脾、胃、肾经。

【功效】散寒止痛,降逆止呕,助阳止泻。

【应用】

1. **寒凝疼痛**　本品辛散苦泄,性热祛寒,主入肝经,既散肝经之寒邪,又疏肝气之郁滞,为治肝寒气滞诸痛之主药。每与生姜、人参等同用,治厥阴头痛、干呕吐涎沫、苔白脉迟等,如吴茱萸汤(《伤寒论》);常与小茴香、川楝子、木香等配伍,治寒疝腹痛,如导气汤(《医方简义》);与桂枝、当归、川芎等同用,可治冲任虚寒,瘀血阻滞之痛经,如温经汤(《金匮要略》);与木瓜、苏叶、槟榔等配伍,治寒湿脚气肿痛,或上冲入腹,如鸡鸣散(《类编朱氏集验医方》)。

2. **胃寒呕吐**　本品辛散苦泄,性热祛寒,善能散寒止痛,还能疏肝解郁,降逆止呕,兼能制酸止痛。常与干姜、甘草同用,治霍乱心腹痛,呕吐不止,如吴茱萸汤(《圣济总录》);与半夏、生姜等同用,可治外寒内侵、胃失和降之呕吐;配伍黄连,可治肝郁化火,肝胃不和的胁痛口苦,呕吐吞酸,如左金丸(《丹溪心法》)。

3. **虚寒泄泻**　本品性味辛热,能温脾益肾,助阳止泻,为治脾肾阳虚,五更泄泻之常用药,多与补骨脂、肉豆蔻、五味子等同用,如四神丸(《校注妇人良方》)。

【用法用量】煎服,2～5 g。外用适量。

【使用注意】本品辛热燥烈,易耗气动火,故不宜多用、久服。阴虚有热者忌用。

知识链接

现代研究表明,本品含挥发油,主要含吴茱萸烯、罗勒烯、月桂烯吴茱萸内酯、吴茱萸内酯醇等化学成分。

小茴香(xiǎohuíxiāng)
《新修本草》

为伞形科植物茴香 *Foeniculum vulgare* Mill. 的干燥成熟果实。全国各地均有栽培。秋季果实初熟时采割植株,晒干,打下果实,除去杂质。生用或盐水炙用。

【处方用名】小茴香、西小茴、谷茴、瘪角茴香。

【性味归经】辛,温。归肝、肾、脾、胃经。

【功效】散寒止痛,理气和胃。

【应用】

1.**寒疝腹痛,睾丸偏坠胀痛,少腹冷痛,痛经** 本品辛温,能温肾暖肝,散寒止痛。常与乌药、青皮、高良姜等配伍,用治寒疝腹痛,如天台乌药散(《医学发明》);亦可用本品炒热,布裹温熨腹部。与橘核、山楂等同用,可治肝气郁滞,睾丸偏坠胀痛,如香橘散(《张氏医通》);治肝经受寒之少腹冷痛,或冲任虚寒之痛经,可与当归、川芎、肉桂等同用。

2.**中焦虚寒气滞证** 本品辛温,能温中散寒止痛,并善理脾胃之气而开胃、止呕。治胃寒气滞之脘腹胀痛,可与高良姜、香附、乌药等同用;治脾胃虚寒的脘腹胀痛、呕吐食少,可与白术、陈皮、生姜等同用。

【用法用量】煎服,3～6 g。外用适量。

【使用注意】阴虚火旺者慎用。

附药:八角茴香(bājiǎohuíxiāng)

为木兰科植物八角茴香 *Illicium verum* Hook. F. 的成熟果实。又名大茴香、八角。主产于亚热带地区。生用或盐水炒用。性味、功效与小茴香相似,但功力较弱,主要用作食物调味品。用法用量与小茴香同。

知识链接

现代研究表明,本品含挥发油 3%～6%,主要含反式茴香脑、柠檬烯、茴酮、爱草脑、γ-松油烯、α-蒎烯、月桂烯等,少量的香桧烯、茴香脑、茴香醛等化学成分。

丁　香(dīngxiāng)
《雷公炮炙论》

为桃金娘科植物丁香 *Eugenia caryophyllata* Thunb. 的干燥花蕾。习称公丁香。主产于坦桑尼亚、马来西亚、印度尼西亚,我国主产于广东、海南等地。通常于 9 月至次年 3 月花蕾由绿转红时采收,晒干。生用。

【处方用名】丁香、公丁香。

【性味归经】辛,温。归脾、胃、肺、肾经。

【功效】温中降逆,散寒止痛,补肾助阳。

【应用】

1.胃寒呕吐、呃逆　本品辛温芳香,暖脾胃而行气滞,尤善降逆,故有温中散寒、降逆止呕、止呃之功,为治胃寒呕逆之要药。常与柿蒂、党参、生姜等同用,治虚寒呕逆,如丁香柿蒂汤(《症因脉治》);与白术、砂仁等同用,治脾胃虚寒之吐泻、食少,如丁香散(《沈氏尊生书》);治妊娠恶阻,可与人参、藿香同用(《证治准绳》)。

2.脘腹冷痛　本品温中散寒止痛,可用治胃寒脘腹冷痛,常与延胡索、五灵脂、橘红等同用。

3.阳痿,宫冷　本品性味辛温,入肾经,有温肾助阳起痿之功,可与附子、肉桂、淫羊藿等同用。

【用法用量】煎服,1~3 g。外用适量。

【使用注意】热证及阴虚内热者忌用。畏郁金。

附药:母丁香(mǔdīngxiāng)

为丁香的成熟果实,又名鸡舌香。性味功效与公丁香相似,但气味较淡,功力较逊。用法用量与公丁香同。

知识链接

现代研究表明,本品含挥发油 16%~19%,主要含丁香油酚、乙酰丁香油酚,微量成分有丁香烯醇、庚酮、水杨酸甲酯、α-丁香烯、胡椒粉、苯甲醇、苯甲醛等化学成分。

高良姜(gāoliángjiāng)
《名医别录》

为姜科植物高良姜 *Alpinia officinarum* Hance 的干燥根茎。主产于广东、广西、海南等地。夏末秋初采挖生长 4~6 年的根茎,除去地上茎、须根及残留鳞片,洗净,切段,晒干,生用。

【处方用名】风姜、小良姜、高良姜。

【性味归经】辛,热。归脾、胃经。

【功效】散寒止痛,温胃止呕。

【应用】

1.**胃寒冷痛**　本品辛散温通,能散寒止痛,为治胃寒脘腹冷痛之常用药,每与炮姜相须为用,如二姜丸(《和剂局方》);治胃寒肝郁,脘腹胀痛,多与香附合用,以疏肝解郁,散寒止痛,如良附丸(《良方集腋》);治卒心腹绞痛如剧,两胁支满,烦闷不可忍者,可与厚朴、当归、桂心等同用,如高良姜汤(《千金方》)。

2.**胃寒呕吐**　本品性热,能温散寒邪,和胃止呕。治胃寒呕吐,多与半夏、生姜等同用;治虚寒呕吐,常与党参、茯苓、白术等同用。

【用法用量】煎服,3～6 g。研末服,每次 3 g。

附药:红豆蔻(hóngdòukòu)

为姜科植物大高良姜的果实。性味辛温,归脾、胃经,功能温中散寒,行气止痛,解酒毒。用于寒湿所致的脘腹冷痛,或饮酒过度所致的呕吐、泄泻、不欲饮食;亦可研末掺牙,治疗风寒牙痛。用量 3～6 g,入汤剂,生用。阴虚有热者忌用。

知识链接

现代研究表明,本品含挥发油 0.5％～1.5％,主要含 1,8-桉叶素、桂皮酸甲酯、丁香油酚、蒎烯、荜澄茄及辛辣成分高良姜酚等化学成分。

花　椒(huājiāo)
《神农本草经》

为芸香科植物青椒 *Zanthoxylum schinifolium* Sieb. et Zucc. 或花椒 *Zanthoxylum bungeanum* Maxim. 的干燥成熟果皮。我国大部分地区有分布,但以四川产者为佳,故又名川椒、蜀椒。秋季采收成熟果实,晒干,除去种子及杂质。生用或炒用。

【处方用名】花椒、香椒、椒目、大花椒。

【性味归经】辛、温。归脾、胃、肾经。

【功效】温中止痛,杀虫止痒。

【应用】

1.**中寒腹痛,寒湿吐泻**　本品辛散温燥,入脾胃经,长于温中燥湿、散寒止痛、止呕止泻。常与生姜、白豆蔻等同用,治疗外寒内侵、胃寒腹痛、呕吐等症;与干姜、人参等配伍,治疗脾胃虚寒、脘腹冷痛、呕吐、不思饮食等,如大建中汤(《金匮要略》);与肉豆蔻同用,可治夏伤湿冷,泄泻不止,如川椒丸。

2.**虫积腹痛,湿疹,阴痒**　本品有驱蛔杀虫之功。常与乌梅、干姜、黄柏等同用,治疗虫积腹痛、手足厥逆、烦闷吐蛔等,如乌梅丸(《伤寒论》);单用煎液作保留灌肠,用治小儿蛲虫病,肛周瘙痒;若与吴茱萸、蛇床子、藜芦、陈茶、烧盐同用,水煎熏洗,治妇人阴痒不可忍,非以热汤泡洗不能已者,如椒茱汤(《医级》);单用或与苦参、蛇床子、地肤子、黄柏等,煎汤外洗,治湿疹瘙痒。

【用法用量】煎服,3～6 g。外用适量,煎汤熏洗。

附药:椒目(jiāomù)

为花椒的种子。性味苦寒。归肺、肾、膀胱经。功能利水消肿,降气平喘。适用于水肿胀满、痰饮咳喘等。煎服,3～10 g。

> ## 知识链接
>
> 现代研究表明,本品含挥发油,柠檬烯占 25.10％,1,8-桉叶素占 21.98％,月桂烯占 11.9％,还含 α-蒎烯、β-蒎烯、香桧烯、紫苏烯、芳樟醇、爱草果等化学成分。

其他温里药简表

药名	性味归经	功效应用	用法用量
胡椒	辛,热。归胃、大肠经	温中止痛,下气消痰。用于脾胃虚寒、癫痫痰多	0.6～1.5 g,研末吞服,外用适量
荜茇	辛,热。归胃、大肠经	温中散寒,下气止痛。用于脘腹冷痛,呕吐、泄泻,寒凝气滞,胸痹,头痛,牙痛	1～3 g。外用适量
荜澄茄	辛,温。归脾、胃、肾、膀胱经	温中散寒,行气止痛。用于胃寒呕逆,脘腹冷痛,寒疝腹痛,寒湿郁滞,小便浑浊	1～3 g

目标检测

课件 8

一、单项选择题

1.温里药的共同作用是　　　　　　　　　　　　　　　　　　(　　)
　　A.温肾壮阳　　　　　　　　　　　　B.温肺化痰
　　C.温肝散寒　　　　　　　　　　　　D.温里散寒
2.治中焦受寒脘腹疼痛、寒疝腹痛、寒湿脚气肿痛,最宜选用　　(　　)
　　A.干姜　　　　　　　　　　　　　　B.肉桂
　　C.高良姜　　　　　　　　　　　　　D.吴茱萸
3.吴茱萸主归　　　　　　　　　　　　　　　　　　　　　　(　　)
　　A.肝、脾、胃、肾经　　　　　　　　B.脾、胃、肺、肝经
　　C.胃、肝、肾、大肠经　　　　　　　D.心、肝、脾、胃经
4.理中丸的功用是　　　　　　　　　　　　　　　　　　　　(　　)
　　A.温中散寒,补气健脾　　　　　　　B.温中补虚,和里缓急
　　C.温中补虚,降逆止呕　　　　　　　D.温中散寒,回阳救逆

二、简答题

1.简述附子与干姜性味、功效的异同。

第六章　理气药

学习目的与要求

学习目的

通过学习理气类药物的性能功效、主治应用的有关知识,培养学生合理应用理气药的能力。

知识要求

掌握陈皮、枳实、木香、香附、薤白、青皮、川楝子的性能与配伍应用;掌握木香与香附,陈皮与青皮的功用异同。

熟悉理气药的含义、分类、性能特点及使用注意;熟悉佛手、沉香、乌药、檀香、荔枝核、柿蒂的性能功用。

了解大腹皮、甘松等药物的功效。

能力要求

能在实际工作中合理应用理气类中药。

一、含义

凡能调理气分、疏通气机,以消除气滞或气逆为主要功效的药物,称为理气药。

理气药

二、性能特点

本类药物多为辛香苦温之品,主入脾、胃、肝、肺经。善能调理气机,疏通郁滞,促使气的运行通畅,从而达到治疗气滞证的目的,其主要功效为行气。

所谓行气,是指药物能疏畅气机,具有治疗气滞证的作用。其中,行气力强者,又称破气。根据作用部位的不同,其药物功效有不同的表述。如入肝经,主要用于肝气郁滞证者,又称疏肝解郁、疏肝理气、疏肝行气、疏肝行滞、舒肝等;如入中焦,主要用于脾胃气滞证者,又称行气健脾、理气和中、行气宽中等;如入肺经,主要用于肺气壅滞证者,又称行气宽胸、理气宽胸等。

三、主治病证

理气药主要用治脾胃气滞所致脘腹胀痛、嗳气吞酸、恶心呕吐、腹泻或便秘等,肝气郁滞所致胁肋胀痛、抑郁不乐、疝气疼痛、乳房胀痛、月经不调等,肺气壅滞所致胸闷胸痛、咳嗽气喘等。

四、应用原则

使用本类药物,须针对病证选择相应功效的药物,并进行必要的配伍。脾胃气滞,要选用调理脾胃气机的药物:①饮食积滞,配伍消导药;②脾胃气虚,配伍补中益气药;③湿热阻滞,配伍清热除湿药;④寒湿困脾,配伍苦温燥湿药。肝气郁滞,应选用疏肝理气的药物:①肝血不足,配伍养血柔肝药;②肝经受寒,配伍暖肝散寒药;③瘀血阻滞,配伍活血祛瘀药;④肺气壅滞,应选用理气宽胸的药物;⑤外邪客肺,配伍宣肺解表药;⑥痰饮阻肺,配伍祛痰化饮药。

五、使用注意

本类药物性多辛温香燥,易耗气伤阴,故气阴不足者慎用。

六、现代研究

现代药理研究证明,大部分理气药具有抑制或兴奋胃肠平滑肌作用,或促进消化液的分泌、利胆等作用;部分理气药具有舒张支气管平滑肌、中枢抑制、调节子宫平滑肌、兴奋心肌、增加冠状动脉血流量、升压或降压、抗菌等作用。本类药物现代多用于治疗胃炎、肠炎、消化道溃疡、多种肝病、胆结石、胆囊炎以及慢性支气管炎等。

陈 皮(chénpí)
《神农本草经》

为芸香科植物橘 *Citrus reticulata* Blanco 及其栽培变种的成熟干燥果皮。主产于广东、福建、四川、浙江、江西等地。秋末冬初果实成熟时采收果皮,晒干或低温干燥。以陈久者为佳,故称陈皮。产广东新会者称新会皮、广陈皮。切丝,生用。

【处方用名】陈皮、广陈皮、新会皮、橘皮。

【性味归经】辛、苦,温。归脾、肺经。

【功效】理气健脾,燥湿化痰。

【应用】

1.脾胃气滞证 本品辛行温通,有行气止痛、健脾和中之功,因其苦温而燥,故寒湿阻中之气滞最宜。治疗中焦寒湿脾胃气滞,脘腹胀痛、恶心呕吐、泄泻等,常与苍术、厚朴等同用,如平胃散(《和剂局方》);若食积气滞,脘腹胀痛,可配山楂、神曲等同用,如保和丸(《丹溪心法》);若外感风寒,内伤湿滞之腹痛、呕吐、泄泻,可配藿香、苏叶等同用,如藿香正气散(《和剂局方》);若脾虚气滞,腹痛喜按、不思饮食、食后腹胀、便溏舌淡,可与党参、白术、茯苓等同用,如异功散(《小儿药证直诀》)。若脾胃气滞较甚,脘腹胀痛较剧,每与木香、枳实等同用,以增强行气止痛之功。

2.呕吐、呃逆　陈皮辛香而行,善疏理气机、调畅中焦而使之升降有序。治疗呕吐、呃逆,常配伍生姜、竹茹、大枣,如橘皮竹茹汤(《金匮要略》);若脾胃寒冷,呕吐不止,可配生姜、甘草同用,如姜橘汤(《活幼心书》)。

3.湿痰、寒痰咳嗽　本品既能燥湿化痰,又能温化寒痰,且辛行苦泄而能宣肺止咳,为治痰之要药。治湿痰咳嗽,多与半夏、茯苓等同用,如二陈汤(《和剂局方》)。若治寒痰咳嗽,多与干姜、细辛、五味子等同用,如苓甘五味姜辛汤(《伤寒论》);若脾虚失运而致痰湿犯肺,可配党参、白术同用,如六君子汤(《医学正传》)。

4.胸痹　本品辛行温通、入肺走胸,而能行气通痹止痛。治疗胸痹胸中气塞短气,可配伍枳实、生姜,如橘皮枳实生姜汤(《金匮要略》)。

【用法用量】煎服,3~10 g。

青　皮(qīngpí)
《本草图经》

为芸香科植物橘 *Citrus reticulata* Blanco 及其栽培变种的幼果或未成熟果实的干燥果皮。产地同陈皮。每年5—6月间收集自落的幼果,晒干,称为"个青皮";7—8月间采收未成熟的果实,在果皮上纵剖成四瓣至基部,除去瓤肉,晒干,习称"四花青皮"。生用或醋炙用。

【处方用名】青皮。

【性味归经】苦、辛,温。归肝、胆、胃经。

【功效】疏肝破气,消积化滞。

【应用】

1.肝郁气滞证　本品辛散温通,苦泄下行而奏疏肝理气、散结止痛之功。尤宜于治肝郁气滞之胸胁胀痛、疝气疼痛、乳房肿痛。治肝郁胸胁胀痛,常配柴胡、郁金、香附等;治乳房胀痛或结块,常配柴胡、浙贝母、橘叶等;治乳痈肿痛,常配瓜蒌皮、金银花、蒲公英等;若治寒疝疼痛,多与乌药、小茴香、木香等同用,如天台乌药散(《医学发明》)。

2.气滞脘腹疼痛　本品辛行温通,入胃而行气止痛。治疗脘腹胀痛,可配大腹皮同用,如青皮散(《症因脉治》);若脘腹冷痛,可配桂枝、陈皮同用,如三皮汤(《医方类聚》)。

3.食积腹痛　本品辛行苦降温通,有消积化滞、和降胃气、行气止痛之功。治食积气滞,脘腹胀痛,常与山楂、神曲、麦芽等同用,如青皮丸(《沈氏尊生书》);若气滞甚,可配木香、槟榔或枳实、大黄等同用。

4.癥瘕积聚,久疟痞块　本品气味峻烈,苦泄力大,辛散温通力强,能破气散结。用治气滞血瘀之癥瘕积聚,久疟痞块等,多与三棱、莪术、丹参等同用。

【用法用量】煎服,3~10 g。醋炙疏肝止痛力强。

【使用注意】易伤正气,气虚者慎用。

枳　实(zhǐshí)
《神农本草经》

为芸香科植物酸橙 *Citrus aurantium* L. 及其栽培变种或甜橙 *Citrus sinensis* Osbeck

的干燥幼果,主产于四川、江西、福建、江苏等地。每年5—6月间采集自落的果实,自中部横切为两半,晒干或低温干燥,较小者直接晒干或低温干燥。用时洗净、闷透,切薄片,干燥。生用或麸炒用。

【处方用名】枳实。

【性味归经】苦、辛、酸,温。归脾、胃、大肠经。

【功效】破气消积,化痰散痞。

【应用】

1.胃肠积滞,湿热泻痢　本品辛行苦降,善破气除痞、消积导滞。治饮食积滞,脘腹痞满胀痛,常与山楂、麦芽、神曲等同用,如曲麦枳术丸(《医学正传》);若胃肠积滞,热结便秘,腹满胀痛,则与大黄、芒硝、厚朴等同用,如大承气汤(《伤寒论》);治湿热泻痢、里急后重,多与黄芩、黄连同用,如枳实导滞丸(《内外伤辨惑论》)。

2.胸痹,结胸　本品能行气化痰以消痞,破气除满而止痛。治胸阳不振、痰阻胸痹之胸中满闷、疼痛,多与薤白、桂枝、瓜蒌等同用,如枳实薤白桂枝汤(《金匮要略》);治痰热结胸,可与黄连、瓜蒌、半夏同用,如小陷胸加枳实汤(《温病条辨》);治心下痞满,食欲不振,可与半夏曲、厚朴等同用,如枳实消痞丸(《兰室秘藏》)。

3.气滞胸胁疼痛　本品善破气行滞而止痛,治疗气血阻滞之胸胁疼痛,可与川芎配伍,如枳芎散(《济生方》);若属寒凝气滞,可配桂枝,如桂枳散(《本事方》)。

4.产后腹痛　本品行气以助活血而止痛,可与芍药等分为末服用,用治产后瘀滞腹痛、烦躁,如枳实芍药散(《金匮要略》),或与当归、益母草同用。

此外,本品尚可用治胃扩张、胃下垂、子宫脱垂、脱肛等脏器下垂病症,可单用本品,或配伍补中益气之品黄芪、白术等以增强疗效。

【用法用量】煎服,3～10 g,大量可用至30 g。炒后性较平和。

【使用注意】孕妇慎用。

木 香(mùxiāng)
《神农本草经》

为菊科植物木香 *Aucklandia lappa* Decne.、川木香 *Vladimiria souliei*(Franch.)Ling 的根。木香产于印度、巴基斯坦、缅甸者,称为广木香。现我国已栽培成功,主产于云南、广西者,称为云木香;主产于四川、西藏等地者,称为川木香。秋、冬二季采挖,除去泥沙及须根,切段,大的再纵剖成瓣,干燥后撞去粗皮。生用或煨用。

【处方用名】木香、广木香、云木香、川木香。

【性味归经】辛、苦,温。归脾、胃、大肠、胆、三焦经。

【功效】行气止痛,健脾消食。

【应用】

1.脾胃气滞证　本品辛行苦泄温通,芳香气烈而味厚,善通行脾胃之滞气,既为行气止痛之要药,又为健脾消食之佳品。治脾胃气滞,脘腹胀痛,可单用本品或配砂仁、藿香等同用,如木香调气散(《张氏医通》);若脾虚气滞,脘腹胀满、食少便溏,可与党参、白术、陈皮等同用,如香砂六君子汤(《时方歌括》)、健脾丸(《证治准绳》);若脾虚食少,兼食积气滞,可配砂仁、枳实、白术等同用,如香砂枳术丸(《摄生秘剖》)。

2. 泻痢里急后重　本品辛行苦降,善行大肠之滞气,为治湿热泻痢里急后重之要药。常与黄连配伍,如香连丸(《和剂局方》);若治饮食积滞之脘腹胀满、大便秘结或泻而不爽,可与槟榔、青皮、大黄等同用,如木香槟榔丸(《儒门事亲》)。

3. 腹痛胁痛,黄疸,疝气疼痛　本品气香醒脾,味辛能行,味苦主泄,走三焦和胆经,故既能行气健脾,又能疏肝利胆。用治脾失运化、肝失疏泄而致湿热郁蒸、气机阻滞之脘腹胀痛、胁痛、黄疸,可与郁金、大黄、茵陈等配伍;若治寒疝腹痛及睾丸偏坠疼痛,可与川楝子、小茴香等同用,如导气汤(《医方简义》)。

4. 胸痹　本品辛行苦泄,性温通行,能通畅气机,气行则血行,故可止痛。用治寒凝气滞心痛,可与赤芍、姜黄、丁香等同用,如二香散(《经验良方》);若治气滞血瘀之胸痹,可配郁金、甘草等同用,如颠倒木金散(《医宗金鉴》)。

此外,本品气味芳香,能醒脾开胃,故在补益方剂中用之,能减轻补益药的滋腻碍胃和滞气之弊,有助于消化吸收,如归脾汤(《济生方》)。

【用法用量】煎服,3~6 g。生用行气力强,煨用行气力缓而实肠止泻,用于泄泻腹痛。

沉　香(chénxiāng)
《名医别录》

为瑞香科植物沉香 *Aquilaria agallocha* Roxb. 及白木香 *Aquilaria sinensis* (Lour.) Gilg 含有树脂的木材。沉香主产于东南亚、印度等地,白沉香主产于我国海南、广东、云南、台湾等地。全年均可采收,割取含树脂的木材,除去不含树脂的部分,阴干,打碎或锉末。生用。

【处方用名】沉香、白沉香。

【性味归经】辛、苦,微温。归脾、胃、肾经。

【功效】行气止痛,温中止呕,纳气平喘。

【应用】

1. 胸腹胀痛　本品气芳香走窜,味辛行散,性温祛寒,善散胸腹阴寒,行气以止痛。常与乌药、木香、槟榔等同用,治寒凝气滞之胸腹胀痛,如沉香四磨汤(《卫生家宝》);若脾胃虚寒之脘腹冷痛,常配肉桂、干姜、附子等同用,如沉香桂附丸(《卫生宝鉴》)。

2. 胃寒呕吐　本品辛温散寒,味苦质重性降,善温胃降气而止呕。可与陈皮、荜澄茄、胡椒等同用,治寒邪犯胃,呕吐清水,如沉香丸(《圣济总录》);若脾胃虚寒,呕吐呃逆,经久不愈者,可与丁香、白豆蔻、柿蒂等同用。

3. 虚喘证　本品既能温肾纳气,又能降逆平喘。常与肉桂、附子、补骨脂等同用,用治下元虚冷、肾不纳气之虚喘证,如黑锡丹(《和剂局方》);若治上盛下虚之痰饮喘嗽,常与苏子、半夏、厚朴等配伍。

【用法用量】煎服,1~5 g,宜后下;或磨汁冲服,或入丸散剂,每次 0.5~1.0 g。

檀　香(tánxiāng)
《名医别录》

为檀香科植物檀香 *Santalum album* L. 的木质心材。主产于印度、澳大利亚、印度尼西亚,亦产于我国海南、广东、云南、台湾等地。以夏季采收为佳。除去边材,镑片或劈碎后入药。生用。

【处方用名】檀香。

【性味归经】辛,温。归脾、胃、心、肺经。

【功效】行气温中,开胃止痛。

【应用】

胸腹寒凝气滞 本品辛散温通而芳香,善理脾胃,调肺气,利膈宽胸,有行气止痛、散寒调中之功。常配白豆蔻、砂仁、丁香等同用,治疗寒凝气滞,胸腹冷痛,如沉香磨脾散(《仁斋直指方》);若治疗寒凝气滞之胸痹绞痛,可配荜茇、延胡索、高良姜等同用;若治胃脘寒痛,呕吐食少,可以本品研末,干姜汤泡服,或配沉香、白豆蔻、砂仁等同用。

【用法用量】煎服,2~5 g,宜后下;入丸散,1~3 g。

【使用注意】阴虚火旺,实热吐衄者慎用。

川楝子(chuānliànzǐ)
《神农本草经》

为楝科植物川楝树 *Melia toosendan* Sieb. et Zuee. 的干燥成熟果实。我国南方各地均产,以四川产者为佳。冬季果实成熟时采收,除去杂质,干燥。用时打碎。生用或炒用。

【处方用名】川楝子、金铃子。

【性味归经】苦,寒。有小毒。归肝、胃、小肠、膀胱经。

【功效】疏肝泄热,行气止痛,杀虫。

【应用】

1.肝郁化火诸痛证 本品苦寒降泄,能清肝火、泄郁热、行气止痛。每与延胡索配伍,用于肝郁气滞或肝郁化火胸腹诸痛,如金铃子散(《素问病机气宜保命集》);治肝胃气痛,与延胡索同用,或以金铃子散与四逆散合用。用治疝气痛,以治疗热疝为宜,可配延胡索、香附、橘核、芒果核等同用;寒疝腹痛则宜配暖肝散寒之品小茴香、木香、吴茱萸等,如导气汤(《医方简义》)。

2.虫积腹痛 本品苦寒有毒,能驱杀肠道寄生虫,味苦又能降泄气机而行气止痛。可用治蛔虫等引起的虫积腹痛,每与槟榔、使君子等同用。

此外,本品苦寒有毒,能清热燥湿,杀虫而疗癣。可用本品焙黄研末,以油调膏,外涂治头癣、秃疮。

【用法用量】煎服,5~10 g。外用适量。炒用寒性减低。

【使用注意】本品有毒,不宜过量或持续服用,以免中毒。又因性寒,脾胃虚寒者慎用。

乌 药(wūyào)
《本草拾遗》

为樟科植物乌药 *Lindera aggregate* (Sims) Kosterm. 的块根。主产于浙江、安徽、江苏、陕西等地。全年均可采挖,除去细根,洗净,趁鲜切片,晒干。生用或麸炒用。

【处方用名】乌药。

【性味归经】辛,温。归肺、脾、肾、膀胱经。

【功效】行气止痛,温肾散寒。

【应用】

1.**寒凝气滞胸腹诸痛证**　本品味辛行散,性温祛寒,入肺而宣通,入脾而宽中,故能行气散寒止痛。治胸腹胁肋闷痛,常配香附、甘草等同用,如小乌沉汤(《和剂局方》),也可与薤白、瓜蒌皮、延胡索等同用;若治脘腹胀痛,可配伍木香、青皮、莪术等,如乌药散(《太平圣惠方》),也可与香附、木香、陈皮等同用;治寒疝腹痛,多与小茴香、青皮、高良姜等同用,如天台乌药散(《医学发明》);若寒凝气滞痛经,可与当归、香附、木香等同用,如乌药汤(《济阴纲目》)。

2.**尿频,遗尿**　本品辛散温通,入肾与膀胱而温肾散寒,缩尿止遗。常与益智仁、山药等同用,治肾阳不足、膀胱虚冷之小便频数、小儿遗尿,如缩泉丸(《校注妇人良方》)。

【用法用量】煎服,3~9 g。

荔枝核(lìzhīhé)

《本草衍义》

为无患子科植物荔枝 *Litchi chinensis* Sonn. 的成熟种子。主产于福建、广东、广西等地。夏季采摘成熟果实,除去果皮及肉质假种皮,洗净,晒干。生用或盐水炙用。用时打碎。

【处方用名】荔枝核。

【性味归经】辛、微苦,温。归肝、胃经。

【功效】行气散结,祛寒止痛。

【应用】

1.**疝气痛,睾丸肿痛**　本品主入肝经,味辛能行,味苦能泄,性温祛寒,有疏肝理气、行气散结、散寒止痛之功。治寒凝气滞之疝气痛、睾丸肿痛,可与小茴香、青皮等同用,如荔核散(《世医得效方》);或与小茴香、吴茱萸、橘核等同用,如疝气内消丸(《北京市中药成方选集》);若睾丸肿痛属湿热者,可配龙胆草、川楝子、大黄等同用。

2.**胃脘久痛,痛经,产后腹痛**　本品辛行苦泄温通,入肝胃经,有疏肝和胃、理气止痛作用。治肝气郁结、肝胃不和之胃脘久痛,可与木香研末服,如荔香散(《景岳全书》);若肝郁气滞血瘀之痛经及产后腹痛,可与香附研末服,如蠲痛散(《妇人良方》),或酌加川芎、当归、益母草等同用,疗效更好。

【用法用量】煎服,5~10 g。或入丸散剂。

香　附(xiāngfù)

《名医别录》

为莎草科植物莎草 *Cyperus rotundus* L. 的干燥根茎。全国大部分地区均产,主产于广东、河南、四川、浙江、山东等地。秋季采挖,燎去毛须,置沸水中略煮或蒸透后晒干,或燎后直接晒干。生用,或醋炙用。用时碾碎。

【处方用名】香附、醋香附。

【性味归经】辛、微苦、微甘,平。归肝、脾、三焦经。

【功效】疏肝解郁,调经止痛,理气宽中。

【应用】

1.**肝郁气滞胁痛、腹痛**　本品主入肝经气分,芳香辛行,善散肝气之郁结,味苦疏泄,以平肝气之横逆,故为疏肝解郁、行气止痛之要药。治肝气郁结之胁肋胀痛,多与柴胡、川芎、枳壳等同用,如柴胡疏肝散(《景岳全书》);用治寒凝气滞、肝气犯胃之胃脘疼痛,可配高良姜用,如良附丸(《良方集腋》);若治寒疝腹痛,多与小茴香、乌药、吴茱萸等同用;治气、血、痰、火、湿、食六郁所致胸膈痞满、脘腹胀痛、呕吐吞酸、饮食不化等,可配川芎、苍术、栀子等同用,如越鞠丸(《丹溪心法》)。

2.月经不调,痛经,乳房胀痛　本品辛行苦泄,善于疏理肝气,调经止痛,为妇科调经之要药。治月经不调、痛经,可单用,或与柴胡、川芎、当归等同用,如香附归芎汤(《沈氏尊生书》);若治乳房胀痛,多与柴胡、青皮、瓜蒌皮等同用。

3.气滞腹痛　本品味辛能行而长于止痛,除善疏肝解郁之外,还能入脾经,而有宽中、消食下气等作用,故临床上也常用于脾胃气滞证。治疗脘腹胀痛、胸膈噎塞、噫气吞酸、纳呆,可配砂仁、甘草同用,如快气汤(《和剂局方》),或上方再加乌药、苏叶同用,如缩砂香附汤(《世医得效方》)。

【用法用量】煎服,6~9 g。醋炙止痛力增强。

佛　手(fóshǒu)
《滇南本草》

为芸香科植物佛手 *Citrus medica* L. var. *sarcodactylis* Swingle 的干燥果实。主产于广东、福建、云南、四川等地。秋季果实尚未变黄或刚变黄时采收,纵切成薄片,晒干或低温干燥。生用。

【处方用名】佛手。

【性味归经】辛、苦,温。归肝、脾、胃、肺经。

【功效】疏肝理气,和胃止痛,燥湿化痰。

【应用】

1.肝郁胸胁胀痛　本品辛行苦泄,善疏肝解郁、行气止痛。治肝郁气滞及肝胃不和之胸胁胀痛,脘腹痞满等,可与柴胡、香附、郁金等同用。

2.气滞脘腹疼痛　本品辛行苦泄,气味芳香,能醒脾理气,和中导滞。治脾胃气滞之脘腹胀痛、呕恶食少等,多与木香、香附、砂仁等同用。

3.久咳痰多,胸闷作痛　本品芳香醒脾,苦温燥湿而善健脾化痰,辛行苦泄又能疏肝理气。治咳嗽日久痰多,胸膺作痛者,可与丝瓜络、瓜蒌皮、陈皮等配伍。

【用法用量】煎服,3~9 g。

薤　白(xièbái)
《神农本草经》

为百合科植物小根蒜 *Allium macrostemon* Bge. 的地下干燥鳞茎。全国各地均有分布,主产于江苏、浙江等地。夏、秋二季采挖。洗净,除去须根,蒸透或置沸水中烫透,晒干。生用。

【处方用名】薤白。

【性味归经】辛、苦,温。归肺、胃、大肠经。

【功效】通阳散结,行气导滞。

【应用】

1. **胸痹心痛**　本品辛散苦降、温通滑利,善散阴寒之凝滞,通胸阳之闭结,为治胸痹之要药。治寒痰阻滞、胸阳不振所致胸痹证,常与瓜蒌、半夏、枳实等配伍,如瓜蒌薤白白酒汤、瓜蒌薤白半夏汤、枳实薤白桂枝汤等(《金匮要略》);若治痰瘀胸痹,则可与丹参、川芎、瓜蒌皮等同用。

2. **脘腹痞满胀痛,泻痢里急后重**　本品辛行苦降,有行气导滞、消胀止痛之功。治胃寒气滞之脘腹痞满胀痛,可与高良姜、砂仁、木香等同用;若治胃肠气滞,泻痢里急后重,可单用本品或与木香、枳实配伍。

【用法用量】煎服,5～9 g。

柿　蒂(shìdì)

《本草拾遗》

为柿树科植物柿树 *Diospyros kaki* Thunb. 果实上的干燥宿萼。主产于四川、广东、广西、福建等地。秋、冬二季果实成熟时采摘或食用时收集,洗净、晒干。生用。

【处方用名】柿蒂。

【性味归经】苦、涩,平。归胃经。

【功效】降气止呃。

【应用】

呃逆　本品味苦降泄,专入胃经,善降胃气而止呃逆,为止呃要药。因其性平和,故凡胃气上逆所致各种呃逆均可以应用。治胃寒呃逆,常配丁香、生姜等同用,如柿蒂汤(《济生方》);若治虚寒呃逆,常与人参、丁香同用,如丁香柿蒂汤(《症因脉治》);若治热呃逆,可配伍黄连、竹茹等同用;若治痰浊内阻之呃逆,配伍半夏、陈皮、厚朴等同用;若命门火衰,元气暴脱,上逆作呃,则须配伍附子、人参、丁香等。

【用法用量】煎服,5～10 g。

其他理气药简表

分类	药名	性味归经	功效应用	用法用量
宽中理气	大腹皮	辛,微温。脾、胃、大肠、小肠经	下气宽中,行水消肿。主治胸腹胀闷,水肿,脚气,小便不利	煎服 5～10 g
	甘松	辛,温。归脾、胃经	理气止痛,开郁醒脾。主治思虑伤脾或寒郁所致脘腹胀满、食欲不振;外治牙痛,脚肿	煎服 3～6 g
疏肝理气	天仙藤	苦,温。归肝、脾、肾经	行气活血,利水消肿。用于脘腹刺痛,关节痹痛,妊娠水肿	煎服 5～10 g
	八月札	微苦,性平。归肝、胃、膀胱经	疏肝和胃,活血止痛,软坚散结。主治肝胃气滞,脘腹、胁肋胀痛,闭经,痛经,瘿瘤,瘰疬	煎服 9～15 g

目标检测

课件 9

一、单项选择题

1. 常用理气药性味多是 （　　）
　　A. 辛甘温　　　　　　B. 辛温　　　　　　C. 辛苦温　　　　　　D. 苦温

2. 理气药性多辛散温燥,故慎用于 （　　）
　　A. 气虚证　　　　　　B. 外感证　　　　　　C. 阴虚证　　　　　　D. 寒湿困脾证

3. 橘皮用治寒湿阻中所致脾胃气滞证,最常配伍的药物是 （　　）
　　A. 藿香、佩兰　　　　B. 茯苓、薏苡仁　　　C. 生姜、葱白　　　　D. . 苍术、厚朴

4. 功能破气除痞、化痰消积的药物是 （　　）
　　A. 陈皮　　　　　　　B. 佛手　　　　　　　C. 青皮　　　　　　　D. 枳实

5. 治湿热泻痢、里急后重,最宜用 （　　）
　　A. 陈皮、黄连　　　　B. 木香、黄连　　　　C. 青皮、黄连　　　　D. 吴茱萸、黄连

6. 治肝郁月经不调、痛经、乳房胀痛,最宜选用 （　　）
　　A. 乌药　　　　　　　B. 佛手　　　　　　　C. 香附　　　　　　　D. 荔枝核

二、简答题

1. 试比较枳实、陈皮、木香三药功用的异同。

三、分析题

1. 试用中药药性理论论述理气药的功用机制。

第七章　消食药

学习目的与要求

学习目的

　　通过学习消食类药物及消食有关功效术语的含义、功效、主治、应用的有关知识,培养学生合理应用消食药的能力。

知识要求

　　掌握山楂、鸡内金、神曲、麦芽的性能、功效与配伍应用;掌握山楂与麦芽的功用异同。

　　熟悉消食药的含义、性能特点及使用注意;熟悉莱菔子、谷芽的性能特点。

　　了解隔山消和阿魏的功效主治。

能力要求

　　能在实际工作中合理应用消食药。

一、含义

　　凡以消化食积为主要作用,主治饮食积滞的药物,称为消食药。

消食药

二、性能特点

　　消食药多味甘性平,主归脾胃二经。具消食化积,健脾开胃、和中之功。

三、主治病证

　　主治宿食停留,饮食不消所致之脘腹胀满,嗳气吞酸,恶心呕吐,不思饮食,大便失常,以及脾胃虚弱,消化不良等证。

四、应用原则

本类药物多属渐消缓散之品,适用于病情较缓,积滞不甚者。然而,食积者多有兼证,故应根据不同病情予以适当配伍:①宿食内停,气机阻滞,需配理气药,使气行而积消;②积滞化热,当配苦寒清热或轻下之品;③寒湿困脾或胃有湿浊,当配芳香化湿药;④中焦虚寒,宜配温中健脾之品;⑤脾胃素虚,运化无力,食积内停,则当配伍健脾益气之品,以标本兼顾,使消积而不伤正,不可单用消食药取效。

五、使用注意

本类药物多数效缓,但不乏耗气之弊,故气虚而无积滞者慎用。

六、现代研究

本类药物有助消化、降血脂、抗动脉粥样硬化、强心、增加冠状动脉血流量、抗心肌缺血、降压等多种药理作用。

山　楂(shānzhā)
《神农本草经集注》

为蔷薇科植物山里红 *Crataegus pinnatifida* Bge. var *major* N. E. Br. 或山楂 *Crataegus pinnatifida* Bge. 的成熟果实。主产于河南、山东、河北等地,以山东产量大而质量佳,多为栽培品。秋季果实成熟时采收。切片,干燥。生用或炒用。

【处方用名】山楂、炒山楂、焦山楂。

【性味归经】酸、甘,微温。归脾、胃、肝经。

【功效】消食健胃,行气散瘀,化浊降脂。

【应用】

1. 饮食积滞　本品酸甘,微温不热,功善消食化积,能治各种饮食积滞,尤为消化油腻肉食积滞之要药。凡肉食积滞之脘腹胀满、嗳气吞酸、腹痛便溏者,均可应用。如《简便方》即以单味煎服,治食肉不消。若配莱菔子、神曲等,可加强消食化积之功。若配木香、青皮以行气消滞,治积滞脘腹胀痛,如匀气散(《证治准绳》)。

2. 泻痢腹痛,疝气痛　山楂入肝经,能行气散结止痛,炒用兼能止泻止痢。治泻痢腹痛,可单用焦山楂水煎服,或用山楂炭研末服;亦可配木香、槟榔等同用;治疝气痛,常与橘核、荔枝核等同用。

3. 瘀阻胸腹痛,痛经　本品性温兼入肝经血分,能通行气血,有活血祛瘀止痛之功。治瘀滞胸胁痛,常与川芎、桃仁、红花等同用;若治疗产后瘀阻腹痛、恶露不尽或痛经、经闭,朱丹溪经验方即单用本品加糖水煎服;亦可与当归、香附、红花同用,如通瘀煎(《景岳全书》)。

现代单用本品制剂治疗冠心病、高血压病、高脂血症、细菌性痢疾等,均有较好疗效。

【用法用量】煎服,10～15 g,大剂量30 g。生山楂、炒山楂多用于消食散瘀,焦山楂、山楂炭多用于止泻痢。

【使用注意】脾胃虚弱而无积滞者或胃酸分泌过多者均慎用。

神　曲(shénqǔ)

《药性论》

为面粉和其他药物混合后经发酵而成的加工品。全国各地均有生产。其制法是:取较大量面粉或麸皮,与杏仁泥、赤小豆粉,以及鲜青蒿、鲜苍耳、鲜辣蓼自然汁,混合拌匀,使其干湿适宜,放入筐内,覆盖麻叶或楮叶,保温发酵一周,长出黄菌丝时取出,切成小块,晒干即成。生用或炒用。

【处方用名】神曲、焦神曲。

【性味归经】甘、辛,温。归脾、胃经。

【功效】消食和胃。

【应用】

饮食积滞　本品辛以行散消食,甘温健脾开胃,和中止泻。常配山楂、麦芽、木香等同用,治疗食滞脘腹胀满,食少纳呆,肠鸣腹泻者。又因本品略能解表退热,故尤宜外感表证兼食滞者。此外,凡丸剂中有金石、贝壳类药物者,前入用本品糊丸以助消化,如磁朱丸。

【用法用量】煎服,6～15 g。消食宜炒焦用。

麦　芽(màiyá)

《药性论》

为禾本科植物大麦 *Hordeum vulgare* L. 的成熟果实经发芽干燥而成。全国各地均可生产。将大麦洗净,浸泡 4～6 h 后捞出,保持适宜温度、湿度,待幼芽长至约 0.5 cm 时,晒干或低温干燥。生用、炒黄或炒焦用。

【处方用名】麦芽、焦麦芽。

【性味归经】甘,平。归脾、胃、肝经。

【功效】行气消食,健脾开胃,回乳消胀。

【应用】

1.米面薯芋食滞　本品甘平,健胃消食,尤能促进淀粉性食物的消化。主治米面薯芋类积滞不化,常配山楂、神曲、鸡内金同用;治小儿乳食停滞,单用本品煎服或研末服有效;若配白术、陈皮,可治脾虚食少,食后饱胀,如健脾丸(《本草纲目》)。

2.断乳、乳房胀痛　本品有回乳之功。可单用生麦芽或炒麦芽 120 g(或生、炒麦芽各 60 g),煎服,用治妇女断乳或乳汁郁积之乳房胀痛等。

此外,本品兼能疏肝解郁,常配川楝子、柴胡等,用治肝气郁滞或肝胃不和之胁痛、脘腹痛等。

【用法用量】煎服,10～15 g,大剂量 30～120 g。生麦芽功偏消食健胃,炒麦芽多用于回乳消胀。

【使用注意】授乳期妇女不宜使用。

谷　芽(gǔyá)

《名医别录》

为禾本科植物稻 *Oryza sativa* L. 的成熟果实经发芽干燥而成。全国多数地方均可生

产,主产南方各省区。将稻谷用水浸泡后,保持适宜的温度、湿度,待须根长至约 1 cm 时,干燥。生用或炒用。

【处方用名】谷芽、炒谷芽。

【性味归经】甘,温。归脾、胃经。

【功效】消食和中,健脾开胃。

【应用】

米面薯芋食滞及脾虚食少消化不良　本品消食和中,作用和缓,助消化而不伤胃气。常与麦芽相须为用,以提高疗效。若治脾虚食少,亦常与砂仁、白术、炙甘草等同用,如谷神丸(《澹寮集验方》)。

【用法用量】煎服,9~15 g。生用长于和中,炒用偏于消食。

知识链接

稻芽与麦芽:均具消食和中,健胃之功,主治米面薯芋类食滞证及脾虚食少等。麦芽消食健胃力较强,而稻芽力较弱,故稻芽宜于轻证或病后脾虚者。但二药临床常相须为用。

莱菔子(láifúzǐ)
《日华子本草》

为十字花科植物萝卜 *Raphanus sativus* L. 的成熟种子。全国各地均有栽培。夏季果实成熟时采割植株,晒干,搓出种子,除去杂质,再晒干。生用或炒用,用时捣碎。

【处方用名】莱菔子。

【性味归经】辛、甘,平。归肺、脾、胃经。

【功效】消食除胀,降气化痰。

【应用】

1.食积气滞　本品味辛行散,消食化积之中,尤善行气消胀。常与山楂、神曲、陈皮同用,治食积气滞所致的脘腹胀满或疼痛,暖气吞酸,如保和丸(《丹溪心法》);若再配白术,可攻补兼施,治疗食积气滞兼脾虚者,如大安丸(《丹溪心法》)。

2.咳喘痰多,胸闷食少　本品既能消食化积,又能降气化痰,止咳平喘。尤宜治咳喘痰壅,胸闷兼食积者,如《食医心镜》单用本品为末服;或与白芥子、苏子等同用,如三子养亲汤(《韩氏医通》)。

此外,古方中有单用生品研服以涌吐风痰者,但现代临床很少用。

【用法用量】煎服,6~10 g。生用吐风痰,炒用消食下气化痰。

【使用注意】本品辛散耗气,故气虚及无食积、痰滞者慎用。不宜与人参同用。

知识链接

莱菔子与山楂:均有良好的消食化积之功,主治食积证。山楂长于消积化滞,主治肉食积滞,而莱菔子尤善消食行气消胀,主治食积气滞证。

鸡内金(jīnèijīn)
《神农本草经》

为雉科动物家鸡 *Gallus gallus domesticus* Brisson 的砂囊内壁。全国各地均产。杀鸡后,取出鸡肫,趁热剥取内壁,洗净,干燥。生用、炒用或醋制入药。

【处方用名】鸡内金。

【性味归经】甘,平。归脾、胃、小肠、膀胱经。

【功效】健胃消食,涩精止遗,通淋化石。

【应用】

1.**饮食积滞,小儿疳积** 本品消食化积作用较强,并可健运脾胃,故广泛用于米、面、薯、芋、乳、肉等各种食积证。病情较轻者,单味研末服即有效,如《千金方》独用本品治消化不良引起反胃吐食;若配山楂、麦芽等,可增强消食导滞作用,以治疗食积较重者。若与白术、山药、使君子等同用,可治小儿脾虚疳积。

2.**肾虚遗精、遗尿** 本品可固精缩尿止遗。如《吉林中草药》即以鸡内金单味炒焦研末,温酒送服治遗精;若以本品配菟丝子、桑螵蛸等,可治遗尿,如鸡肶胵散(《太平圣惠方》)。

3.**砂石淋证,胆结石** 本品入膀胱经,有化坚消石之功。现常与金钱草等药同用,治砂石淋证或胆结石。

【用法用量】煎服,3～10 g;研末服,每次 1.5～3.0 g。研末服效果比煎剂好。

【使用注意】脾虚无积滞者慎用。

其他消食药简表

药名	性味归经	功效应用	用量用法
隔山消	甘、苦,平。归脾、胃、肝经	消食健胃,理气止痛,催乳。饮食积滞证,脘腹胀痛,乳汁不下或不畅	煎服9～15 g
阿魏	苦、辛,温。归肝、脾、胃经	化癥散痞,消积,杀虫。癥瘕、痞块,肉食积滞	入丸散 1.0～1.5 g

目标检测

课件 10

一、单项选择题

1. 患者症见脘腹胀满、嗳气吞酸、恶心呕吐、吐出宿食酸臭,不思饮食,大便溏泄,每日 2 ～3 次,舌苔白厚,最宜选用   （   ）
   A. 行气药   B. 消食药
   C. 芳香化湿药   D. 峻下药

2. 患者昨晚赴宴,饱食油腻之品,夜半忽觉腹痛难忍,随后出现腹泻、里急后重,最宜用 的药物是   （   ）
   A. 橘皮   B. 山楂   C. 鸡内金   D. 薤白

3. 既能消食和胃,又能解表的药物是   （   ）
   A. 神曲   B. 苏叶   C. 鸡内金   D. 生姜

4. 鸡内金入消食药的最佳剂型是   （   ）
   A. 汤剂   B. 丸剂   C. 丹剂   D. 散剂

5. 患者饮食过量,脘腹胀满疼痛,最宜选用   （   ）
   A. 山楂   B. 麦芽   C. 鸡内金   D. 莱菔子

6. 麦芽主归   （   ）
   A. 脾、胃经   B. 脾、胃、肺经   C. 脾、肺经   D. 脾、胃、肝经

二、简答题

1. 山楂在临床上治疗哪些病证? 其治疗机制是什么?
2. 具行气作用的消导药有哪些? 其行气作用各治什么病证?

三、分析题

1. 消食药的配伍方法具体有哪些?

第八章　驱虫药

学习目的与要求

学习目的

　　通过学习驱虫类药物的性能功效、主治应用的有关知识,培养学生合理应用驱虫药的能力。

知识要求

　　掌握驱虫药的含义、功效、适用范围、配伍方法;掌握重点药物使君子、槟榔、苦楝皮的功效、应用及功效相似药物异同点。

　　熟悉南瓜子、雷丸的功效与用法。

　　了解使用驱虫药应注意事项及鹤草芽、鹤虱等药物的功效。

能力要求

　　能在今后的实际工作中合理应用驱虫类中药。

一、含义

　　凡以驱除或杀灭人体内寄生虫、治疗虫证为主的药物,称为驱虫药。

驱虫药

二、性能特点及主治病证

　　本类药物入脾、胃、大肠经,部分药物具有一定的毒性,对人体内的寄生虫,特别是肠道寄生虫虫体有杀灭或麻痹作用,促使其排出体外。故可用治蛔虫病、蛲虫病、绦虫病、钩虫病、姜片虫病等多种肠道寄生虫病。此类寄生虫病多由湿热内蕴或饮食不洁,食入或感染寄生虫卵所致。症见不思饮食或多食善饥,嗜食异物,绕脐腹痛、时发时止,胃中嘈杂,呕吐清水,肛门瘙痒等;迁延日久,则见面色萎黄,肌肉消瘦,腹部膨大,青筋浮露,周身浮肿等症。部分患者症状较轻,无明显症候,只在检查大便时才被发现。凡此,均当服用驱虫药物,以求根治。部分驱虫药物对机体其他部位的寄生虫,如血吸虫、阴道滴虫等亦有驱杀作用。某些

驱虫药物兼有行气、消积、润肠、止痒等作用,对食积气滞、小儿疳积、便秘、疥癣瘙痒等病证,亦有疗效。

三、应用原则

应用驱虫药时,应根据寄生虫的种类及患者体质强弱、证情缓急,选用适宜的驱虫药物,并视患者的不同兼证进行相须用药及恰当配伍:①如大便秘结者,当配伍泻下药物;②兼有积滞者,可与消积导滞药物同用;③脾胃虚弱者,配伍健脾和胃之品;④体质虚弱者,须先补后攻或攻补兼施。使用肠道驱虫药时,多与泻下药同用,以利虫体排出。

四、使用注意

驱虫药物对人体正气多有损伤,故要控制剂量,防止用量过大中毒或损伤正气;对素体虚弱、年老体衰及孕妇,更当慎用。驱虫药一般应在空腹时服用,使药物充分作用于虫体而保证疗效。对发热或腹痛剧烈者,不宜急于驱虫,待症状缓解后,再行施用驱虫药物。

驱虫药服用时应忌食油腻香甜之物。有时还需要适当配伍泻下药物,以助虫体排出。但有的驱虫药(如槟榔、使君子等)本身就有缓下作用,一般无须配用泻下药。服药后应检查大便内有无虫体排出。虫去之后,可适当调补脾胃,增加营养,使虫去而正不伤。尤其是脾虚的患者,纵有虫病,还当以健脾为主,若专事驱虫,恐虫去而正气亦伤,招致其他病变。更要讲究卫生,注意饮食,避免重复感染。一定时间后,当复查大便,必要时可反复使用驱虫之剂。

另外,在运用安蛔驱虫药时,还应根据人体寒热虚实的不同,适当配伍清热药如黄连、黄柏,温里药如干姜、附子,消导药如神曲、麦芽,补益药如人参、当归等。驱虫药多系攻伐或有毒之品,年老、体弱患者和孕妇宜慎用或禁用。同时还要注意用量,剂量过大或连续服用则易伤正或中毒,剂量不足则难以达到驱虫之目的。

五、现代研究

驱虫药有麻痹或杀灭虫体、抗真菌、抗病毒、抗肿瘤、促进胃肠蠕动、兴奋子宫、减慢心率、扩张血管、降低血压等多种药理作用。

使君子(shǐjūnzǐ)
《开宝本草》

为使君子科植物使君子 *Quisqualis indica* L. 的干燥成熟果实。主产于广东、广西、云南、四川等地。每年 9—10 月果皮变紫黑时采收,晒干。去壳,取种仁生用或炒香用。

【处方用名】使君子。

【性味归经】甘,温。归脾、胃经。

【功效】杀虫消积。

【应用】

1.蛔虫病,蛲虫病 本品味甘气香而不苦,性温又入脾胃经,既有良好的驱杀蛔虫作用,又具缓慢的滑利通肠之性,故为驱蛔要药,尤宜于小儿。轻症单用本品炒香嚼服;重症可与苦楝皮、槟榔等同用,如使君子散(《证治准绳》);用治蛲虫,可与百部、槟榔、大黄等同用。

2.小儿疳积 本品甘温,既能驱虫,又能健脾消疳。常与槟榔、神曲、麦芽等配伍,用治小儿疳积面色萎黄、形瘦腹大、腹痛有虫者,如肥儿丸(《医宗金鉴》);与厚朴、陈皮、川芎等同用,治疗小儿五疳,心腹膨胀,不进饮食,如使君子丸(《和剂局方》)。

【用法用量】煎服,9~12 g,捣碎;取仁炒香嚼服,6~9 g。小儿每岁 1.0~1.5 粒,每日总量不超过 20 粒。空腹服用,每日 1 次,连用 3 天。

【使用注意】大量服用可致呃逆、眩晕、呕吐、腹泻等反应。若与热茶同服,亦能引起呃逆、腹泻,故服用时当忌饮茶。

苦楝皮(kǔliànpí)
《名医别录》

为楝科植物楝 *Melia azedarach* L. 或川楝 *Melia toosendan* Sieb. et Zucc. 的干燥树皮及根皮。前者全国大部分地区均产,后者主产于四川、湖北、贵州、河南等地。四时可采,但以春、秋两季为宜。剥取根皮或干皮,刮去栓皮,洗净。鲜用或切片生用。

【处方用名】苦楝皮。

【性味归经】苦,寒。有毒。归肝、脾、胃经。

【功效】杀虫,疗癣。

【应用】

1.蛔虫病,蛲虫病,钩虫病 本品苦寒有毒,有较强的杀虫作用,可治多种肠道寄生虫,为广谱驱虫中药。治蛔虫病,可单用水煎、煎膏或制成片剂、糖浆服用;亦可与使君子、槟榔、大黄等同用,如化虫丸(《全国中药成药处方集》)。与百部、乌梅同煎,取浓液于晚间作保留灌肠,连用 2~4 天,可治蛲虫病。与石榴皮同煎服之,可治钩虫病,如楝榴二皮饮(《湖北药物志》)。

2.疥癣,湿疮 本品能清热燥湿,杀虫止痒。单用本品研末,用醋或猪脂调涂患处,可治疥疮、头癣、湿疮、湿疹瘙痒等证。

【用法用量】煎服,4.5~9.0 g。鲜品 15~30 g。外用适量。

【使用注意】本品有毒,不宜过量或持续久服。有效成分难溶于水,需文火久煎。

槟 榔(bīngláng)
《名医别录》

为棕榈科植物槟榔 *Areca catechu* L. 的干燥成熟种子。主产于我国海南、福建、云南、广西、台湾等地。春末至秋初采收成熟果实,用水煮后,干燥,除去果皮,取出种子,晒干。浸透切片或捣碎用。

【处方用名】槟榔、焦槟榔。

【性味归经】苦、辛,温。归胃、大肠经。

【功效】杀虫,消积,行气,利水,截疟。

【应用】

1.肠道寄生虫病 本品驱虫谱广,对绦虫、蛔虫、蛲虫、钩虫、姜片虫等肠道寄生虫都有驱杀作用,并以泻下作用驱除虫体为其优点。用治绦虫证疗效最佳,可单用(《千金方》);亦可与木香同用,如圣功散(《证治准绳》)。现代多与南瓜子同用,其杀绦虫疗效更佳;与使君子、苦楝皮同用,可治蛔虫病、蛲虫病;与乌梅、甘草配伍,可治姜片虫病。

2.食积气滞,泻痢后重　本品辛散苦泄,入胃肠经,善行胃肠之气,消积导滞,兼能缓泻通便。常与木香、青皮、大黄等同用,治疗食积气滞、腹胀便秘等证,如木香槟榔丸(《儒门事亲》);与木香、黄连、芍药等同用,可治湿热泻痢,如芍药汤(《素问病机气宜保命集》)。

3.水肿,脚气肿痛　本品既能利水,又能行气,气行则助水运。常与商陆、泽泻、木通等同用,治疗水肿实证,二便不利,如疏凿饮子(《重订严氏济生方》);与木瓜、吴茱萸、陈皮等配伍,治疗寒湿脚气肿痛,如鸡鸣散(《证治准绳》)。

4.疟疾　本品截疟,常与常山、草果等同用,如截疟七宝饮(《伤寒保命集》)。

【用法用量】煎服,3～10 g。驱绦虫、姜片虫30～60 g。生用力佳,炒用力缓;鲜者优于陈久者。

【使用注意】脾虚便溏或气虚下陷者忌用;孕妇慎用。

南瓜子(nánguāzǐ)
《现代实用中药学》

为葫芦科植物南瓜 *Cucurbita moschata*(Duch.) Poiret 的种子。主产于浙江、江西、湖南、湖北、四川等地。夏、秋果实成熟时采收,取子,晒干。研粉生用,以新鲜者良。

【处方用名】南瓜子。

【性味归经】甘,平。归胃、大肠经。

【功效】杀虫。

【应用】

绦虫病　本品甘平,杀虫而不伤正气,用治绦虫病,可单用新鲜南瓜子30～60 g,研烂,加水、冰糖或蜂蜜调匀,空腹顿服(《中药的药理与应用》);亦可与槟榔同用,则疗效更佳,先用本品研粉,冷开水调服60～120 g;2 h后服槟榔60～120 g的水煎剂;再过0.5 h,服玄明粉15 g,促使泻下,以利虫体排出。

此外,南瓜子亦可用治血吸虫病,但须较大剂量(120～200 g),长期服用。

【用法用量】研粉,60～120 g。冷开水调服。

雷　丸(léiwán)
《神农本草经》

为白蘑科真菌雷丸 *Omphalia lapidescens* Schroet. 的干燥菌核。主产于四川、贵州、云南、湖北、广西等地。秋季采挖,洗净,晒干。生用。

【处方用名】雷丸。

【性味归经】微苦,寒。有小毒。归胃、大肠经。

【功效】杀虫消积。

【应用】

1.绦虫病,钩虫病,蛔虫病　本品驱虫面广,对多种肠道寄生虫均有驱杀作用,尤以驱杀绦虫为佳。治疗绦虫病,可单用研末吞服,每次20 g,日服3次,多数病例虫体在第2或3日分段或全部排出;与槟榔、牵牛子、木香、苦楝皮等同用,可治疗钩虫病、蛔虫病,如追虫丸(《证治准绳》);与大黄、牵牛子共用,可用治蛲虫病;与半夏、茯苓等同用,可用治脑囊虫病。

2.小儿疳积 本品具杀虫消积之功,主入阳明经以开滞消疳。常配伍使君子、鹤虱、榧子肉、槟榔各等分,为末,乳食前温米饮调下,如雷丸散;亦可以雷丸配伍使君子、苍术,另以鸡蛋入药蒸食。

【用法用量】入丸、散,15～21 g。每次 5～7 g,饭后用温开水调服,1 日 3 次,连服 3 天。

【使用注意】不宜入煎剂。因本品含蛋白酶,加热至 60℃左右即易被破坏而失效。有虫积而脾胃虚寒者慎服。

其他驱虫药简表

药 名	性味归经	功效与应用	用法用量
鹤 虱	甘、辛,平。有小毒。归脾、胃经	杀虫消积。用于蛔虫、蛲虫、钩虫及绦虫等虫积腹痛	5～15 g
鹤草芽	苦、涩,凉。归肝、小肠、大肠经	杀虫。用于绦虫病,亦可外用于阴道滴虫病	研粉吞服,每次 30～45 g,小儿 0.7～0.8 g/kg。不宜入煎剂。外用适量

目标检测

课件 11

一、单项选择题

1.治疗小儿蛔虫证及小儿疳积宜首选 （　　）
　　A.槟榔　　　　　　　B.南瓜子　　　　　　C.雷丸　　　　　　D.使君子

2.使君子的功效是 （　　）
　　A.驱虫消积　　　　　B.杀虫疗癣　　　　　C.行气利水　　　　D.燥湿止痒

3.能治疗蛔虫、蛲虫、绦虫、钩虫的药物是 （　　）
　　A.使君子　　　　　　B.南瓜子　　　　　　C.槟榔　　　　　　D.鹤草芽

4.既能杀虫,又能疗癣的药物是 （　　）
　　A.金银花　　　　　　B.板蓝根　　　　　　C.苦楝皮　　　　　D.贯众

5.槟榔的功效是 （　　）
　　A.驱虫消积、行气消疳　　　　　　　　B.驱虫化瘀行气
　　C.驱虫消积、行气利水　　　　　　　　D.驱虫消疳疗癣

二、简答题

1.简答使君子的功效与主治。

第九章　活血化瘀药

一、含义

凡以通利血脉、促进血行、消散瘀血为主要功效,用于治疗瘀血病证的药物,称活血化瘀药或活血祛瘀药,简称活血药或化瘀药。其中活血作用较强者,又称破血药或逐瘀药。

活血化瘀药

二、性能特点

活血化瘀药,性味多为辛、苦、温,部分动物类药味咸,主入心、肝二经。味辛则能散、能行,味苦则通泄,且均入血分,故能行血、活血,使血脉通畅,瘀滞消散,即《素问·阴阳应象大论》所谓"血实者宜决之"之法。活血化瘀药通过活血化瘀作用而产生多种不同的功效,包括活血止痛、活血调经、活血消肿、活血疗伤、活血消痈、破血消癥等。依据作用强弱的不同,活血化瘀药有活血行血、活血散瘀、破血逐瘀之分。

三、主治病证

活血化瘀药适用于一切瘀血阻滞之证。瘀血既是病理产物,又是多种病证的致病因素,且所致病种广泛,故活血化瘀药的主治范围很广,遍及内、外、妇、儿、伤等各科。如内科的胸、腹、头痛,痛如针刺,痛有定处,体内的癥瘕积聚,中风不遂,肢体麻木以及关节痹痛日久;伤科的跌仆损伤,瘀肿疼痛;外科的疮疡肿痛;妇科的月经不调、经闭、痛经、产后腹痛等。

四、分类

因本类药物数量较多,按其作用特点和临床应用的不同,分为活血止痛药、活血调经药、活血疗伤药、破血消癥药四类。

五、配伍及使用注意

临床上在应用活血化瘀药时,除根据各类药物的不同效用特点而随证选用外,尚需针对引起瘀血的原因进行配伍,以标本兼治。如寒凝血脉者,当配温里散寒、温通经脉药;热灼营血,瘀热互结者,宜配清热凉血、泻火解毒药;痰湿阻滞,血行不畅者,当配化痰除湿药;风湿痹阻,经脉不通者,应伍祛风除湿通络药;久瘀体虚或因虚致瘀者,则配补益药;癥瘕积聚,配伍软坚散结药。由于气血之间的密切关系,在使用活血祛瘀药时,常配伍行气药,以增强活血散瘀之力。

本类药物行散力强,易耗血动血,不宜用于妇女月经过多以及其他出血证而无瘀血现象者;对于孕妇尤当慎用或忌用。

川 芎(chuānxiōng)
《神农本草经》

为伞形科植物川芎 *Ligusticum chuanxiong* Hort. 的根茎。主产于四川、贵州、云南,以四川产者质优。系人工栽培。5月采挖,除去泥沙,晒后烘干,再去须根。用时切片生用或酒炙。

【处方用名】川芎、抚芎、西川芎、酒川芎、炒川芎。

【性味归经】辛,温。归肝、胆、心包经。

【功效】活血行气,祛风止痛。

【应用】

1. 血瘀气滞痛证 本品辛散温通,既能活血化瘀,又能行气止痛,为"血中之气药",具通达气血之功效,故治气滞血瘀之胸胁、腹部诸痛。若治心脉瘀阻之胸痹心痛,常与丹参、桂枝、檀香等同用;若治肝郁气滞之胁痛,常配柴胡、白芍、香附,如柴胡疏肝散(《景岳全书》);如肝血瘀阻,积聚痞块、胸胁刺痛,多与桃仁、红花等同用,如血府逐瘀汤(《医林改错》)。若治跌仆损伤,瘀肿疼痛,可配乳香、没药、三七等药用。

川芎善"下调经水",为妇科要药,能活血调经,可用治多种妇产科的疾病。如治血瘀经闭、痛经,常与赤芍、桃仁等同用,如少腹逐瘀汤(《医林改错》);若属寒凝血瘀者,可配桂枝、当归等,如温经汤(《妇人良方》);若治产后恶露不下,瘀阻腹痛,可配当归、桃仁、炮姜等,如生化汤(《傅青主女科》);治月经不调,经期超前或错后,可配益母草、当归等,如益母胜金丹(《医学心悟》)。

2. 头痛,风湿痹痛　本品辛温升散,能"上行头目",祛风止痛,为治头痛要药,无论风寒、风热、风湿、血虚、血瘀头痛均可随证配伍用之,故李东垣言"头痛须用川芎"。治风寒头痛,配羌活、细辛、白芷,如川芎茶调散(《和剂局方》);若配菊花、石膏、僵蚕,可治风热头痛,如川芎散(《卫生保健》);若治风湿头痛,可配羌活、独活、防风,如羌活胜湿汤(《内外伤辨惑论》);配当归、白芍,取本品祛风止痛之功,可治血虚头痛,如加味四物汤(《金匮翼》);若治血瘀头痛,可配赤芍、麝香,如通窍活血汤(《医林改错》)。

本品辛散温通,能祛风通络止痛,又可治风湿痹痛,常配独活、秦艽、防风、桂枝等药同用,如独活寄生汤(《千金方》)。

【用法用量】煎服,3～10 g。

【使用注意】阴虚阳亢之头痛忌用。多汗,月经过多者慎用。

川芎

知识链接

川芎含挥发油、生物碱、酚类及有机酸类等成分。其成分能扩张冠状动脉,增加冠状动脉血流量;扩张脑血管,降低血管阻力,显著增加脑及肢体血流量,改善微循环;能降低血小板表面活性,抑制血小板凝集,预防血栓的形成;能降低麻醉犬的外周血管阻力,有显著而持久的降压作用;能显著增加肾血流,延缓慢性肾损害;扩张支气管平滑肌;能抑制子宫平滑肌。挥发油、水煎剂有镇静作用。川芎嗪有镇痛效应。

延胡索 (yánhúsuǒ)

《雷公炮炙论》

为罂粟科植物延胡索 *Corydalis yanhusuo* W. T. Wang 的块根。主产于浙江、江苏、湖北、湖南等地。野生或栽培,夏初茎叶枯萎时采挖,除去须根,置沸水中煮至恰无白心时取出,晒干。切厚片或捣碎,生用;或醋炙用。

【处方用名】延胡索、玄胡索、延胡、元胡、玄胡、醋延胡索。

【性味归经】辛、苦,温。归肝、脾经。

【功效】活血,行气,止痛。

【应用】

血瘀气滞诸痛　本品辛散温通,为活血行气止痛之良药,前人谓其能"行血中之气滞,气中血滞,故能专治一身上下诸痛"。若治心血瘀阻之胸痹心痛,常与丹参、桂枝、薤白、瓜蒌等药同用;若配川楝子,可治热证胃痛,如金铃子散(《素问病机气宜保命集》);治寒证胃痛,可配桂枝、高良姜,如安中散(《和剂局方》);治气滞胃痛,可配香附、木香、砂仁;若治瘀血胃痛,可配丹参、五灵脂等药用;若配党参、白术、白芍等,可治中虚胃痛;若治肝郁气滞之胸胁痛,可伍柴胡、郁金;治肝郁化火之胸胁痛,配伍川楝子、山栀;治寒疝腹痛,可配小茴香、吴茱萸等药用;治气滞血瘀之痛经、月经不调、产后瘀滞腹痛,常配当归、红花、香附等药用;治跌打损伤、瘀肿疼痛,常与乳香、没药同用;治风湿痹痛,可配秦艽、桂枝等药用。

【用法用量】煎服,3~10 g。研粉吞服,每次 1~3 g。

郁　金(yùjīn)
《药性论》

为姜科植物温郁金 *Curcuma wenyufin* Y. H. Chen et C. Ling、姜黄 *Curcuma longa* L.、广西莪术 *Curcuma kwangsiensis* S. G. Lee et C. F. Liang 或蓬莪术 *Curcuma phaeo-caulis* Val. 的块根。主产于四川、浙江、广西、云南。野生或栽培。冬季茎叶枯萎后采挖,摘取块根,除去细根,蒸或煮至透心,干燥。切片或打碎,生用,或明矾水炙用。

【处方用名】郁金、广郁金、川郁金、温郁金。

【性味归经】辛、苦,寒。归肝、心、肺经。

【功效】活血止痛,行气解郁,清心凉血,利胆退黄。

【应用】

1. 气滞血瘀痛证　本品味辛能行能散,既能活血,又能行气,故治气血瘀滞之痛证。常与木香配伍,如颠倒木金散(《医宗金鉴》);若治肝郁气滞之胸胁刺痛,可配柴胡、白芍、香附等药用。若治心血瘀阻之胸痹心痛,可配瓜蒌、薤白、丹参等药用;若治肝郁有热、气滞血瘀之痛经、乳房作胀,常配柴胡、栀子、当归、川芎等药,如宣郁通经汤(《傅青主女科》);若治癥瘕痞块,可配鳖甲、莪术、丹参、青皮等。

2. 热病神昏,癫痫痰闭　郁金辛散苦泄,能解郁开窍,且性寒入心经,又能清心热,故可用于痰浊蒙蔽心窍、热陷心包之神昏,可配伍石菖蒲、栀子,如菖蒲郁金汤(《温病全书》);治癫痫痰闭之证,可配伍白矾以化痰开窍,如白金丸(《摄生众妙方》)。

3. 血热出血　郁金性寒清热,味苦能降泄,入肝经血分而能凉血降气止血,用于气火上逆之吐血、衄血、倒经,可配生地、丹皮、栀子等以清热凉血,解郁降火,如生地黄汤(《医学心悟》);用于热结下焦,伤及血络之尿血、血淋,可与生地、小蓟等药同用,如郁金散(《普济方》)。

4. 肝胆湿热黄疸、胆石症　郁金性寒入肝胆经,能清利肝胆湿热,可治湿热黄疸,宜配茵陈蒿、栀子;配伍金钱草可治胆石症。

【用法用量】煎服,3~10 g。

【使用注意】畏丁香。

知识链接

香附与郁金均能疏肝解郁,可用于肝气郁结之证。然香附药性偏温,专入气分,善疏肝行气,调经止痛,长于治疗肝郁气滞之月经不调;而郁金药性偏寒,既入血分,又入气分,善活血止痛,行气解郁,长于治疗肝郁气滞血瘀之痛证。

姜　黄(jiānghuáng)
《新修本草》

为姜科植物姜黄 *Curcuma longa* L. 的根茎。主产于四川、福建等地。野生或栽培。冬季茎叶枯萎时采挖,除去须根。煮或蒸至透心,晒干。切厚片,生用。

【处方用名】姜黄。

【性味归经】辛、苦,温。归肝、脾经。

【功效】破血行气,通经止痛。

【应用】

1. 气滞血瘀痛证　姜黄辛散温通,苦泄,既入血分又入气分,能活血行气而止痛。治胸阳不振,心脉闭阻之心胸痛,可配当归、木香、乌药等药用,如姜黄散(《圣济总录》);治肝胃气滞寒凝之胸胁痛,可配枳壳、桂心、炙草,如推气散(《丹溪心法》);治气滞血瘀之痛经、经闭、产后腹痛,常与当归、川芎、红花同用,如姜黄散(《圣济总录》);治跌打损伤,瘀肿疼痛,可配苏木、乳香、没药,如姜黄汤(《伤科方书》)。

2. 风湿痹痛　本品辛散苦燥温通,外散风寒湿邪,内行气血,通经止痛,尤长于行肢臂而除痹痛,常配羌活、防风、当归等药用,如五痹汤(《妇人良方》)。

此外,以本品配白芷、细辛为末外用可治牙痛,牙龈肿胀疼痛,如姜黄散(《百一选方》);配大黄、白芷、天花粉等外敷,可用于疮疡痈肿,如如意金黄散(《外科正宗》)。

【用法用量】煎服,3~10 g。外用适量。

【使用注意】孕妇忌用。

知识链接

郁金、姜黄为同一植物的不同药用部位,均能活血散瘀、行气止痛,用于气滞血瘀之证。但姜黄药用其根茎,辛温行散,祛瘀力强,以治寒凝气滞血瘀之证为佳,且可祛风通痹而用于风湿痹痛。郁金药用块根,苦寒降泄,行气力强,且凉血,以治血热瘀滞之证为宜,又能利胆退黄,清心解郁而用于湿热黄疸、热病神昏等证。

莪　术(ézhú)
《药性论》

为姜科植物蓬莪术 *Curcuma phaeocaulis* Val. 或温郁金 *Curcuma wenyujin* Y. H. Chen et C. Ling、广西莪术 *Curcuma kwangsiensis* S. G. Lee et C. F. Liang 的根茎。野生。主产于四川、广西、浙江。秋、冬两季茎叶枯萎后采挖。除去地上部分、须根、鳞叶,洗净蒸或煮至透心,晒干。切片生用或醋制用。

【处方用名】莪术、广西莪术、蓬莪术、温莪术、醋莪术。

【性味归经】辛、苦,温。归肝、脾经。

【功效】破血行气,消积止痛。

【应用】

1. 癥瘕积聚,经闭,心腹瘀痛　莪术苦泄辛散温通,既入血分,又入气分,能破血散瘀,消癥化积,行气止痛,适用于气滞血瘀、食积日久而成的癥瘕积聚以及气滞、血瘀、食停、寒凝所致的诸般痛证,常与三棱相须为用。治癥瘕痞块,常与三棱、当归、香附等同用,如莪术散(《寿世保元》),并可治经闭腹痛;治胁下痞块,可配丹参、三棱、鳖甲、柴胡等药用;治血瘀经闭、痛经,常配当归、红花、牡丹皮等;治胸痹心痛,可配伍丹参、川芎等;治体虚而瘀血久留不去,配伍黄芪、党参等以消补兼施。

2. **食积脘腹胀痛**　本品能行气止痛,消食化积,用于食积不化之脘腹胀痛,可配伍青皮、槟榔用,如莪术丸(《证治准绳》);若配伍党参、茯苓、白术等补气健脾药,可治脾虚食积之脘腹胀痛。

此外,本品既破血祛瘀,又消肿止痛,可用于跌打损伤,瘀肿疼痛,常与其他祛瘀疗伤药同用。

【用法用量】煎服,6～9 g。醋制后可加强祛瘀止痛作用。外用适量。

【使用注意】孕妇及月经过多者忌用。

丹　参(dānshēn)
《神农本草经》

为唇形科植物丹参 *Salvia miltiorrhiza* Bge. 的根。多为栽培,全国大部分地区均有。主产于四川、安徽、江苏、河南、山西等地。春、秋两季采挖,除去茎叶,洗净,润透,切成厚片,晒干。生用或酒炙用。

【处方用名】丹参、酒丹参。

【性味归经】苦,微寒。归心、心包、肝经。

【功效】活血祛瘀,通经止痛,清心除烦,凉血消痈。

【应用】

1. **月经不调,闭经痛经,产后瘀滞腹痛**　丹参功善活血祛瘀,性微寒而缓,能祛瘀生新而不伤正,善调经水,为妇科调经常用药。《本草纲目》谓其"能破宿血,补新血。"《妇科明理论》有"一味丹参散,功同四物汤"之说。临床常用于月经不调、经闭、痛经及产后瘀滞腹痛。因其性偏寒凉,对血热瘀滞之证尤为相宜。可单用研末酒调服,如《妇人良方》。

2. **血瘀心痛、脘腹疼痛,癥瘕积聚,跌打损伤,风湿痹证**　本品善能通行血脉,祛瘀止痛,广泛应用于各种瘀血病证。如治血脉瘀阻之胸痹心痛,脘腹疼痛,可配伍砂仁、檀香用,如丹参饮(《医学金针》);治癥瘕积聚,可配伍三棱、莪术、鳖甲等药用;治跌打损伤,肢体瘀血作痛,常与当归、乳香、没药等同用,如活络效灵丹(《医学衷中参西录》);治风湿痹证,可配伍防风、秦艽等祛风除湿药用。

3. **疮痈肿毒**　本品性寒,既能凉血活血,又能清热消痈,可用于热毒瘀阻引起的疮痈肿毒,常配伍清热解毒药用。如治乳痈初起,可与金银花、连翘等同用,如消乳汤(《医学衷中参西录》)。

4. **热病烦躁神昏,心悸失眠**　本品入心经,既可清热凉血,又能除烦安神,既能活血又能养血以安神定志。用于热病邪入心营之烦躁不寐,甚或神昏,可配伍生地、玄参、黄连、竹叶等;用于血不养心之失眠、心悸,常与生地、酸枣仁、柏子仁等同用,如天王补心丹(《摄生秘剖》)。

【用法用量】煎服,10～15 g。活血化瘀宜酒炙用。

【使用注意】反藜芦。孕妇慎用。

丹参

益母草(yìmǔcǎo)

《神农本草经》

为唇形科植物益母草 *Leonurus japonicus* Houtt 的地上部分。我国大部分地区均产，野生或栽培。通常在夏季茎叶茂盛，花未开或初开时采割，除去杂质，洗净，润透，切段后干燥。生用或熬膏用。

【处方用名】益母草、茺蔚。

【性味归经】苦、辛，微寒。归肝、心包、膀胱经。

【功效】活血调经，利尿消肿，清热解毒。

【应用】

1. 血滞经闭、痛经、经行不畅、产后恶露不尽、瘀滞腹痛　本品苦泄辛散，主入血分，善活血调经，祛瘀通经，为妇产科要药，故名益母。治血滞经闭、痛经、月经不调，可单用熬膏服，如益母草膏（《中国药典》2015 年版）；亦可配当归、丹参、川芎、赤芍等药用，如益母丸（《集验良方》）；治产后恶露不尽、瘀滞腹痛，或难产、胎死腹中，既可单味煎汤或熬膏服用，亦可配当归、川芎、乳香等药用，如送胞汤（《傅青主女科》）。

2. 水肿，小便不利　本品既能利水消肿，又能活血化瘀，尤宜治水瘀互阻的水肿，可与白茅根、泽兰等同用。用于血热及瘀滞之血淋、尿血，可与车前子、石韦、木通同用。

3. 跌打损伤，疮痈肿毒，皮肤瘾疹　本品既能活血散瘀以止痛，又能清热解毒以消肿。用于跌打损伤瘀痛，可与川芎、当归同用；治疮痈肿毒，皮肤瘾疹，可单用外洗或外敷，亦可配黄柏、蒲公英、苦参等煎汤内服。

【用法用量】10～30 g，煎服；或熬膏，入丸剂。外用适量捣敷或煎汤外洗。

【使用注意】孕妇及血虚无瘀者慎用。

益母草

红　花(hónghuā)

《新修本草》

为菊科植物红花 *Carthamus tinctorius* L. 的筒状花冠。全国各地多有栽培，主产于河南、湖北、四川、云南、浙江等地。夏收开花，花色由黄转为鲜红时采摘。阴干或微火烘干。

【处方用名】红花、红蓝花。

【性味归经】辛，温。归心、肝经。

【功效】活血通经，散瘀止痛。

【应用】

1. 血滞经闭、痛经，产后瘀滞腹痛　红花辛散温通，为活血化瘀、通经止痛之要药，是妇科血瘀病证的常用药，常与当归、川芎、桃仁等相须为用。治痛经，单用奏效，如《金匮要略》红蓝花酒，以本品一味与酒煎服；亦可配伍赤芍、延胡索、香附等以理气活血止痛；治经闭，可配伍当归、赤芍、桃仁等，如桃红四物汤（《医宗金鉴》）；治产后瘀滞腹痛，可与荷叶、蒲黄、牡丹皮等配伍，如红花散（《活法机要》）。

2. 癥瘕积聚　本品能活血通经、祛瘀消癥，可治疗癥瘕积聚，常配伍三棱、莪术、香附等药。

3. 胸痹心痛，血瘀腹痛，胁痛　本品能活血通经、祛瘀止痛，善治瘀阻心腹胁痛。若治胸痹心痛,常配桂枝、瓜蒌、丹参等药;治瘀滞腹痛,常与桃仁、川芎、牛膝等同用,如血府逐瘀汤(《医林改错》);治胁肋刺痛,可与桃仁、柴胡、大黄等同用,如复元活血汤(《医学发明》)。

4. **跌打损伤,瘀滞肿痛** 本品善能通利血脉,消肿止痛,为治跌打损伤,瘀滞肿痛之要药,常配木香、苏木、乳香、没药等药用;或制为红花油、红花酊涂擦。

5. **瘀滞斑疹色暗** 本品能活血通脉以化滞消斑,可用于瘀热郁滞之斑疹色暗,常配伍清热凉血透疹的紫草、大青叶等用,如当归红花饮(《麻科活人书》)。

【用法用量】煎服,3～10 g。外用适量。

【使用注意】孕妇慎用。

牛　膝(niúxī)
《神农本草经》

为苋科植物牛膝(怀牛膝)*Achyranthes bidentata* Bl. 的根。主产于河南。冬季苗枯时采挖。洗净,晒干。生用或酒炙用。

【处方用名】牛膝、怀牛膝、酒牛膝。

【性味归经】苦、甘、酸,平。归肝、肾经。

【功效】逐瘀通经,补肝肾,强筋骨,利尿通淋,引血下行。

【应用】

1. **瘀血阻滞经闭、痛经、经行腹痛、胞衣不下,跌打伤痛** 本品活血祛瘀力较强,性善下行,长于活血通经,多用于妇科经产诸疾以及跌打伤痛。治瘀阻经闭、痛经、月经不调、产后腹痛,常配当归、桃仁、红花,如血府逐瘀汤(《医林改错》);治胞衣不下,可与当归、瞿麦等同用,如牛膝汤(《备急千金要方》);治跌打损伤、腰膝瘀痛,与续断、当归等同用,如舒筋活血汤(《伤科补要》)。

2. **腰膝酸痛,下肢痿软** 牛膝既能活血祛瘀,又能补益肝肾,强筋健骨,兼能祛除风湿,故既可用于肝肾亏虚之腰痛、腰膝酸软,常配伍杜仲、续断、补骨脂等同用,如续断丸(《扶寿精方》);又可用于痹痛日久,腰膝酸痛,常配伍独活、桑寄生等,如独活寄生汤(《千金方》)。若与苍术、黄柏同用,可治湿热成痿、足膝痿软,如三妙丸(《医学正传》)。

3. **淋证,水肿,小便不利** 本品性善下行,既能利水通淋,又能活血祛瘀。治热淋、血淋、砂淋,常配冬葵子、瞿麦、车前子、滑石等同用,如牛膝汤(《千金方》);治水肿、小便不利,常配地黄、泽泻等,如加味肾气丸(《济生方》)。

4. **头痛,眩晕,齿痛,口舌生疮,吐血,衄血** 本品味苦善泄降,能导热下泄,引血下行,以降上炎之火。治肝阳上亢之头痛眩晕,可与代赭石、生牡蛎等配伍,如镇肝息风汤(《医学衷中参西录》);治胃火上炎之齿龈肿痛、口舌生疮,可配地黄、石膏等同用,如玉女煎(《景岳全书》);治气火上逆,迫血妄行之吐血、衄血,可配白茅根、栀子等以引血下行,降火止血。

【用法用量】煎服,5～12 g。逐瘀通经、利水通淋、引血下行宜生用;补肝肾、强筋骨宜酒炙用。

【使用注意】本品为动血之品,性专下行,孕妇及月经过多者忌服。

牛膝

知识链接

牛膝有川牛膝和怀牛膝之分。两者均能活血通经、补肝肾、强筋骨、利尿通淋、引火（血）下行。川牛膝长于活血通经,而怀牛膝长于补肝肾、强筋骨。

桃　仁(táorén)
《神农本草经》

为蔷薇科植物桃 *Prunus persica*（L.）Batsch 或山桃 *Prunus davidiana*（Carr.）Franch. 的成熟种子。桃全国各地均产,多为栽培;山桃主产于辽宁、河北、河南、山东、四川、云南等地,野生。每年 6—7 月果实成熟时采摘,除去果肉及核壳,取出种子,去皮,晒干。生用或炒用。

【处方用名】桃仁、桃核仁、燀桃仁、炒桃仁。

【性味归经】苦、甘,平。有小毒。归心、肝、大肠经。

【功效】活血祛瘀,润肠通便,止咳平喘。

【应用】

1. 瘀血阻滞诸证　本品味苦,入心肝血分,善泄血滞,祛瘀力强,为治疗多种瘀血阻滞病证的常用药。治瘀血经闭、痛经,常与红花相须为用,并配当归、川芎、赤芍等,如桃红四物汤(《医宗金鉴》);治产后瘀滞腹痛,常配伍炮姜、川芎等,如生化汤(《傅青主女科》);治瘀血日久之癥瘕痞块,常配桂枝、丹皮、赤芍等药,如桂枝茯苓丸(《金匮要略》);若瘀滞较重,须破血逐瘀,可配伍大黄、芒硝、桂枝等药用,如桃核承气汤(《伤寒论》);治跌打损伤,瘀肿疼痛,常配当归、红花、大黄等药用,如复元活血汤(《医学发明》)。

2. 肺痈,肠痈　取本品活血祛瘀以消痈,配清热解毒药,常用治肺痈、肠痈等证。治肺痈可配苇茎、冬瓜仁等药用,如苇茎汤(《千金方》);治肠痈配大黄、丹皮等药,如大黄牡丹汤(《金匮要略》)。

3. 肠燥便秘　本品富含油脂,能润燥滑肠,故可用于肠燥便秘证。常配伍当归、火麻仁、瓜蒌仁等痈,如润肠丸(《脾胃论》)。

4. 咳嗽气喘　本品味苦,能降肺气,有止咳平喘之功,治咳嗽气喘,常与杏仁同用,如双仁丸(《圣济总录》)。

【用法用量】煎服,5～10 g,捣碎用;桃仁霜入汤剂宜包煎。

【使用注意】孕妇忌用,便溏者慎用。本品有毒,不可过量。

水　蛭(shuǐzhì)
《神农本草经》

为水蛭科动物蚂蟥 *Whitmania pigra* Whitman、水蛭 *Hirudo nipponica* Whitman 及柳叶蚂蟥 *Whitmania acranulata* Whitman 的干燥体。全国大部分地区均有出产,多属野生。夏秋季捕捉,捕捉后洗净,用沸水烫死,切段晒干或低温干燥。生用,或用滑石粉烫后用。

【处方用名】水蛭、烫水蛭。

【性味归经】咸、苦,平。有小毒。归肝经。

【功效】破血通经,逐瘀消癥。

【应用】

1. 血瘀经闭,癥瘕积聚　本品咸苦入血,破血逐瘀力强,主要用于血滞经闭、癥瘕积聚等证。常与虻虫相须为用,也常配三棱、莪术等药用,如抵当汤(《伤寒论》);若兼体虚者,可配人参、当归等补益气血药,如化癥回生丹(《温病条辨》)。

2. 跌打损伤,心腹疼痛　取本品破血逐瘀之功,亦常用于跌打损伤,可配苏木、自然铜等药用,如接骨火龙丹(《普济方》)。治瘀血内阻,心腹疼痛,大便不通,则配伍大黄、牵牛子,如夺命散(《济生方》)。

【用法用量】煎服,1～3 g;研末服,0.3～0.5 g。以入丸、散或研末服为宜,或以鲜活者放置于瘀肿局部吸血消瘀。

【使用注意】孕妇禁用。

知识链接

《医学衷中参西录》云水蛭"凡破血之药,多伤气分,惟水蛭味咸专入血分,于气分丝毫无损。且服后腹不觉疼,并不觉开破,而瘀血默消于无形,真良药也","味咸,色黑,气腐,性平……其味咸为水味,色黑为水色,气腐为水气,纯系水之精华生成,故最宜生用,甚忌火炙"。因水蛭破血而不伤正,临床上多用水蛭治疗各类癥瘕积聚。因水蛭味道腥臭,病人闻之欲呕、难以下咽,又不宜火炙以矫味,故有报道,可将水蛭研粉后装胶囊吞服,存性而去味,用于临床治疗。

虎　杖(hǔzhàng)
《名医别录》

为蓼科植物虎杖 *Polygonum cuspidatum* Sieb. et Zucc. 的干燥根茎和根。我国大部分地区均产,主产于江苏、江西、山东、四川等地。春、秋二季采挖,除去须根,洗净,趁新鲜切短段或厚片,晒干。生用或鲜用。

【处方用名】虎杖。

【性味归经】微苦,微寒。归肝、胆、肺经。

【功效】利湿退黄,清热解毒,散瘀止痛,化痰止咳。

【应用】

1. 湿热黄疸,淋浊,带下　本品苦寒,有清热利湿之功,治湿热黄疸,可与茵陈、黄柏等配伍;治湿热蕴结膀胱之小便涩痛,淋浊带下等,单用即效,如《姚僧垣集验方》;治五淋,亦可配利尿通淋药同用。

2. 水火烫伤,痈肿疮毒,毒蛇咬伤　本品入血分,有凉血清热解毒作用。若水火烫伤而致肤腠灼痛或溃后流黄水者,单用研末,香油调敷,亦可与地榆、冰片共研末,调油敷患处;若湿毒蕴结肌肤所致痈肿疮毒,以虎杖根烧灰贴,或煎汤洗患处;若治毒蛇咬伤,可取鲜品捣烂敷患处。

3. **经闭,癥瘕,跌打损伤**　虎杖有活血散瘀止痛之功。治经闭、痛经,常与桃仁、延胡索等配用;治癥瘕,如《千金方》以本品配土瓜根、牛膝合用;治跌打损伤疼痛,可与乳香、三七等配用。

4. **肺热咳嗽**　本品既能苦降泄热,又能化痰止咳,治肺热咳嗽,可与贝母、枇杷叶、杏仁等配伍使用。

本品还有泻热通便作用,可用于热结便秘。

【用法用量】煎服,9～15 g。外用适量。

【使用注意】孕妇慎用。

乳　香(rǔxiāng)
《名医别录》

为橄榄科植物乳香树 *Boswellia carterii* Birdw 及其同属植物皮部渗出的树脂。主产于非洲索马里、埃塞俄比亚等地。野生或栽培。春夏季采收。将树干的皮部由下向上顺序切伤,使树脂渗出,数天后凝成固体,即可采收。可打碎生用,内服多炒用。

【处方用名】乳香、醋乳香。

【性味归经】辛、苦,温。归心、肝、脾经。

【功效】活血定痛,消肿生肌。

【应用】

1. **跌打损伤,疮疡痈肿**　本品辛香走窜,入心、肝经。味苦通泄入血,既能散瘀止痛,又能活血消痈,祛腐生肌,为外伤科要药。治跌打损伤,常配没药、血竭等药同用,如七厘散(《良方集腋》);配没药、金银花等,可治疮疡肿毒初起,红肿热痛,如仙方活命饮(《校注妇人良方》);治痈疽、瘰疬、痰核,肿块坚硬不消,可配没药、雄黄以解毒消痈散结,如醒消丸(《外科全生集》);治疮疡溃破,久不收口,常配没药研末外用,以生肌敛疮,如海浮散(《疮疡经验全书》)。

2. **气滞血瘀痛证**　本品辛散走窜,味苦通泄,既入血分,又入气分,能行血中气滞,化瘀止痛;内能宣通脏腑气血,外能透达经络,可用于一切气滞血瘀之痛证。《珍珠囊》谓其能“定诸经之痛”。治胃脘疼痛,可与没药、延胡索、香附等同用,如手拈散(《医学心悟》);若治胸痹心痛,可配伍丹参、川芎等药用;治痛经、经闭、产后瘀阻腹痛,常配伍当归、丹参、没药等同用,如活络效灵丹(《医学衷中参西录》);治风寒湿痹,肢体麻木疼痛,常与羌活、防风、秦艽、当归等同用,如蠲痹汤(《医学心悟》)。

【用法用量】煎服,3～10 g,宜炒去油用。外用适量,生用或炒用,研末外敷。

【使用注意】胃弱者及孕妇慎用。

没　药(mòyào)
《开宝本草》

为橄榄科植物没药树 *Commiphora myrrha* Engl. 或其他同属植物皮部渗出的油胶树脂。主产于索马里、埃塞俄比亚及印度等地。野生或栽培。11 月至次年 2 月,采集由树皮裂缝处渗出于空气中变成红棕色坚块的油胶树脂。拣去杂质,打成碎块生用,而内服多制用,清炒或醋炙。

【处方用名】没药、制没药、醋没药。

【性味归经】辛、苦,平。归心、肝、脾经。

【功效】散瘀定痛,消肿生肌。

【应用】

没药的功效主治与乳香相似。常与乳香相须为用,治疗跌打损伤,瘀滞肿痛,痈疽肿痛,疮疡溃后久不收口以及一切瘀滞痛证。二者区别在于乳香偏于行气、伸筋,治疗痹证多用,而没药偏于散血化瘀,治疗血瘀气滞较重之胃痛多用。

【用法用量】煎服,3～10 g。外用适量。

【使用注意】胃弱者及孕妇慎用。

三　棱(sānléng)
《本草拾遗》

为黑三棱科植物黑三棱 *Sparganium stoloni erum* Buch.-Ham 的块茎。主产于江苏、河南、山东、江西等地。野生或栽培。冬季至次春,挖取块茎,去掉茎叶须根,洗净,削去外皮,晒干。切片生用或醋炙后用。

【处方用名】三棱、京三棱、醋三棱。

【性味归经】辛、苦,平。归肝、脾经。

【功效】破血行气,消积止痛。

【应用】

所治病证与莪术基本相同,常相须为用。然三棱偏于破血,莪术偏于破气。

【用法用量】煎服,3～10 g。醋制后可加强祛瘀止痛作用。

【使用注意】孕妇及月经过多忌用。

鸡血藤(jīxuèténg)
《本草纲目拾遗》

为豆科植物密花豆 *Spatholobus suberectus* Dunn 的藤茎。主产于广西、云南等地。野生。秋、冬两季采收茎藤,除去枝叶及杂质,润透,切片,晒干。生用或熬膏用。

【处方用名】鸡血藤。

【性味归经】苦、甘,温。归肝、肾经。

【功效】活血补血,调经止痛,舒筋活络。

【应用】

1. 月经不调,痛经,闭经　本品苦而不燥,温而不烈,行血散瘀,调经止痛,性质和缓,又兼补血作用,凡妇人血瘀、血虚之月经病证均可应用。治血瘀之月经不调、痛经、闭经,可配伍当归、川芎、香附等同用;治血虚月经不调、痛经、闭经,则配当归、熟地、白芍等药用。

2. 风湿痹痛,手足麻木,肢体瘫痪,血虚萎黄　本品行血养血,舒筋活络,为治疗经脉不畅、络脉不和病证的常用药。如治风湿痹痛,肢体麻木,可配伍祛风湿药,如独活、威灵仙等药;治中风手足麻木、肢体瘫痪,常配伍益气活血通络药,如黄芪、丹参等药;治血虚不养筋之肢体麻木及血虚萎黄,多配益气补血药之黄芪、当归等药用。

【用法用量】煎服,9~15 g。或浸酒服,或熬膏服。

五灵脂(wǔlíngzhī)
《开宝本草》

为鼯鼠科动物复齿鼯鼠 *Trogopterus xanthipes* Milne-Edwards 的粪便。主产于河北、山西、甘肃。全年均可采收,除去杂质,晒干。生用或醋炙、酒炙用。

【处方用名】五灵脂、醋五灵脂。

【性味归经】苦、咸、甘,温。归肝经。

【功效】活血止痛,化瘀止血。

【应用】

1. **瘀血阻滞痛证**　本品苦泄温通,专入肝经血分,善于活血化瘀止痛,为治疗瘀滞疼痛之要药,常与蒲黄相须为用,即失笑散(《太平惠民和剂局方》)。如治胸痹心痛,常与川芎、丹参等同用;若治脘腹胁痛,配伍延胡索、香附等;若治痛经,经闭,产后瘀滞腹痛,则与当归、益母草等同用;治骨折肿痛,可配白及、乳香、没药,研末外敷。

2. **瘀血阻滞出血证**　本品炒用,既能活血散瘀,又能止血。故可用于瘀血内阻、血不归经之出血,如妇女崩漏经多,色紫多块,少腹刺痛,既可单味炒研末,温酒送服,如五灵脂散(《永类钤方》);又可配伍其他药同用,如五灵脂丸(《玉机微义》),以本品与神曲同用;临床常配伍三七、蒲黄等药同用。

【用法用量】煎服,3~10 g,宜包煎。

【使用注意】血虚无瘀及孕妇慎用。不宜与人参同用。

穿山甲(chuānshānjiǎ)
《名医别录》

为鲮鲤科动物鲮鲤 *Manis pentadactyla* Linnaeus 的鳞甲。产于广东、广西、云南等地。全年均可捕捉,捕捉后杀死置沸水中略烫,取下鳞片,洗净,晒干生用;或砂烫至鼓起,洗净,干燥;或炒后再以醋淬后用,用时捣碎。

【处方用名】穿山甲、炮山甲、醋山甲。

【性味归经】咸,微寒。归肝、胃经。

【功效】活血消癥,通经下乳,消肿排脓,搜风通络。

【应用】

1. **癥瘕,经闭**　本品善于走窜,性专行散,既能活血祛瘀,又能消癥通经。治疗癥瘕,可配伍鳖甲、大黄等药用,如穿山甲散(《妇科大全》);治疗血瘀经闭,可配伍当归、红花等,如化瘀汤(《经验方》)。

2. **风湿痹痛,中风瘫痪**　本品性善走窜,内达脏腑,外通经络,活血祛瘀力强,能通利经络,透达关节。治风湿痹痛,关节不利,麻木拘挛,常配川芎、羌活等药用;治中风瘫痪,手足不举,可配川乌等研末调敷,如趁风膏(《三因极一病证方论》)。

3. **产后乳汁不下**　本品活血走窜,擅长通经下乳,为治疗产后乳汁不下之要药。可单用研末,以酒冲服,谓之涌泉散(《本草纲目》);若配黄芪、当归等补益气血之品,可治气血不足而致乳汁稀少;若配伍当归、柴胡等,可治因肝气郁滞而致乳汁不下,乳房胀痛,如下乳涌泉散(《清太医院配方》)。

4. **痈肿疮毒,瘰疬**　本品能活血消痈,消肿排脓,可使脓未成者消散,已成脓者速溃,为治疗疮疡肿痛之要药。疮痈初起,常配银花、天花粉、皂角刺等以清热解毒、活血消痈,如仙方活命饮(《校注妇人良方》);治疮痈脓成未溃则配黄芪、皂角刺以托毒排脓,如透脓散(《外科正宗》);治瘰疬,可配夏枯草、贝母以散结消瘰。

【用法用量】煎服,5～10 g。研末吞服,每次 1.0～1.5 g。

【使用注意】孕妇慎用。

穿山甲

王不留行(wángbùliúxíng)
《神农本草经》

为石竹科植物麦蓝菜 *Vaccaria segetalis*(Neck.) Garcke 的成熟种子。全国各地均产,主产于河北、山东、辽宁等地。多为野生,亦有栽培。夏季果实成熟、果皮尚未开裂时采割植株,晒干,打下种子,除去杂质,晒干。生用或炒用。

【处方用名】王不留行、王不留、炒王不留行。

【性味归经】苦,平。归肝、胃经。

【功效】活血通经,下乳消肿,利尿通淋。

【应用】

1. **血瘀经闭、痛经、难产**　本品善于通利血脉,活血通经,走而不守,用于经行不畅、痛经及经闭,常配当归、川芎等药用。治妇人难产或胎死腹中,可配酸浆草、五灵脂等药,如胜金散(《普济方》)。

2. **产后乳汁不下,乳痈肿痛**　本品归肝、胃经,走血分,苦泄宣通,行而不留,能行血脉,通乳汁,为治疗产后乳汁不下常用之品,常与穿山甲等同用,如涌泉散(《卫生宝鉴》);若与黄芪、当归同用,可治产后气血亏虚,乳汁稀少。取本品活血消痈、消肿止痛之功,亦常用治乳痈肿痛,可配蒲公英、瓜蒌等,如《本草汇言》治乳痈初起方。

3. **热淋,血淋,石淋**　本品性善下行,能活血利尿通淋,善治多种淋证,常与石韦、瞿麦、冬葵子等同用。

【用法用量】煎服,5～10 g。外用适量。

【使用注意】孕妇慎用。

自然铜(zìrántóng)
《雷公炮炙论》

为天然黄铁矿,主含二硫化铁(FeS_2)。主产于四川、湖南、云南、广东等地。全年均可采集。采后除去杂质,砸碎,火煅透,醋淬,研末或水飞用。

【处方用名】自然铜、煅自然铜。

【性味归经】辛,平。归肝经。

【功效】散瘀止痛,续筋接骨。

【应用】

跌打损伤,骨折筋断,瘀肿疼痛　本品味辛而散,入肝经血分,功能活血散瘀,续筋接骨,尤长于促进骨折的愈合,为伤科要药,外敷内服均可。常与乳香、没药等药同用,如自然铜散

(《张氏医通》);配伍苏木、血竭等,以治跌打伤痛,如八厘散(《医宗金鉴》)。

【用法用量】煎服,3~9 g。入丸、散,醋淬研末服每次 0.3 g。外用适量。

虻 虫(méngchóng)
《神农本草经》

为虻科昆虫复带虻 *Tabanus bivittatus* Matsumura 的雌虫体。各地均有,以畜牧区为多。主产于广西、四川、浙江、江苏、湖南、湖北等地。每年 5—6 月间捕捉,沸水烫或稍蒸,晒干即可。一般去翅足炒过用。

【处方用名】虻虫。

【性味归经】苦,微寒。有毒。归肝经。

【功效】破血消癥,逐瘀通经。

【应用】

1. 血瘀经闭,癥瘕积聚 本品苦泄性烈,独入肝经血分,能破血逐瘀,通利血脉。治血瘀经闭、产后恶露不下,脐腹作痛,可配熟地黄、水蛭、桃仁,如地黄通经丸(《妇人良方》);治干血成劳,血瘀经闭,瘀结成块,配伍水蛭、䗪虫、大黄等,如大黄䗪虫丸(《金匮要略》)。

2. 跌打损伤,瘀滞肿痛 本品有散瘀疗伤,消肿止痛之功,治疗跌打损伤,瘀滞肿痛,可配乳香、没药等。

【用法用量】煎服,1~3 g;研末服,0.3~0.5 g。

【使用注意】孕妇及月经过多者忌用。

其他活血化瘀药简表

药名	性味归经	功效应用	用法用量
泽兰	苦、辛,微温。归肝、脾经	活血调经,祛瘀消痈,利水消肿。主治月经不调,经闭,痛经,产后瘀血腹痛,水肿	煎服 6~12 g
马钱子	苦,温,有大毒。归肝、脾经	通络止痛,散结消肿。主治风湿顽痹麻木瘫痪,跌扑损伤,痈疽肿痛;小儿麻痹后遗症	煎服 0.3~0.6 g
土鳖虫	咸,寒,有小毒。归肝经	破血逐瘀,续筋接骨。主治筋骨折伤,瘀血经闭,症瘕痞块	煎服 3~10 g
斑蝥	辛,热,有大毒。归肝、胃、肾经	破血逐瘀,散结消癥,攻毒蚀疮。主治癥瘕肿块,积年顽癣,瘰疬,赘疣,痈疽不溃,恶疮死肌	内服炒炙研末或入丸散 0.03~0.06 g

目标检测

课件 12

一、单项选择题

1. 下列药物中,性善"上行头目",为治头痛的要药是　　　　　　　　　　　　　（　　　）
    A. 羌活　　　　　　　　　　　　　　　B. 川芎
    C. 细辛　　　　　　　　　　　　　　　D. 白芷

2. 具有既能活血、行气,又能祛风止痛功效的药物为　　　　　　　　　　　（　　　）
    A. 郁金　　　　　　B. 姜黄　　　　　　C. 川芎　　　　　　D. 乳香

3. 能"行血中气滞,气中血滞",专治一身上下诸痛的药物为　　　　　　（　　　）
    A. 川芎　　　　　　B. 延胡索　　　　　C. 郁金　　　　　　D. 乳香

4. 五灵脂的功效为　　　　　　　　　　　　　　　　　　　　　　　　　（　　　）
    A. 活血止痛,消肿生肌　　　　　　　　B. 活血止痛,化瘀止血
    C. 活血止痛,凉血止血　　　　　　　　D. 活血止痛,行气解郁

5. 红花用治妇科疾患,下列何证除外　　　　　　　　　　　　　　　　　（　　　）
    A. 血瘀经闭　　　　B. 血瘀痛经　　　　C. 产后瘀滞腹痛　　D. 血热崩漏

6. 益母草最宜于的水肿是　　　　　　　　　　　　　　　　　　　　　　（　　　）
    A. 风水证　　　　　B. 脾虚水肿　　　　C. 肾虚水肿　　　　D. 水瘀互阻水肿

7. 既能活血,又能补血的药物为　　　　　　　　　　　　　　　　　　　（　　　）
    A. 丹参　　　　　　B. 鸡血藤　　　　　C. 益母草　　　　　D. 牛膝

8. 具有活血行气、通经止痛作用,长于行肢臂而除痹痛的药物是　　　　（　　　）
    A. 丹参　　　　　　B. 姜黄　　　　　　C. 乳香　　　　　　D. 红花

9. 入汤剂宜包煎的药物是　　　　　　　　　　　　　　　　　　　　　　（　　　）
    A. 红花　　　　　　B. 月季花　　　　　C. 马钱子　　　　　D. 五灵脂

10. 在十八反中,与丹参不宜同用的药物是　　　　　　　　　　　　　　（　　　）
    A. 五灵脂　　　　　B. 莱菔子　　　　　C. 藜芦　　　　　　D. 甘草

二、简答题

1. 应用活血化瘀药为什么常配伍理气药?

2. 延胡索为什么多醋制后用?

3. 桃仁与红花应用的相同点与不同点有哪些?

三、分析题

1. 分析川芎与丹参功效、主治的异同点?

2. 如何理解"一味丹参,功同四物"?

第十章　止血药

一、含义

　　凡以制止体内外出血为主要功效,常用以治疗各种出血的药物,称为止血药。

止血药

二、性能特点

　　本类药物主入血分,多归心、肝两经。既能制止体内外各种出血,又能消除动血之因,有标本兼顾之效。因其药性有寒、温、散、敛之异,故本类药物的功效有凉血止血、温经止血、化瘀止血、收敛止血之别。止血药的药性各有不同:药性寒凉,功能凉血止血,称为"凉血止血"药,适用于血热之出血;药性温热,能温经止血,称为"温经止血"药,适用于虚寒出血;兼有化瘀作用,功能化瘀止血,称为"化瘀止血"药,适用于出血而兼有瘀血者;药性收敛,功能收敛止血,称为"收敛止血"药,可用于出血日久不止等。

三、主治病证

止血药主要适用于各部位出血病证,如咯血、衄血、吐血、尿血、便血、崩漏、紫癜及创伤出血等。

四、分类

止血药以其药性和兼有功效的不同,分为凉血止血药、化瘀止血药、收敛止血药、温经止血药四类。

五、配伍及使用注意

应用止血药时,应根据出血的不同类型辨证选药,并进行相应地配伍。如治血热出血,宜选用凉血止血药,并配清热凉血药;治瘀血出血,选用化瘀止血药,并配行气活血药;治虚寒出血,宜选用温经止血药和收敛止血药,并配益气健脾、温阳祛寒药等。若出血过多,气随血脱者,此时用止血药恐缓不济急,法当急投大补元气之药,以挽救气脱危候。

应用止血药应始终注意"止血不留瘀"的问题。尤其是凉血止血和收敛止血药,易凉遏恋邪,有止血留瘀之弊,故出血兼有瘀滞者不宜单独使用。止血药用量与用法各自不同,有需炒炭者(艾叶),有不需炒者(三七),有主要用于汤剂者(蒲黄),有直接研粉吞服者(白及),有需用量较大者(仙鹤草),当各随药性用之。

仙鹤草(xiānhècǎo)
《神农本草经》

为蔷薇科植物龙牙草 *Agrimonia pilosa* Ledeb. 的全草。主产于浙江、江苏、湖南、湖北等地。夏、秋二季茎叶茂盛时采割,除去杂质,晒干。生用或炒炭用。

【处方用名】仙鹤草、龙芽草、脱力草。

【性味归经】苦、涩,平。归心、肝经。

【功效】收敛止血,截疟,止痢,解毒,补虚。

【应用】

1.出血证　本品味涩收敛,功能收敛止血,广泛用于全身各部位的出血之证。因其药性平和,大凡出血病证,无论寒热虚实,皆可应用。如治血热妄行之出血证,可配生地、侧柏叶等凉血止血药同用;若用于虚寒性出血证,可与党参、熟地、炮姜等益气补血、温经止血药同用。

2.疟疾寒热　本品有解毒截疟之功,治疗疟疾寒热,可单以本品研末,于疟发前 2 小时吞服,或水煎服。

3.腹泻、痢疾　本品涩敛之性,能涩肠止泻止痢。因本品药性平和,兼能补虚,又能止血,故对于血痢及久病泻痢尤为适宜,如《岭南采药录》单用本品水煎服,治疗赤白痢,也可配伍其他药物同用。

4.脱力劳伤　本品有补虚、强壮的作用,可用治劳力过度所致的脱力劳伤,症见神疲乏力、面色萎黄而纳食正常者,常与大枣同煮,食枣饮汁;若气血亏虚,神疲乏力、头晕目眩者,可与党参、熟地、龙眼肉等同用。

此外,本品尚能解毒杀虫,可用治疮疖痈肿、阴痒带下。

【用法用量】煎服,6~12 g。外用适量。

三　七(sānqī)
《本草纲目》

为五加科植物三七 *Panax notoginseng*（Burk.）F. H. Chen 的干燥根。主产于云南、广西等地。夏末秋初开花前或冬季种子成熟后采挖,去尽泥土,洗净,晒干。生用或研细粉用。

【处方用名】三七、山漆、田三七、滇三七、三七粉。

【性味归经】甘、微苦,温。归肝、胃经。

【功效】散瘀止血,消肿定痛。

【应用】

1. 出血证　本品味甘微苦性温,入肝经血分,功善止血,又能化瘀生新,有止血不留瘀、化瘀不伤正的特点,对人体内外各种出血,无论有无瘀滞,均可应用,尤以有瘀滞者为宜。如《濒湖集简方》治吐血、衄血、崩漏,单用本品,米汤调服;若治咳血、吐血、衄血及二便下血,可与花蕊石、血余炭合用,如化血丹(《医学衷中参西录》);治各种外伤出血,可单用本品研末外掺,或配龙骨、血竭、象皮等同用,如七宝散(《本草纲目拾遗》)。

2. 跌打损伤,瘀血肿痛　本品活血化瘀而消肿定痛,为治瘀血诸证之佳品,为伤科之要药。凡治跌打损伤或筋骨折伤、瘀血肿痛等,本品皆为首选药物。若配伍活血行气药同用,则活血定痛之功更著。本品有散瘀止痛、活血消肿之功,对痈疽肿痛也有良效。如《本草纲目》治无名痈肿,疼痛不已,以本品研末,米醋调涂;治痈疽破烂,常与乳香、没药、儿茶等同用,如腐尽生肌散(《医宗金鉴》)。

此外,本品具有补虚强壮的作用,民间用治虚损劳伤,常与猪肉炖服。

【用法用量】煎服,3~9 g;研末吞服,1~3 g;亦入丸、散。外用适量。

【使用注意】孕妇慎用。

三七

白　及(báijí)
《神农本草经》

为兰科植物白及 *Bletilla striata*（Thunb.）Reichb. f. 的块茎。主产于贵州、湖北、安徽、河南、浙江、陕西等地。夏、秋二季采挖,除去须根,洗净。

【处方用名】白及、白及粉。

【性味归经】苦、甘、涩,微寒。归肺、胃、肝经。

【功效】收敛止血,消肿生肌。

【应用】

1. 出血证　本品质黏味涩,为收敛止血之要药,可用治体内外诸出血证。因其主入肺、胃经,故临床尤多用于肺胃出血之证。如验方独圣散,治诸内出血证;若治咯血,可配伍枇杷叶、阿胶等,如白及枇杷丸(《证治准绳》);用治吐血,可与茜草、生地等煎服,如白及汤(《古今医彻》);用治衄血,以本品为末,童便调服,如白及散(《素问病机气宜保命集》)。用治外伤或金创出血,如《本草汇言》治刀斧损伤,出血不止,以之研末,外掺。

2.痈肿疮疡,手足皲裂,水火烫伤　本品寒凉苦泄,能消散血热之痈肿;味涩质黏,能敛疮生肌,为外疡消肿生肌的常用药。对于疮疡,无论未溃或已溃均可应用。若疮疡初起,可单用本品研末外敷,或与银花、皂刺、乳香等同用,如内消散(《外科正宗》);若疮痈已溃,久不收口者,以之与黄连、贝母等为末外敷,如生肌干脓散(《证治准绳》)。治手足皲裂,可以之研末,麻油调涂,能促进裂口愈合;治水火烫伤,可以本品研末,用油调敷,或以白及粉、煅石膏粉、凡士林调膏外用,能促进生肌结痂。

【用法用量】煎服,6~15 g;研末吞服,每次 3~6 g。外用适量。

【使用注意】不宜与川乌、制川乌、草乌、制川乌、附子同用。

大　蓟(dàjì)
《名医别录》

为菊科植物蓟 Cirsium japonicum Fisch ex DC. 的地上部分。全国大部分地区均产。夏、秋两季花开时采割,除去杂质,晒干。生用或炒炭用。

【处方用名】大蓟、大蓟炭。

【性味归经】甘、苦,凉。归心、肝经。

【功效】凉血止血,散瘀解毒消痈。

【应用】

1.血热出血证　本品寒凉而入血分,功能凉血止血,主治血热妄行之诸出血证,尤宜于吐血、咯血及崩漏下血。如《不居集》治九窍出血,常与小蓟相须为用;若治外伤出血,可用本品研末外敷。

2.热毒痈肿　本品既能凉血解毒,又能散瘀消肿,无论内外痈肿都可运用,单味内服外敷均可,以鲜品为佳。如《日华子本草》以大蓟叶生研调服治肠痈;若外用治疮痈肿毒,多与盐共研,或鲜品捣烂外敷。

【用法用量】煎服,9~15 g;鲜品外用适量,捣敷患处。

知识链接

大、小二蓟,首载于《名医别录》,因其性状、功用有相似之处,故大小蓟混称。至《证类本草》《救荒本草》《本草纲目》才逐渐将其区别开来。二者均能凉血止血,散瘀解毒消痈,广泛用治血热出血诸证及热毒疮疡。然大蓟散瘀消痈力偏强,止血作用偏弱,故对吐血、咯血及崩漏下血尤为适宜;小蓟兼能利尿通淋,故以治血尿、血淋为佳。

蒲　黄(púhuáng)
《神农本草经》

为香蒲科植物水烛香蒲 Typha angustifolia L.、东方香蒲 Typha orientalis Presl 或同属植物的干燥花粉。主产于浙江、江苏、安徽、湖北、山东等地。夏季采收蒲棒上部的黄色雄性花序,晒干后碾轧,筛取细粉。生用或炒用。

【处方用名】生蒲黄、蒲黄炭。

【性味归经】甘,平。归肝、心包经。

【功效】止血,化瘀,通淋。

【应用】

1.出血证 本品甘平,长于收敛止血,兼有活血行瘀之功,为止血行瘀之良药,有止血不留瘀的特点,对出血证无论属寒属热、有无瘀滞,均可应用,但以属实夹瘀者尤宜。用治吐血、衄血、咯血、尿血、崩漏等,可单用冲服,亦可配伍其他止血药同用。如《圣惠方》治鼻衄经久不止,与石榴花同用;若治月经过多,漏下不止,可配合龙骨、艾叶同用,如蒲黄丸(《圣济总录》);治尿血不已,可与郁金同用。

2.瘀血痛证 本品能行血通经,消瘀止痛,凡跌打损伤、痛经、产后疼痛、心腹疼痛等瘀血作痛者均可运用,尤为妇科所常用。如《塞上方》治跌打损伤,单用蒲黄末,温酒服;若治心腹疼痛、产后瘀痛、痛经等,常与五灵脂同用,如失笑散(《和剂局方》)。

3.血淋尿血 本品既能止血,又能利尿通淋,故可用治血淋尿血,常配生地、冬葵子同用,如蒲黄散(《证治准绳》)。

【用法用量】煎服,5～10 g,包煎。外用适量。止血多炒用,化瘀、利尿多生用。

槐 花(huáihuā)
《日华子本草》

为豆科植物槐 *Sophora japonica* L.的干燥花蕾及花。全国各地区均产,以黄土高原和华北平原为多。夏季花未开放时采收其花蕾,称为"槐米";花开放时采收,称为"槐花"。采收后除去花序的枝、梗及杂质,及时干燥。生用、炒用或炒炭用。

【处方用名】槐花、槐米、炒槐花、槐花炭。

【性味归经】苦,微寒。归肝、大肠经。

【功效】凉血止血,清肝泻火。

【应用】

1.血热出血证 本品性属寒凉,功能凉血止血,可用治血热妄行所致的各种出血之证。因其苦降下行,善清泄大肠之火热而止血,故对下部血热所致的痔血、便血等最为适宜。用治新久痔血,常配伍黄连、地榆等,如榆槐脏连丸(《成方便读》);用治便血属血热甚者,常与山栀配伍,如槐花散(《经验良方》)。

2.目赤,头痛 本品味苦性寒,长于清泻肝火,凡肝火上炎所导致的目赤、头胀、头痛及眩晕等证,可配伍夏枯草、菊花等同用。

【用法用量】煎服,5～10 g。外用适量。止血多炒炭用,清热泻火宜生用。

【使用注意】脾胃虚寒及阴虚发热而无实火者慎用。

附药:槐 角(huáijiǎo)

为槐的成熟果实,原名槐实。性味、功效、主治与槐花相似,但止血作用较槐花为弱,而清降泄热之力较强,兼能润肠,主要用于痔血、便血,尤多用于痔疮肿痛出血之证。

地　榆(dìyú)

《神农本草经》

为蔷薇科植物地榆 *Sanguisorba officinalis* L. 或长叶地榆 *Sanguisorba officinalis* L. var. *longifolia*(Bert.)Yu et Li 的根。前者产于我国南北各地,后者习称"绵地榆",主要产于安徽、浙江、江苏、江西等地。春季将发芽时或秋季植株枯萎后采挖。除去须根,洗净,晒干。生用,或炒炭用。

【处方用名】地榆、绵地榆、地榆炭。

【性味归经】苦、酸、涩,微寒。归肝、大肠经。

【功效】凉血止血,解毒敛疮。

【应用】

1.血热出血证　本品味苦性寒入血分,长于泄热而凉血止血;味兼酸涩,又能收敛止血,可用治多种血热出血之证。又因其性下降,故尤宜于下焦之便血、痔血、崩漏下血。用治便血因于热甚者,常配伍生地黄、白芍等,如约营煎(《景岳全书》);用治痔疮出血,血色鲜红者,常与槐角、黄芩等配伍,如槐角丸(《和剂局方》);用治血热甚,崩漏量多色红,兼见口燥唇焦者,可与生地黄、黄芩等同用,如治崩极验方(《女科要旨》)。本品苦寒兼酸涩,功能清热解毒,凉血涩肠而止痢,对于血痢不止者亦有良效,常与甘草同用,如地榆汤(《圣济总录》)。

2.烫伤,湿疹,疮疡痈肿　本品苦寒能泻火解毒,味酸涩能敛疮,为治水火烫伤之要药。可单味研末麻油调敷,或配大黄粉,或配黄连、冰片研末调敷;用治湿疹及皮肤溃烂,可以本品浓煎外洗,或用纱布浸药外敷,亦可配煅石膏、枯矾研末外掺患处。本品清热凉血,又能解毒消肿,用治疮疡痈肿,无论成脓与否均可运用。若初起未成脓者,可单用地榆煎汁浸洗,或湿敷患处;若已成脓者,可用单味鲜地榆叶,或配伍其他清热解毒药,捣烂外敷局部。

【用法用量】煎服,9～15 g;或入丸、散。外用适量。止血多炒炭用,解毒敛疮多生用。

【使用注意】本品性寒酸涩,凡虚寒性便血、下痢、崩漏及出血有瘀者慎用。对于大面积烧伤病人,不宜使用地榆制剂外涂,以防其所含鞣质被大量吸收而引起中毒性肝炎。

知识链接

地榆、槐花均能凉血止血,用治血热妄行之出血诸证,因其性下行,故以治下部出血证为宜。然地榆凉血之中兼能收涩,凡下部之血热出血,诸如便血、痔血、崩漏、血痢等皆宜;槐花无收涩之性,其止血功在大肠,故以治便血、痔血为佳。

茜　草(qiàncǎo)

《神农本草经》

为茜草科植物茜草 *Rubia cordifolia* L. 的干燥根及根茎。主产于安徽、江苏、山东、河南、陕西等地。春、秋二季采挖,除去茎苗、泥土及细须根,洗净,晒干。生用或炒用。

【处方用名】茜草、茜草炭。

【性味归经】苦,寒。归肝经。

【功效】凉血,化瘀,止血,通经。

【应用】

1.出血证　本品味苦性寒,善走血分,既能凉血止血,又能活血行血,故可用于血热妄行或血瘀脉络之出血证,对于血热夹瘀的各种出血证,尤为适宜。如《简要济众方》治吐血不止,单用本品为末煎服;若治衄血,可与艾叶、乌梅同用,如茜梅丸(《本事方》);治血热崩漏,常配生地、生蒲黄等;若与黄芪、白术等同用,也可用于气虚不摄的崩漏下血,如固冲汤(《医学衷中参西录》);治尿血,常与小蓟、白茅根等同用。

2.血瘀经闭,跌打损伤,风湿痹痛　本品能通经络,行瘀滞,故可用治经闭、跌打损伤、风湿痹痛等血瘀经络闭阻之证,尤为妇科调经要药,如《经验广集》治血滞经闭,配桃仁、红花等同用;治跌打损伤,配三七、乳香等同用;治痹证,配伍鸡血藤、海风藤等同用。

【用法用量】煎服,6~10 g。止血,炒炭用;活血通经,生用或酒炒用。

白茅根(báimáogēn)
《神农本草经》

为禾本科植物白茅 Imperata cylindrica Beauv. var. major(Nees) C. E. Hubb. 的根茎。全国各地均有产。春、秋二季采挖,除去须根及膜质叶鞘,洗净,晒干。切段,生用。

【处方用名】白茅根、茅根、茅根炭。

【性味归经】甘,寒。归肺、胃、膀胱经。

【功效】凉血止血,清热利尿。

【应用】

1.血热出血证　本品味甘性寒入血分,能清血分之热而凉血止血,可用治多种血热出血之证,如《妇人良方》治鼻衄出血,以茅根煎汁或鲜品捣汁服用;若治咯血,与藕节同用,如二鲜饮(《医学衷中参西录》)。本品不仅善治上部火热之出血,又因其性寒降,入膀胱经,能清热利尿,导热下行,故对膀胱湿热蕴结而致尿血、血淋之证,尤为适宜。如《太平圣惠方》治小便出血,单用本品煎服;若血尿时发,属虚而有热者,常配人参、地黄、茯苓同用,如茅根饮子(《外台秘要》)。

2.水肿,热淋,黄疸　本品能清热利尿,而达利水消肿、利尿通淋、利湿退黄之效。如《肘后方》治热淋,《医学衷中参西录》治水肿、小便不利,均单用本品煎服;治湿热黄疸,常配茵陈、山栀等同用。

3.胃热呕吐、肺热咳喘　本品既能清胃热而止呕,又能清肺热而止咳。用治胃热呕吐,常与葛根同用,如茅根汤(《小品方》);用治肺热咳喘,常配桑白皮同用,如如神汤(《太平圣惠方》)。

【用法用量】煎服,9~30 g,鲜品加倍。多生用,止血亦可炒炭用。

知识链接

白茅根、芦根均能清肺胃热而利尿,治疗肺热咳嗽、胃热呕吐和小便淋痛,且常相须为用。然白茅根偏入血分,以凉血止血见长;而芦根偏入气分,以清热生津为优。

艾　叶(àiyè)

《名医别录》

为菊科植物艾 *Artemisia argyi* Levl. et Vam. 的叶。全国大部分地区均产。以湖北蕲州产为佳，称"蕲艾"。夏季花未开时采摘，除去杂质，晒干或阴干。生用、捣绒或制炭用。

【处方用名】艾叶、蕲艾、艾绒、艾叶炭、醋艾炭。

【性味归经】辛、苦，温。有小毒。归肝、脾、肾经。

【功效】温经止血，散寒止痛；外用祛湿止痒。

【应用】

1. 出血证　本品气香味辛，温可散寒，能暖气血而温经脉，为温经止血之要药，适用虚寒性出血病证，尤宜于崩漏。主治下元虚冷，冲任不固所致的崩漏下血，可单用本品，水煎服，或配阿胶、芍药、干地黄等同用，如胶艾汤(《金匮要略》)。本品温经止血，配伍生地、生荷叶、生柏叶等清热凉血药，可治疗血热妄行所致的吐血、衄血、咯血等多种出血证，如四生丸(《妇人良方》)。

2. 月经不调，痛经　本品能温经脉，逐寒湿，止冷痛，尤善调经，为治妇科下焦虚寒、寒客胞宫之要药。常用于下焦虚寒，月经不调，经行腹痛、宫寒不孕及带下清稀等证，每与香附、川芎等同用；若虚冷较甚者，再配伍吴茱萸、肉桂等，如艾附暖宫丸(《仁斋直指方》)。

3. 胎动不安　本品为妇科安胎之要药。如《肘后方》以艾叶酒煎服，治疗妊娠胎动不安。

4. 皮肤瘙痒　治湿疹、阴痒、疥癣等，可单用，或与雄黄、花椒煎水熏洗。

此外，将本品捣绒，制成艾条、艾炷等，用以熏灸体表穴位，能温煦气血，透达经络，为温灸的主要原料。

艾叶

知识链接

崩漏：是指月经的周期、经期、经量发生严重失常的病证。其发病急骤，暴下如注，大量出血者为"崩"；病势缓，出血量少，淋漓不绝者为"漏"。相当于西医病名的无排卵性、功能性子宫出血。

【用法用量】煎服，3～10 g；外用适量。温经止血宜炒炭用，其余生用。

苎麻根(zhùmágēn)

《名医别录》

为荨麻科植物苎麻 *Boehmeria nivea*(L.) Gaud. 的根和根茎。我国中部、南部、西南均有产，主产于江苏、浙江、安徽、山东、陕西等地。冬、春季采挖，洗净，晒干。切段生用。

【处方用名】苎麻根、苎麻根炭。

【性味归经】甘，寒。归心、肝、肾经。

【功效】凉血止血，安胎，清热解毒。

【应用】

1. 血热出血证　本品性寒而入血分,功能凉血止血,凡血分有热,络损血溢之诸出血证,皆可应用。若出血不止,有气随血脱之象者,应配伍人参、蛤粉等同用,如苎根散(《圣济总录》)。

2. 胎动不安,胎漏下血　本品既能止血,又能清热安胎,历来视为安胎之要药。治胎热不安、胎漏下血之证,如《梅师方》以单味苎麻根煎汤服用。若治劳损所致的胎动腹痛下血,常配地黄、阿胶等同用,如苎根汤(《小品方》)。

3. 热毒痈肿　本品性寒能清热解毒,故可用治热毒痈肿,多以外用为主。如《本草图经》治痈疽发背初起未成脓者,《梅师方》治乳痈初起微赤,均以本品捣敷;《外台秘要》《肘后方》治丹毒,单用本品煮浓汁外洗。

【用法用量】煎服,9～30 g。外用适量,煎汤外洗,或鲜品捣敷。

紫珠叶(zǐzhūyè)
《本草拾遗》

为马鞭草科植物杜虹花 *Callicarpa formosana* Rolfe 的叶。主产于广东、广西。夏、秋二季枝叶茂盛时采摘,干燥,切段。以叶片完整、质嫩者为佳。生用。

【处方用名】紫珠叶。

【性味归经】苦、涩,凉。归肝、肺、胃经。

【功效】凉血收敛止血,散瘀解毒消肿。

【应用】

1. 出血证　本品味苦涩而性凉,既能收敛止血,又能凉血止血,适用于各种内外伤出血,尤多用于肺胃出血之证。如治咳血、衄血、呕血,可与大蓟、白及等同用;治尿血、血淋,可与小蓟、白茅根等同用;治便血、痔血,可与地榆、槐花等同用;治外伤出血,可单用捣敷或研末敷掺,或以纱布浸紫珠液覆盖压迫局部。

2. 烧烫伤,热毒疮疡　本品苦涩寒凉,有清热解毒敛疮之功。治烧烫伤,用本品研末撒布患处,或用本品煎煮滤取药液,浸湿纱布外敷;治热毒疮疡,可单用鲜品捣敷,并煮汁内服,也可配其他清热解毒药物同用。

【用法用量】煎服,3～15 g;研末 1.5～3.0 g。外用适量。

侧柏叶(cèbǎiyè)
《名医别录》

为柏科植物侧柏 *Platycladus orientalis* (L.) Franco 的嫩枝叶。全国各地均有产。多在夏、秋季节采收,除去粗梗及杂质,阴干。生用或炒炭用。

【处方用名】侧柏叶、侧柏炭。

【性味归经】苦、涩,寒。归肺、肝、脾经。

【功效】凉血止血,化痰止咳,生发乌发。

【应用】

1. 血热出血证　本品苦涩性寒,善清血热,兼能收敛止血,为治各种出血病证之要药,尤以血热者为宜。若治血热妄行之吐血、衄血,常与荷叶、地黄、艾叶同用,均取鲜品捣汁服之,如四生丸(《校注妇人良方》);治尿血、血淋,配蒲黄、小蓟、白茅根;治肠风、痔血或血痢,配槐花、地榆;治崩漏下血,多与芍药同用。本品亦可用于虚寒性出血,常配伍温里祛寒之药,如干姜、艾叶等。

2.肺热咳嗽 本品苦能泄降,寒能清热,长于清肺热,化痰止咳。适用于肺热咳喘,痰稠难咯者,可配伍浙贝母、制半夏等同用。

3.脱发,须发早白 本品寒凉入血而祛风,适用于血热脱发、须发早白。如《孙真人食忌》以本品为末,和麻油涂之,治头发不生。

【用法用量】煎服,6~12 g。外用适量。止血多炒炭用,化痰止咳宜生用。

藕　节(ǒujié)
《药性论》

为睡莲科植物莲 Nelumbo nucifera Gaerth. 的根茎节部。主产于湖南、湖北、浙江、江苏、安徽等地。秋、冬二季采挖根茎(藕),切取其节部,洗净,晒干,生用或炒炭用。

【处方用名】藕节、藕节炭。

【性味归经】甘、涩,平。归肝、肺、胃经。

【功效】收敛止血,化瘀。

【应用】

出血证 本品味涩收敛,既能收敛止血,又兼能化瘀,有止血而不留瘀的特点,可用于各种出血之证,对吐血、咳血、咯血等上部出血病证尤为多用。如《本草纲目》以鲜藕捣汁饮治衄血不止。本品药性平和,单用力薄,常入复方中使用。若治咳血、咯血,可与阿胶、白及、枇杷叶等同用,如白及枇杷丸(《证治准绳》);治血淋、尿血,常配小蓟、通草等同用,如小蓟饮子(《重订严氏济生方》)。

【用法用量】煎服,9~15 g。

血余炭(xuěyútàn)
《神农本草经》

为人发制成的炭化物。各地均有。收集头发,除去杂质,用碱水洗去油垢,清水漂净,晒干。焖煅成炭用。

【处方用名】血余、血余炭。

【性味归经】苦,平。归肝、胃经。

【功效】收敛止血,化瘀,利尿。

【应用】

1.出血证 发乃血之余,故可入血,并以炭入药,故有收涩止血之功,且能消瘀,有止血而不留瘀的特点,可用于各种出血之证,尤多用于咳血、衄血、吐血、血淋、尿血等出血病证。既可内服,也可外用,如治鼻衄可直接吹入鼻中。若治咳血、吐血,常与花蕊石、三七同用,如化血丹(《医学衷中参西录》);治血淋,《赤水玄珠》以之配蒲黄、生地等;若治便血,可与地榆、槐花等同用,如三灰散(《类证治裁》);用治崩漏,可单用本品,与酒和服。

2.小便不利 本品苦降下行,能化瘀通窍,通利水道,故可用治小便不利,

血余炭

常与滑石、白鱼同用,如滑石白鱼散(《金匮要略》)。

【用法用量】煎服,5～10 g。

灶心土(zàoxīntǔ)

《名医别录》

为烧木柴或杂草的土灶内底部中心的焦黄土块。全国农村均有。在拆修柴火灶或烧柴火的窑时,将烧结的土块取下,用刀削去焦黑部分及杂质即可。又名伏龙肝。

【处方用名】灶心土、伏龙肝。

【性味归经】辛,温。归脾、胃经。

【功效】温中止血,止呕,止泻。

【应用】

1. 出血证 本品性温,能温暖中焦,收摄脾气而止血,为温经止血之要药。对脾气虚寒,不能统血之出血病证,皆可应用,尤其对吐血、便血的疗效更佳。如《广利方》治吐血、衄血,单以本品用水淘汁,和蜜服;若便血属下焦寒损者,可与干姜、阿胶等同用,如伏龙肝汤(《外台秘要》);凡脾气虚寒之大便下血、吐血、衄血、崩漏等,以之与附子、白术等同用,如黄土汤(《金匮要略》)。

2. 胃寒呕吐 本品性温质重,长于温中和胃而降逆止呕。主治脾胃虚寒,胃气不降所致的呕吐,与干姜、半夏等同用,也可用治反胃、妊娠呕吐。如《百一选方》治反胃呕吐,用本品研细,米饮送服;《本草蒙筌》治妊娠呕吐,以本品捣细,调水服。

3. 脾虚久泻 本品既能温脾暖胃,又能涩肠止泻,主治脾虚久泻,常配伍附子、干姜、白术等。若治胎前下痢,产后不止者,可以山楂、黑糖为丸,用本品煎汤代水送服,如伏龙肝汤(《张氏医通》)。

灶心土

【用法用量】煎服,15～30 g,布包,先煎;或 60～120 g,煎汤代水。亦可入丸、散,外用适量。

其他止血药简表

分类	药名	性味归经	功效应用	用法用量
止血药	鸡冠花	甘,凉,无毒。归肝、肾经	凉血,止血。主治痔漏下血,赤白下痢,吐血、咳血,血淋	煎服,2～4 g
	花生衣	甘、微苦、涩,平。入肺、脾、肝经	收敛止血,清热凉血,止泻止带。主治各种出血证,泻痢,带下	煎服,2～4 g
	小蓟	甘、苦,凉。归心、肝经	凉血止血,祛瘀消肿。主治衄血,吐血,尿血,便血,漏下血,外伤出血,痈肿疮毒	煎服,4.5～9.0 g
	炮姜	苦,涩,温。辛、热。归脾、胃、肾、心经	温中散寒,温经止血。用于脾胃虚寒,腹痛吐泻,吐衄崩漏,阳虚失血	煎服,3～9 g

目标检测

一、单项选择题

课件 13

  1. 功能凉血止血,尤善治尿血、血淋的药物是 （　　）
   A. 大蓟　　　　　　　B. 小蓟　　　　　　　C. 侧柏叶　　　　　　D. 槐花

  2. 治疗血热夹瘀的出血证,宜选用 （　　）
   A. 地榆　　　　　　　B. 艾叶　　　　　　　C. 仙鹤草　　　　　　D. 茜草

  3. 蒲黄入汤剂宜 （　　）
   A. 先煎　　　　　　　B. 后下　　　　　　　C. 包煎　　　　　　　D. 烊化

  4. 既能凉血止血,又能收敛止血的药物是 （　　）
   A. 大蓟　　　　　　　B. 白及　　　　　　　C. 侧柏叶　　　　　　D. 仙鹤草

  5. 止血药中,能清肺胃热的药物是 （　　）
   A. 白茅根　　　　　　B. 小蓟　　　　　　　C. 槐花　　　　　　　D. 紫珠

  6. 治疗血热所致之痔血、便血,宜首选 （　　）
   A. 小蓟　　　　　　　B. 艾叶　　　　　　　C. 槐花　　　　　　　D. 灶心土

  7. 素有伤科要药之称的药物是 （　　）
   A. 大蓟　　　　　　　B. 艾叶　　　　　　　C. 三七　　　　　　　D. 花蕊石

  8. 治疗虚寒性崩漏下血宜首选 （　　）
   A. 地榆　　　　　　　B. 槐花　　　　　　　C. 灶心土　　　　　　D. 艾叶

  9. 治疗肺胃出血,宜首选 （　　）
   A. 槐花　　　　　　　B. 小蓟　　　　　　　C. 地榆　　　　　　　D. 白及

  10. 既能收敛止血,又兼能补虚的药物是 （　　）
   A. 三七　　　　　　　B. 仙鹤草　　　　　　C. 白及　　　　　　　D. 炮姜

二、简答题

  1. 简述止血药的含义、功效及主治病证。

  2. 比较艾叶与炮姜的功效相同点和不同点。

  3. 地榆为治疗水火烫伤之要药。为什么大面积烧伤病人不宜使用地榆制剂外涂?请从现代药理的角度简述之。

三、分析题

  1. 试比较大蓟与小蓟的功效、主治病证的共同点和不同点。

  2. 大剂量使用凉血止血药和收敛止血药时常配活血行瘀药同用,为什么?

  3. 生姜、干姜、炮姜同出一物,其功效、主治病证有何异同?

第十一章　化痰止咳平喘药

一、含义

　　凡以祛痰或消痰为主要功效,常用以治疗痰证的药物,称为化痰药;以制止或减轻咳嗽喘息为主要功效,常用以治疗咳嗽气喘的药物,称止咳平喘药。

化痰止咳平喘药

　　痰涎与咳嗽、气喘有一定的关系,一般咳喘每多夹痰,而痰多亦每致咳喘,故将化痰、止咳、平喘合并介绍。有的药物以化痰为主要功效,或虽属化痰但不用于咳嗽气喘;有的则以止咳平喘为主要功效,或虽属止咳平喘却无化痰作用。

二、性能特点

　　化痰药大多味苦辛,苦能泄、能燥,辛可散、可行。其中,性温而燥者,可温化寒痰,燥化湿痰;性寒凉者,能清化热痰;兼甘味质润者,能润肺燥,化燥痰;兼味咸者,可化痰软坚散结。

部分化痰药还兼有止咳平喘,散结消肿功效。止咳平喘药主归肺经,药性有寒热之分,苦味居多,亦兼辛、甘之味,分别具有降气、宣肺、润肺、泻肺、化痰、敛肺等作用。

三、主治病证

化痰药主治各种有形、无形之痰造成的病证,如痰蒙清阳之眩晕;痰阻于肺之咳喘痰多;痰蒙心窍之昏厥、癫痫;痰扰心神之失眠多梦;肝风夹痰之中风、惊厥;痰阻经络之肢体麻木,半身不遂,口眼㖞斜;痰凝肌肉、流注骨节之阴疽流注;痰火互结之瘰疬、瘿瘤等。

止咳平喘药,主治外感、内伤等多种原因所引起的咳嗽喘息。

四、分类

根据药性、功能及临床应用的不同,化痰止咳平喘药分为温化寒痰药、清化热痰药、止咳平喘药三类。

五、配伍及使用注意

临床使用化痰止咳药时,应注意以下几点:凡内伤外感的病症,均能引起痰多及咳嗽,治疗时应仔细分辨病因,进行适当的治疗,例如有外感的配合解表药同用,虚劳的配合补虚药同用;咳嗽而咯血时,不宜用燥烈的化痰药,以免引起大量出血;麻疹初期虽有咳嗽症状者,应先透疹解表再止咳。

第一节　温化寒痰药

温化寒痰药多属温性,适用于寒痰、湿痰的症候,如咳嗽气喘、痰多稀薄,以及肢节酸痛、阴疽流注等病症。临床运用时,常与温散寒邪、燥湿健脾药配伍,以期达到温化寒痰、燥湿化痰之目的。

温燥性质的温化寒痰药,不宜用于热痰、燥痰之证。

半　夏(bànxià)
《神农本草经》

为天南星科植物半夏 *Pinellia ternata*(Thunb.) Breit. 的块茎。全国大部分地区均有。主产于四川、湖北、江苏、安徽等地。夏、秋二季茎叶茂盛时采挖,除去外皮及须根,晒干。本品气微,味辛辣、麻舌而刺喉。以皮净、色白、质坚实、粉性足者为佳。捣碎生用,或用生石灰、甘草制成法半夏,用生姜、白矾制成姜半夏,用白矾制成清半夏。

【处方用名】半夏、法半夏、姜半夏、清半夏。

【性味归经】辛,温。有毒。归脾、胃、肺经。

【功效】燥湿化痰,降逆止呕,消痞散结。

【应用】

1.湿痰,寒痰证　本品味辛性温而燥,为燥湿化痰、温化寒痰之要药,尤善治脏腑之湿痰。治痰湿壅滞之咳嗽声重,痰白质稀者,常配陈皮、茯苓同用,如二陈汤(《和剂局方》);湿痰上犯清阳之头痛、眩晕,甚则呕吐痰涎者,则配天麻、白术以化痰息风,如半夏白术天麻汤(《古今医鉴》)。痰饮内盛,胃气失和而夜寐不安者,配秫米以化痰和胃安神。

2.呕吐　本品味苦降逆和胃,为止呕要药。各种原因所致呕吐,皆可随证配伍用之,对痰饮或胃寒所致的胃气上逆呕吐尤宜,常配生姜同用,如小半夏汤(《金匮要略》);配黄连,治胃热呕吐;配石斛、麦冬,治胃阴虚呕吐;配人参、白蜜,治胃气虚呕吐,如大半夏汤(《金匮要略》)。

3.心下痞,结胸,梅核气　半夏辛开散结,化痰消痞。治痰热阻滞致心下痞满者,常配干姜、黄连、黄芩以苦辛通降,开痞散结,如半夏泻心汤(《伤寒论》);若配瓜蒌、黄连,可治痰热结胸,如小陷胸汤(《伤寒论》);治梅核气,气郁痰凝者,配紫苏、厚朴、茯苓等,以行气解郁,化痰散结,如半夏厚朴汤(《金匮要略》)。

梅核气

4.瘿瘤,痰核,痈疽肿毒,毒蛇咬伤　本品内服能消痰散结,外用能消肿止痛。治瘿瘤痰核,常配昆布、海藻、贝母等;治痈疽发背、无名肿毒初起或毒蛇咬伤,可生品研末调敷或鲜品捣敷。

【用法用量】内服一般炮制后用,3~9 g。外用适量,磨汁涂或研末以酒调敷患处。法半夏长于燥湿化痰,主治痰多咳喘,痰饮眩悸,风痰眩晕,痰厥头痛;姜半夏长于温中化痰,降逆止呕,主治痰饮呕吐,胃脘痞满;清半夏长于燥湿化痰,主治湿痰咳嗽,胃脘痞满,痰涎凝聚,咯吐不出。

【使用注意】反乌头。其性温燥,阴虚燥咳、血证、热痰、燥痰应慎用。

半夏

天南星(tiānnánxīng)

《神农本草经》

为天南星科植物天南星 *Arisaema erubcsens*(Wall.) Schott、异叶天南星 *Arisaema heterophyllum* Bl. 或东北天南星 *Arisaema amurense* Maxim. 的块茎。天南星主产于河南、河北、四川等地;异叶天南星主产于江苏、浙江等地;东北天南星主产于辽宁、吉林等地。秋、冬二季采挖,除去须根及外皮,晒干,即生南星;用姜汁、明矾制过用,为制南星。

【处方用名】天南星、制南星。

【性味归经】苦、辛,温。有毒。归肺、肝、脾经。

【功效】生品:散结消肿;制天南星:燥湿化痰,祛风止痉,散结消肿。

【应用】

1.湿痰,寒痰证　本品性温而燥,有较强的燥湿化痰之功。治湿痰阻肺,咳喘痰多,胸膈胀闷,常与半夏相须为用,并配枳实、橘红,如导痰汤(《传信适用方》);若配黄芩等,可用于热痰咳嗽,如小黄丸(《素问病机气宜保命集》)。

2.风痰眩晕,中风,癫痫,破伤风　本品归肝经,走经络,善祛风痰而止痉厥。治风痰眩晕,配半夏、天麻等;治风痰留滞经络,半身不遂,手足顽麻,口眼㖞斜等,则配半夏、白附子等,如青州白丸子(《和剂局方》);治破伤风角弓反张,痰涎壅盛,则配白附子、天麻等,如玉真散(《外科正宗》);治癫痫,可与半夏、全蝎等同用,如五痫丸(《杨氏家藏方》)。

3.痈疽肿痛,蛇虫咬伤　本品外用能消肿散结止痛。治痈疽肿痛、痰核,可研末醋调敷;治毒蛇咬伤,可配雄黄外敷。

【用法用量】煎服,3～9 g,内服制用。外用生品适量。

【使用注意】阴虚燥痰及孕妇忌用。

附药:胆南星(dǎnnánxīng)

本品为制天南星的细粉与牛、羊或猪胆汁经加工而成,或为生天南星细粉与牛、羊或猪胆汁经发酵而成。性味苦、微辛,凉;归肺、肝、脾经。功能清热化痰,息风定惊。适用于痰热咳嗽、咯痰黄稠、中风痰迷、癫狂惊痫。煎服,3～6 g。

旋覆花(xuánfùhuā)
《神农本草经》

本品为菊科植物旋覆花 *Inula japonica* Thunb. 或欧亚旋覆花 *Inula britannica* L. 的干燥头状花序。全国大部分地区均产。夏、秋二季花开放时采收,除去杂质,阴干或晒干。生用或蜜炙用。

【处方用名】旋覆花、蜜旋覆花。

【性味归经】苦、辛、咸,微温。归肺、脾、胃、大肠经。

【功效】降气,消痰,行水,止呕。

【应用】

1.风寒咳嗽,痰饮蓄结,胸膈痞闷,喘咳痰多 本品苦降辛开,咸能软坚,既降肺气、消痰涎而平喘咳,又消痞行水而除痞满。痰浊阻肺,肺气不降,咳喘痰黏,胸闷不舒者,不论寒热,皆可配伍应用。治外感风寒,痰湿内蕴,咳嗽痰多,常与麻黄、半夏等同用;治痰饮内停,浊阴上犯而致咳喘气促,胸膈痞闷者,可与泻肺化痰、利水行气之桑白皮、槟榔等同用;若与瓜蒌、黄芩、贝母等清热化痰之品同用,亦可用于痰热咳喘;治顽痰胶结,难以咯出,胸中满闷者,可配伍海浮石、海蛤壳等清肺化痰之品。

2.呕吐噫气,心下痞硬 本品又善降胃气而止呕止噫。治痰浊中阻,胃气上逆而噫气、呕吐,胃脘痞鞕者,常与代赭石、半夏、生姜等同用,如旋覆代赭汤(《伤寒论》)。若胃热呕逆者,则须与黄连、竹茹等清胃止呕药同用。

此外,本品配香附等,还可用治气血不和之胸胁疼痛。

【用法用量】煎服,3～9 g,包煎。

【使用注意】阴虚劳嗽、肺燥咳嗽者慎用。

芥 子(jièzǐ)
《新修本草》

为十字花科植物白芥 *Sinapis alba* L. 或芥 *Brassica juncea*(L.) Czern. et Coss. 的成熟种子。主产于安徽、河南、四川等地。夏末秋初,果实成熟时割取全株,晒干后打下种子。生用或炒用。

【处方用名】芥子、白芥子、黄芥子、炒芥子。

【性味归经】辛,温。归肺。

【功效】温肺豁痰利气,散结通络止痛。

【应用】

1.**寒痰喘咳,悬饮**　本品辛温,能散肺寒,利气机,通经络,化寒痰,逐水饮。治寒痰壅肺,咳喘胸闷,痰多难咯,配紫苏子、莱菔子,如三子养亲汤(《韩氏医通》);若悬饮咳喘胸满胁痛者,可配甘遂、大戟等以豁痰逐饮,如控涎丹(《三因方》);若冷哮日久,可配细辛、甘遂、麝香等研末,于夏令外敷肺俞、膏肓等穴。

2.**阴疽流注,肢体麻木,关节肿痛**　本品温通经络,善散"皮里膜外"之痰,又能消肿散结止痛。治痰湿流注所致的阴疽肿毒,常配鹿角胶、肉桂、熟地等药,以温阳化滞,消痰散结,如阳和汤(《外科全生集》);若治痰湿阻滞经络之肢体麻木或关节肿痛,可配马钱子、没药等,如白芥子散(《校注妇人大全良方》),亦可单用研末,醋调敷患处。

【用法用量】煎服,3~9 g。外用适量。

【使用注意】本品辛温走散,耗气伤阴,久咳肺虚及阴虚火旺者忌用;消化道溃疡、出血者及皮肤过敏者忌用。用量不宜过大。

白　前(báiqián)
《名医别录》

为萝藦科植物柳叶白前 *Cynanchum stauntonii*(Decne.) Schltr. ex Lévi. 或芫花叶白前 *Cynanchum glaucescens*(Decne.) Hand.-Mazz. 的根茎及根。主产于浙江、江苏、安徽、湖北等地。秋季采挖,洗净,晒干。生用或蜜炙用。

【处方用名】白前、蜜白前。

【性味归经】辛、苦,微温。归肺经。

【功效】降气,消痰,止咳。

【应用】

咳嗽痰多,气喘　本品性微温而不燥烈,长于祛痰,降肺气以平咳喘。无论属寒属热,外感内伤,新嗽久咳均可用之,尤以痰湿或寒痰阻肺,肺气失降者为宜。治外感风寒咳嗽,咯痰不爽者,配荆芥、桔梗等宣肺解表之品,如止嗽散(《医学心悟》);若咳喘浮肿,喉中痰鸣,不能平卧,则配紫菀、半夏等以逐饮平喘,如白前汤(《深师方》);配清泻肺热之桑白皮、葶苈子等同用,可治内伤肺热咳喘,如白前丸(《圣济总录》);若与益气润肺之黄芪、沙参等配伍,可治疗久咳肺气阴两虚者。

【用法用量】煎服,3~10 g;或入丸、散。

白附子(báifùzǐ)

为天南星科多年生草本植物独角莲 *Typhonium giganteum* Engl. 的块茎。主产于河南、甘肃、湖北等地。秋季采挖,除去残茎、须根及外皮,用白矾、生姜制后切片,晒干。

【处方用名】白附子、禹白附、制白附子。

【性味归经】辛,温。有毒。入胃、肝经。

【功效】祛风痰,定惊搐,止痛,解毒散结。

【应用】

1.**风痰证**　治中风痰壅、口眼㖞斜,常与全蝎、僵蚕等息风止痉药同用,如牵正散(《杨氏家藏方》)。治风痰壅盛之惊风、癫痫,常配半夏、天南星。治破伤风,常与天麻、防风等同用,如玉真散(《外科正宗》)。治痰厥头痛、眩晕、偏正头痛等,常与川芎、白芷等同用。

2.瘰疬痰核,毒蛇咬伤　治痰核瘰疬,可鲜品捣烂外敷。治毒蛇咬伤,可磨汁内服并外敷,亦可配其他解毒药同用。

【用法用量】煎服,3～6 g,一般宜炮制后用。外用生品适量捣烂,熬膏或研末以酒调外敷。

白附子

【使用注意】孕妇慎用;生品内服宜慎。

第二节　清化热痰药

清化热痰药物多属寒性,主要用于热痰证,部分药物也可用于燥痰证,症见咳嗽气喘、痰黄质黏,或痰少胶黏难咯。个别药物兼有咸味,能软坚散结,用于痰火郁结之瘿瘤、瘰疬等。本类药物药性偏寒凉,脾胃虚寒者慎用。

川贝母(chuānbèimǔ)
《神农本草经》

为百合科植物川贝母 *Fritillaria cirrhosa* D. Don、暗紫贝母 *Fritillaria unibracteata* Hsiao et K. C. Hsia、甘肃贝母 *Fritillaria przewalskii* Maxim. 、梭砂贝母 *Fritillaria delavayi* Franch. 、太白贝母 *Fritillaria taipaensis* P. Y. Li 或瓦布贝母 *Fritillaria unibracteata* Hsiao et K. C. Hsai var. *wabuensis* (S. Y. Tang et S. C. Yue) Z. D. Liu,S. Wang et S. C. Chen 的鳞茎。主产于四川、云南、甘肃等地。夏、秋二季采挖,除去须根,粗皮,晒干。生用。

【处方用名】川贝母、川贝。

【性味归经】苦、甘,微寒。归肺、心经。

【功效】清热润肺,化痰止咳,散结消痈。

【应用】

1.热痰、燥痰证　治风热犯肺,痰热内阻所致的咳嗽痰黄或咯痰不爽者,常与桔梗、枇杷叶等同用,如川贝枇杷糖浆(《中国药典》)。治阴虚肺热,咳嗽,喘促,口燥咽干者,常与麦冬、百合、款冬花等同用,如川贝雪梨膏(《中国药典》)。

2.瘰疬,乳痈,肺痈　本品能清化郁热,化痰散结。治痰火郁结之瘰疬,常配玄参、牡蛎等药用,如消瘰丸(《医学心悟》);治热毒壅结之乳痈、肺痈,常配蒲公英、鱼腥草等以清热解毒,消肿散结。

【用法用量】煎服,3～10 g;研末冲服 1～2 g。

【使用注意】不宜与川乌、制川乌、草乌、制草乌、附子同用。

浙贝母(zhèbèimǔ)
《轩岐救正论》

为百合科植物浙贝母 *Fritillaria thunbergii* Miq. 的鳞茎。主产于浙江。初夏植株枯萎时采挖,洗净,擦去外皮,拌以煅过的贝壳粉,吸去浆汁,切厚片或打成碎块。生用。

【处方用名】浙贝母、大贝、象贝。

【性味归经】苦,寒。归肺、心经。

【功效】清热化痰止咳 ,解毒散结消痈。

【应用】

1.风热、痰热咳嗽　本品功似川贝母而偏苦泄,长于清化热痰,降泄肺气。多用于治风热咳嗽及痰热郁肺之咳嗽,前者常配桑叶、牛蒡子同用,后者多配瓜蒌、知母等。

2.瘰疬,瘿瘤,乳痈疮毒,肺痈　本品苦泄清解热毒,化痰散结消痈,治痰火瘰疬结核,可配玄参、牡蛎等,如消瘰丸(《医学心悟》);治瘿瘤,配海藻、昆布;治疮毒乳痈,多配连翘、蒲公英等,内服外用均可;治肺痈咳吐脓血,常配鱼腥草、芦根、桃仁等。

【用法用量】煎服,5~10 g。

【使用注意】不宜与川乌、制川乌、草乌、制草乌、附子同用。

瓜　蒌(guālóu)
《神农本草经》

为葫芦科植物栝楼 *Trichosanthes kirilowii* Maxim. 和双边栝楼 *Trichosanthes rosthornii* Harms 的成熟果实。全国大部分地区均产,主产于山东、浙江、河北等地。秋季采收,将壳与种子分别干燥。生用,或以仁制霜用。

【处方用名】瓜蒌、瓜蒌实、全瓜蒌。

【性味归经】甘、微苦,寒。归肺、胃、大肠经。

【功效】清热涤痰,宽胸散结,润燥滑肠。

【应用】

1.痰热咳喘,肺热燥咳　本品甘寒而润,善清肺热、润肺燥而化热痰、燥痰。用治痰热阻肺,咳嗽、痰黄,质稠难咯,胸脯痞满者,可配黄芩、胆南星、枳实等,如清气化痰丸(《医方考》)。若治燥热伤肺,干咳无痰或痰少质黏,咯吐不利者,则配川贝母、天花粉、桔梗等。

2.胸痹,结胸　本品能利气开郁,具导痰浊下行而奏宽胸散结之效。治痰气互结,胸阳不通之胸痹疼痛,不得卧者,常配薤白、半夏同用,如瓜蒌薤白白酒汤(《金匮要略》)。治痰热结胸,胸膈痞满,按之则痛者,则配黄连、半夏,如小陷胸汤(《伤寒论》)。

3.肺痈,肠痈,乳痈　本品能清热散结消肿,常配清热解毒药以治痈证,如治肺痈咳吐脓血,配鱼腥草、芦根等;治肠痈,可配败酱草、红藤等;治乳痈初起,红肿热痛,配当归、乳香、没药,如神效瓜蒌散(《校注妇人大全良方》)。

4.肠燥便秘　瓜蒌仁润燥滑肠,适用于肠燥便秘,常配火麻仁、郁李仁、生地等。

【用法用量】煎服,9~15 g。

【使用注意】本品甘寒而滑,脾虚便溏者及寒痰、湿痰证忌用。不宜与川乌、制川乌、草乌、制草乌、附子同用。

竹　茹(zhúrú)
《本草经集注》

为禾本科植物青秆竹 *Bambusa tuldoides* Munro. 、大头典竹 *Sinocalamus beecheyanus* (Munro) McClure var. *pubescens* P. F. Li 或淡竹 *Phyllostachys nigra* (Lodd.) Munro *var. henonis*(Mitf) Stapf ex Rendle 的茎的中间层。主产于长江流域和南方各省。全年均可采制,取新鲜茎,刮去外层青皮,然后将中间层刮成丝状,摊放阴干。生用、炒用或姜汁炙用。

【处方用名】竹茹、姜竹茹、淡竹茹。

【性味归经】甘,微寒。归肺、胃、心、胆经。

【功效】清热化痰,除烦,止呕。

【应用】

1.肺热咳嗽,痰热心烦不寐　本品甘寒性润,善清化热痰。治肺热咳嗽,痰黄稠者,常配瓜蒌、桑白皮等同用;治痰火内扰,胸闷痰多,心烦不寐者,常配枳实、半夏、茯苓,如温胆汤(《千金方》)。

2.胃热呕吐,妊娠恶阻　本品能清热降逆止呕,为治热性呕逆之要药。常配黄连、黄芩、生姜等药用,如竹茹饮(《延年秘录》);若配人参、陈皮等,可治胃虚有热之呕吐,如橘皮竹茹汤(《金匮要略》)。治胎热恶阻呕逆,常配枇杷叶、陈皮等同用。

此外,本品还有凉血止血作用,可用于吐血、衄血、崩漏等。

【用法用量】煎服,5～10 g。生用偏于清化痰热,姜汁炙用偏于和胃止呕。

桔　梗(jiégěng)
《神农本草经》

为桔梗科植物桔梗 *Platycodon grandiflorum*(Jacq.)A. DC. 的根。全国大部分地区均有,以东北、华北地区产量较大,华东地区质量较优。秋季采挖,除去须根,刮去外皮,放清水中浸 2～3 h,切片,晒干。生用或炒用。

【处方用名】桔梗、苦桔梗。

【性味归经】苦、辛,平。归肺经。

【功效】宣肺,祛痰,利咽,排脓。

【应用】

1.咳嗽痰多,胸闷不畅　本品辛散苦泄,开宣肺气,祛痰利气,无论寒热皆可应用。风寒者,配紫苏、杏仁等,如杏苏散(《温病条辨》);风热者,配桑叶、菊花等,如桑菊饮(《温病条辨》);若治痰滞胸痞,常配枳壳用。

2.咽喉肿痛,失音　本品能宣肺泄邪以利咽开音。凡外邪犯肺,咽痛失音者,常配甘草、牛蒡子等用,如桔梗汤(《金匮要略》)及加味甘桔汤(《医学心悟》)。治咽喉肿痛,热毒盛者,可配射干、马勃、板蓝根等,以清热解毒利咽。

3.肺痈吐脓　本品性散上行,能利肺气以排壅肺之脓痰。治肺痈咳嗽胸痛、咯痰腥臭者,可配甘草用之,如桔梗汤(《金匮要略》);现代临床上更配鱼腥草、冬瓜仁等以加强清肺排脓之力。

此外,本品又可宣开肺气而通二便,用治癃闭、便秘。

【用法用量】煎服,3～10 g。

【使用注意】本品性升散,凡气机上逆,呕吐、呛咳、眩晕、阴虚火旺咳血等不宜用。用量过大易致恶心呕吐。

桔梗

前 胡(qiánhú)
《雷公炮炙论》

为伞形科植物白花前胡 *Peucedanum praeruptorum* Dunn 的根。主产于浙江、河南、湖南、四川等地。秋冬季或早春茎叶枯萎或未抽花茎时采挖,除去须根及泥土,晒干。切片生用或蜜炙用。

【处方用名】前胡、炙前胡。

【性味归经】苦、辛,微寒。归肺经。

【功效】降气化痰,散风清热。

【应用】

1. **痰热咳喘** 本品辛散苦降,性寒清热,宜于痰热壅肺,肺失宣降之咳喘胸满,咯痰黄稠量多,常配杏仁、桑白皮、贝母等药,如前胡散(《圣惠方》);因本品寒性较弱,亦可用于湿痰、寒痰证,常与白前相须为用。

2. **风热咳嗽** 本品味辛性微寒,又能疏散风热,宣发肺气,化痰止咳。治外感风热,身热头痛,咳嗽痰多,常配桑叶、牛蒡子、桔梗等同用;配辛温发散,宣肺之品如荆芥、紫苏等同用,也可治风寒咳嗽,如杏苏散(《温病条辨》)。

【用法用量】煎服,3~10 g。

昆 布(kūnbù)
《名医别录》

为海带科植物海带 *Laminaria japonica* Aresch. 或翅藻科植物昆布 *Ecklonia kurome* Okam. 的叶状体。主产于山东、辽宁、浙江等地。夏、秋两季采捞,除去杂质,漂净,切宽丝,晒干。生用。

【处方用名】昆布。

【性味归经】咸,寒。归肝、胃、肾经。

【功效】消痰,软坚散结,利水消肿。

【应用】

1. **瘿瘤,瘰疬,睾丸肿痛** 昆布味咸性寒,功效应用与海藻相似,唯力稍强,常与之相须为用以增强疗效。治瘿瘤初起,或肿或硬,而未破者,常与化痰软坚、理气散结之海藻、贝母、青皮等同用,如海藻玉壶汤(《外科正宗》);兼肝火旺者,常与清肝、理气、活血之芦荟、青皮、川芎等同用;瘿瘤日久,气血虚弱者,常与益气、养血之人参、当归、熟地等同用。治瘰疬初起,恶寒发热者,常与解表、化痰、散结之羌活、防风、海藻、连翘等同用;若瘰疬属肝气郁结,气血不足者,常与补气血、解肝郁之人参、当归、香附等同用;瘰疬遍生下颏或至颊车,坚而不溃,热毒偏盛者,常与玄参、黄连、三棱等同用。治睾丸肿硬疼痛,因下焦寒湿,气滞血瘀者,可与橘核、荔枝核、延胡索等同用。

2. **痰饮水肿** 本品能利水道而消肿,常与利湿之防己、大腹皮、车前子等同用,以增强利水消肿之功。

【用法用量】煎服,6~12 g。

昆布

胖大海(pàngdàhǎi)

《本草纲目拾遗》

为梧桐科植物胖大海 *Sterculia lyhnophora* Hance 的成熟种子。主产于泰国、柬埔寨、马来西亚等国。每年 4—6 月果实成熟开裂时,采收种子,晒干。生用。

【处方用名】胖大海。

【性味归经】甘,寒。归肺、大肠经。

【功效】清热润肺,利咽开音,润肠通便。

【应用】

1. 肺热音哑,咽喉疼痛,咳嗽　本品甘寒质轻,能清宣肺气,化痰利咽开音。常单味泡服,亦可配桔梗、甘草等同用。

2. 燥热便秘,头痛目赤　本品能润肠通便,清泄火热,可单味泡服。若治便秘兼有头痛目赤者,可与大黄、火麻仁等同用。

【用法用量】2~3 枚,沸水泡服或煎服。

礞　石(méngshí)

《嘉祐本草》

为绿泥石片岩或云母岩的石块或碎粒。前者药材称青礞石,主产于湖南、湖北、四川等地;后者药材称金礞石,主产于河南、河北等地。全年可采,除去杂质。煅用。

【处方用名】礞石、青礞石、金礞石、煅青礞石、煅金礞石。

【性味归经】咸,平。归肺、肝经。

【功效】坠痰下气,平肝镇惊。

【应用】

1. 顽痰喘咳　本品质重性烈,功专坠降,味咸软坚,善消痰化气,以治顽痰、老痰胶固之证,症见咳喘痰壅难咯,大便秘结,常配沉香、黄芩、大黄同用,如礞石滚痰丸(《景岳全书》)。

2. 癫狂,惊痫　本品既能攻消痰积,又能平肝镇惊,为治惊痫之良药。如夺命散(《婴孩宝鉴》),治热痰壅塞引起的惊风抽搐,以煅礞石为末,用薄荷汁和白蜜调服。若痰积惊痫,大便秘结者,可用礞石滚痰丸以逐痰降火定惊。

【用法用量】煎服,10~15 g,宜打碎布包先煎;入丸散,3~6 g。

【使用注意】孕妇慎用。

海　藻(hǎizǎo)

《神农本草经》

为马尾藻科植物海蒿子 *Sargassum pallidum*(Turn.)C. Ag. 或羊栖菜 *S. fusiforme*(Harv.)Setch. 的藻体。主产于辽宁、山东、福建等沿海地区。夏、秋二季采捞,除去杂质,淡水洗净,切段晒干用。

【处方用名】海藻。

【性味归经】苦、咸,寒。归肝、胃、肾经。

【功效】消痰软坚散结,利水消肿。

【应用】

1.**瘿瘤,瘰疬,睾丸肿痛**　本品咸能软坚,消痰散结。治瘿瘤,常配昆布、贝母等同用,如海藻玉壶汤(《外科正宗》);治瘰疬,常与夏枯草、玄参、连翘等同用,如内消瘰疬丸(《疡医大全》);治睾丸肿胀疼痛,配橘核、昆布、川楝子等,如橘核丸(《济生方》)。

2.**痰饮水肿**　多与茯苓、猪苓、泽泻等利湿药同用。

【用法用量】煎服,6~12 g。

【使用注意】不宜与甘草同用。

海蛤壳(hǎigéqiào)

《神农本草经》

为帘蛤科动物文蛤 *Meretrix meretrix* Linnaeus 或青蛤 *Cyclina sinensis* Gmelin 等的贝壳。主产于江苏、浙江、广东。夏、秋二季捕捞,去肉,洗净,晒干。以光滑、断面有层纹者为佳。碾碎或水飞,生用,或取净海蛤壳煅用。

【处方用名】蛤壳、文蛤、青蛤、海蛤壳、煅蛤壳、蛤粉。

【性味归经】苦、咸,寒。归肺、肾、胃经。

【功效】清热化痰,软坚散结,制酸止痛;外用收湿敛疮。

【应用】

1.**痰火咳嗽,胸胁疼痛,痰中带血**　本品苦寒,入肺经,能清肺热而化痰浊,用治痰热壅肺,咳喘痰稠色黄,常与瓜蒌、胆南星、贝母等同用;治痰火内郁,灼伤肺络之胸胁疼痛,咯吐痰血,常与青黛同用,如黛蛤散(《医说》)。

2.**瘰疬,瘿瘤,痰核**　本品咸寒,能清热化痰,软坚散结。治痰火或痰浊瘿瘤、痰核。治疗瘿瘤,常与海藻、昆布、瓦楞子等同用,以加强化痰软坚作用;治痰核肿块或瘰疬,常与玄参、牡蛎、夏枯草等同用。

3.**湿疹,烧烫伤**　本品研末外用,可收湿敛疮,用治湿疹、烫伤。

此外,本品有利尿及制酸之功,还可用于水气浮肿,小便不利及胃痛泛酸之证。

【用法用量】煎服,6~15 g,先煎;蛤粉宜包煎。外用适量,研极细粉撒布或油调后敷患处。

第三节　止咳平喘药

凡以制止或缓解咳嗽喘息为主要功效,常用以治疗咳嗽、喘证的药物,称为止咳平喘药。喘咳的症候较为复杂,有干咳无痰、咳吐稀痰或稠痰、外感咳嗽气急、虚劳咳喘等,寒热虚实各不相同,必须辨证论治,选用相适宜的配伍。

止咳平喘药,有宣肺、敛肺、润肺、降气等不同,在应用时还须加以区别。关于敛肺止咳药,将在收敛药一章中介绍。

苦杏仁(kǔxìngrén)

《神农本草经》

为蔷薇科植物山杏 *Prunus armeniaca* L. var. *ansu* Maxim、西伯利亚杏 *Prunus sibiri-ca*、东北杏 *Prunus mandshurica*（Maxim.）Koehne 或杏 *Prunus armeniaca* L. 的干燥成熟种子。主产于我国东北、华北、西北等地。夏季采收成熟果实，除去果肉及核壳，晾干。生用，或照燀法去皮用，或炒用，用时捣碎。

【处方用名】杏仁、苦杏仁、炒苦杏仁、燀苦杏仁。

【性味归经】苦，微温。有小毒。归肺、大肠经。

【功效】降气止咳平喘，润肠通便。

【应用】

1.咳嗽气喘　本品主入肺经，味苦降泄，肃降兼宣发肺气而能止咳平喘，为治咳喘之要药，随证配伍可治多种咳喘病证。如风寒咳喘，胸闷气逆，配麻黄、甘草，以散风寒宣肺平喘，如三拗汤（《伤寒论》）；若风热咳嗽，发热汗出，配桑叶、菊花，以散风热，宣肺止咳，如桑菊饮（《温病条辨》）；若燥热咳嗽，痰少难咯，配桑叶、贝母、沙参，以清肺润燥止咳，如桑杏汤（《温病条辨》）、清燥救肺汤（《医门法律》）；肺热咳喘，配石膏等以清肺泄热，宣肺平喘，如麻杏石甘汤（《伤寒论》）。

2.肠燥便秘　本品质润多脂，味苦而下气，故能润肠通便。常配柏子仁、郁李仁等同用，如五仁丸（《世医得效方》）。

【用法用量】煎服，5～10 g，宜打碎入煎。生品入煎剂宜后下。

【使用注意】内服不宜过量，以免中毒；婴儿慎用。

附药:甜杏仁(tiánxìngrén)

为蔷薇科植物杏或山杏的部分栽培种而其味甘甜的成熟种子。性味甘平，功效与苦杏仁类似，药力较缓，且偏于润肺止咳。主要用于虚劳咳嗽或津伤便秘。煎服，5～10 g。

百　部(bǎibù)

《名医别录》

为百部科植物直立百部 *Stemona sessilifolia*（Miq.）Miq.、蔓生百部 *Stemona japonica*（BL.）Miq. 或对叶百部 *Stemona tuberosa* Lour. 的干燥块根。春、秋二季采挖，除去须根，洗净，置沸水中略烫或蒸至无白心，取出，晒干。切厚片生用，或蜜炙用。

【处方用名】百部、炙百部、蜜百部。

【性味归经】甘、苦，微温。归肺经。

【功效】润肺下气止咳，杀虫灭虱。

【应用】

1.新久咳嗽，百日咳，肺痨咳嗽　本品甘润苦降，微温不燥，功专润肺止咳，无论外感、内伤、暴咳、久嗽，皆可用之。可单用或配伍应用。治风寒咳嗽，配荆芥、桔梗、紫菀等，如止嗽散（《医学心悟》）；治肺痨咳嗽，阴虚者，常配沙参、麦冬、川贝母等。

2.蛲虫，阴道滴虫，头虱及疥癣　本品有杀虫灭虱之功，以治蛲虫病为多用，以本品浓煎,睡前保留灌肠;治阴道滴虫,可单用,或配蛇床子、苦参等煎汤坐浴外洗;治头虱、体虱及疥癣,可制成水煎剂外搽。

【用法用量】煎服,3～10 g。外用适量,水煎或酒浸。润肺止咳宜蜜炙用,杀虫灭虱宜生用。

紫　菀(zǐwǎn)
《神农本草经》

为菊科植物紫菀 *Aster tataricus* L. f. 的根及根茎。主产于东北、华北、西北及河南、安徽等地。春、秋二季采挖,除去有节的根茎,编成辫状晒干。切厚片生用,或蜜炙用。

【处方用名】紫菀、蜜紫菀、炙紫菀。

【性味归经】辛、苦,温。归肺经。

【功效】润肺下气,消痰止咳。

【应用】

咳嗽有痰　本品辛散苦降,温润不燥,长于润肺下气,辛开肺郁,化痰浊而止咳。治咳嗽,无论外感内伤,寒热虚实,皆可应用,以肺气壅塞、咳嗽有痰者用之最宜。如治外感风寒,咳嗽咽痒,常与桔梗、荆芥、白前等同用,如止嗽散(《医学心悟》);若肺热咳嗽,咯痰黄稠,常与黄芩、桑白皮、浙贝母等同用,以清肺化痰止咳;若阴虚劳嗽,痰中带血,常与阿胶、知母、川贝母等同用,以养阴润肺、化痰止咳。

【用法用量】煎服,5～10 g。外感新咳宜生用,肺虚久咳宜蜜炙用。

葶苈子(tínglìzǐ)
《神农本草经》

为十字花科植物独行菜 *Lepidium apetalum* Willd. 的种子,习称"北葶苈子"。同科植物播娘蒿 *Descurainia sophia*(L.)Webb. ex Prantl 的种子亦入药,习称"南葶苈子"。主产于河北、辽宁、内蒙古、江西、安徽。夏季果实成熟时采割植株,晒干,搓出种子,除去杂质。生用或炒用。

【处方用名】葶苈子、北葶苈、南葶苈。

【性味归经】辛、苦,大寒。入肺、膀胱经。

【功效】泻肺平喘,利水消肿。

【应用】

1. 痰涎壅滞、咳嗽气喘　葶苈子能泄肺而下行,行水而消痰,故有泻肺定喘的功效,适用于痰涎壅肺、咳嗽痰喘、喉中有痰声如拉锯,在应用时可与桑白皮、旋覆花等药同用。

2. 面目浮肿,胸腹积水而小便不利　本品泻肺气之闭,利膀胱之水,故又可用于面浮、小便不利、胸腹积水而属于实症者,常与防己、椒目、大黄同用。

【用法用量】煎服,3～10 g,宜包煎。炒用可缓和其寒性。

款冬花(kuǎndōnghuā)
《神农本草经》

为菊科植物款冬 *Tussilago farfara* L. 的花蕾。主产于河南、甘肃、山西、陕西等地。

12 月或地冻前,在花未出土时采挖,除去花梗,阴干。生用,或蜜炙用。

【处方用名】款冬花、冬花、蜜款冬花、炙款冬花。

【性味归经】辛、微苦,温。归肺经。

【功效】润肺下气,止咳化痰。

【应用】

咳嗽气喘　本品辛温而润,治咳喘,无论寒热虚实,皆可随证配伍。咳嗽偏寒,可与干姜、紫菀、五味子同用,如款冬煎(《千金方》);治肺热咳喘,则配知母、桑叶、川贝母同用,如款冬花汤(《圣济总录》);若配人参、黄芪,可治肺气虚弱,咳嗽不已;若治阴虚燥咳,则配沙参、麦冬;喘咳日久痰中带血者,常配百合同用,如百花膏(《济生方》);肺痈咳吐脓痰者,也可配桔梗、薏苡仁等同用,如款花汤(《疮疡经验全书》)。

款冬花

【用法用量】煎服,5～10 g。外感暴咳宜生用,内伤久咳宜炙用。

紫苏子(zǐsūzǐ)
《本草经集注》

为唇形科植物紫苏 *Perilla frutescens*(L.) Britt. 的成熟果实。主产于江苏、安徽、河南等地。秋季果实成熟时采收,晒干。生用或微炒,用时捣碎。

【处方用名】紫苏子、苏子、炒紫苏子。

【性味归经】辛,温。归肺、大肠经。

【功效】降气化痰,止咳平喘,润肠通便。

【应用】

1.咳喘痰多　本品性主降,长于降肺气,化痰涎,气降痰消则咳喘自平。用治痰壅气逆,咳嗽气喘,痰多胸痞,甚则不能平卧之证,常配白芥子、莱菔子,如三子养亲汤(《韩氏医通》)。若上盛下虚之久咳痰喘,则当配肉桂、当归、厚朴等温肾化痰下气之品,如《和剂局方》苏子降气汤。

2.肠燥便秘　本品富含油脂,能润燥滑肠,又能降泄肺气以助大肠传导。常配杏仁、火麻仁、瓜蒌仁等,如紫苏麻仁粥(《济生方》)。

【用法用量】煎服,3～10 g。

【使用注意】脾虚便溏者慎用。

枇杷叶(pípáyè)
《神农本草经》

为蔷薇科植物枇杷 *Eriobotrya japonica*(Thunb.) Lindl. 的叶。全国各地均有栽培,四川、湖北有野生。全年均可采收,晒至七、八成干时,所成小把,再晒干。刷去毛,切丝生用或蜜炙用。

【处方用名】枇杷叶、蜜枇杷叶、炙枇杷叶。

【性味归经】苦,微寒。归肺、胃经。

【功效】清肺止咳,降逆止呕。

【应用】

1. 肺热咳嗽，气逆喘急　本品味苦能降，性寒能清，具有清降肺气之功。可单用制膏服用，或与黄芩、桑白皮、栀子等同用，如枇杷清肺饮（《医宗金鉴》）；治燥热咳喘，咯痰不爽，口干舌红者，宜与宣燥润肺之品桑叶、麦冬、阿胶等同用，如清燥救肺汤（《医门法律》）。

2. 胃热呕吐，呃逆　本品清胃热，降胃气而止呕吐、呃逆，常配陈皮、竹茹等同用。

【用法用量】煎服，6～10 g。止咳宜炙用，止呕宜生用。

桑白皮（sāngbáipí）
《神农本草经》

为桑科小乔木植物桑树 *Morus alba* L. 的根皮。全国大部分地区有产。冬季采挖，洗净，刮去表面黄色粗皮，纵向剖开皮部，以木槌轻击，使皮部与本部分离，剥取根皮，晒干。生用或蜜炙用。

【处方用名】桑白皮、蜜桑白皮、炙桑白皮。

【性味归经】甘，寒。入肺经。

【功效】泻肺平喘，利水消肿。

【应用】

1. 肺热咳嗽，喘逆痰多　本品能泻肺热而下气平喘，故适用于肺热喘咳，如喘咳而兼身热者，常与地骨皮、黄芩等配合应用。

2. 面目浮肿、小便不利　桑白皮有利尿消肿作用，用治面目浮肿、小便不利等症，常与薏苡仁、茯苓、泽泻、车前子等配合应用。

【用法用量】煎服，6～12 g。

马兜铃（mǎdōulíng）
《药性论》

本品为马兜铃科植物北马兜铃 *Aristolochia contorta* Bge. 或马兜铃 *Aristolochia debilis* Sieb. et Zucc. 的干燥成熟果实。主产于河北、山东、陕西。秋季果实由绿变黄时采收，干燥。生用、炒用或蜜炙用。

【处方用名】马兜铃、蜜马兜铃。

【性味归经】苦，微寒。归肺、大肠经。

【功效】清肺降气，止咳平喘，清肠消痔。

【应用】

1. 肺热咳喘，痰中带血　本品味苦降泄，性寒清热，兼可化痰，故善降肺气、清痰火而止咳平喘，凡一切咳嗽痰喘属于肺热、燥热者皆可用之。治疗痰热壅肺，咳喘胸满，痰黄质稠，常与桑白皮、葶苈子、半夏同用，以泻肺平喘、化痰降逆；若肺热阴虚咳喘，痰少咽干口渴，常与麦冬、天冬、知母等同用，以清热养阴、润肺止咳；若虚火内炽，痰中带血，常与阿胶、牛蒡子、苦杏仁等同用，如补肺阿胶汤（《小儿药证直诀》）。

2. 肠热痔血，痔疮肿痛　本品又能清泄大肠实热，用治大肠壅热所致的痔疮肿痛、出血，可单用本品煎汤内服，或熏洗患处，也可与槐角、地榆等同用，熏洗局部，以消肿止痛，凉血止血。

【用法用量】煎服，3～9 g。外用适量，煎汤熏洗。肺虚久咳蜜炙用，其余生用。

【使用注意】本品含马兜铃酸，长期、大剂量服用可引起肾脏损害等不良反应；儿童及老年人慎用；孕妇、婴幼儿及肾功能不全者禁用。

白　果(báiguǒ)

《日用本草》

本品为银杏科植物银杏 *Ginkgo biloba* L. 的干燥成熟种子。主产于河南、四川、广西、山东。秋季种子成熟时采收，除去肉质外种皮，洗净，稍蒸或略煮后，烘干。生用或炒用，用时捣碎。

【处方用名】银杏、白果、白果仁、炒白果仁。

【性味归经】甘、苦、涩，平。有毒。归肺、肾经。

【功效】敛肺定喘，止带缩尿。

【应用】

1.喘咳气逆，痰多　本品味涩收敛，善于敛肺定喘，且有一定化痰之功，为治哮喘痰嗽之常用药。治疗喘咳由风寒引发，且见恶寒发热，常与麻黄、甘草同用，如鸭掌散（《摄生众妙方》）；若外感风寒而内有蕴热之喘咳痰黄，常与麻黄、黄芩等同用，如定喘汤（《摄生众妙方》）；若肺热燥咳，喘闷无痰，常配伍麦冬、款冬花等养阴、润肺药；若肺肾两虚之喘咳，呼多吸少，常配伍五味子、核桃仁等药，以补肾纳气，敛肺平喘。

2.带下，白浊，遗尿尿频　本品味苦除湿，味涩收敛，故能除湿泄浊，收涩止带，固精缩尿止遗。如治下元虚衰，带脉失约之带下色清质稀，常配伍莲子、山药等以健脾益肾止带；若脾虚夹湿热下注，带下色黄腥臭，常配伍芡实、山药、黄柏等，以健脾化湿，清热止带，如易黄汤（《傅青主女科》）。治小便白浊，常与萆薢、益智仁等同用，以分清别浊。治肾气不固而梦遗滑精，或小便频数，遗尿，可单用，或与熟地、山茱萸、覆盆子等补肾固涩药同用。

【用法用量】煎服，5～10 g。

【使用注意】本品生食有毒。不可多用，小儿尤当注意。

其他化痰止咳平喘药简表

分类	药名	性味归经	功效与应用	用法用量
化痰药	瓦楞子	咸，平。归肺、胃、肝经	消痰化瘀，软坚散结，制酸止痛	煎服，9～15 g，宜先煎。消痰化瘀，软坚散结宜生用；制酸止痛宜煅用
	天竺黄	甘，寒。归心、肝经	清热豁痰，凉心定惊。用于小儿惊风，中风癫痫，热病神昏	煎服，3～9 g
	海浮石	咸，寒。归肺、肾经	清肺化痰，软坚散结。用于咳嗽痰稠，瘿瘤，瘰疬	煎服，10～15 g。打碎先煎
止咳平喘药	洋金花	辛，温。有毒。归肺、肝经	止咳平喘，解痉定痛。用于哮喘咳嗽，心腹疼痛及风湿痹痛，跌打损伤，癫痫，小儿慢惊风	多作散剂，吞服 0.3～0.6 g
	罗汉果	甘，凉	清热润肺，利咽开音，滑肠通便。用于肺火燥咳，咽痛失音，肠燥便秘	煎服，9～15 g

目标检测

课件 14

一、单项选择题

1. 以下哪味药物最善于治脏腑湿痰　　　　　　　　　　　　　（　　）
   A. 白前　　　　　　B. 白附子　　　　　C. 半夏　　　　　D. 白芥子
2. 具有燥湿化痰，祛风解痉功效的药物为　　　　　　　　　　（　　）
   A. 半夏　　　　　　B. 旋覆花　　　　　C. 天南星　　　　D. 白芥子
3. 桔梗可用治癃闭、便秘，主要是因其　　　　　　　　　　　（　　）
   A. 有利尿通便之功　　　　　　　　B. 有通淋润肠之功
   C. 有开宣肺气之功　　　　　　　　D. 有肃降肺气之功
4. 治疗痰热咳嗽兼有便秘者，宜首选　　　　　　　　　　　　（　　）
   A. 款冬花　　　　　B. 浙贝母　　　　　C. 瓜蒌仁　　　　D. 前胡
5. 竹茹治呕吐最宜者为　　　　　　　　　　　　　　　　　　（　　）
   A. 食积呕吐　　　　B. 胃气虚呕吐　　　C. 胃阴虚呕吐　　D. 胃热呕吐
6. 旋覆花入煎剂宜　　　　　　　　　　　　　　　　　　　　（　　）
   A. 包煎　　　　　　B. 先煎　　　　　　C. 冲服　　　　　D. 另煎
7. 桑白皮最宜用于　　　　　　　　　　　　　　　　　　　　（　　）
   A. 水肿兼恶寒发热，汗出　　　　　B. 全身水肿兼喘咳
   C. 脾虚水肿见便溏　　　　　　　　D. 肾虚水肿下身肿著
8. 百部偏于　　　　　　　　　　　　　　　　　　　　　　　（　　）
   A. 宣肺止咳　　　　B. 化痰止咳　　　　C. 清肺止咳　　　D. 润肺止咳
9. 常用治痰热咳喘的药物是　　　　　　　　　　　　　　　　（　　）
   A. 苏子　　　　　　B. 黄连　　　　　　C. 百部　　　　　D. 瓜蒌
10. 治疗痰浊痹阻之胸痹，宜首选　　　　　　　　　　　　　　（　　）
    A. 半夏　　　　　　B. 天南星　　　　　C. 川贝母　　　　D. 瓜蒌

二、简答题

1. 试述苦杏仁能治疗哪些类型的咳喘证，并举1～2例说明其配伍应用。
2. 紫苏子有哪些功效和主治？
3. 竹茹除清热化痰外，还有哪些功效和主治？

三、论述题

1. 半夏与川贝母均为治痰要药，其药性、功效、所治之痰证有何不同？
2. 试述川贝母与浙贝母功用的异同。
3. 比较半夏与天南星的功能、主治有何异同？
4. 化痰药的功效和适应证有哪些？

第十二章　安神药

一、含义

　　凡以镇静、安神、定志为主要作用的药物,称为安神药。

二、性能特点

　　安神药多为甘平之品,主入心、肝经。能安定神志,使各种原因所致的心不藏神、神不守舍的状态得以缓解或恢复。其主要功效为安神、重镇安神、养心安神等。

　　所谓安神,是指药物能使心神安定,起到治疗心神不宁证的作用,又称宁心安神。安神药分为重镇安神药和养心安神药两大类,其中矿石或介类药物,质重沉降,安神作用较强,以治邪气内扰之心神不宁为主者,习称重镇安神,又称镇惊安神、镇心安神;植物种子类药物,质润滋养,安神作用稍缓,以治阴血亏虚之心神不宁为主者,习称养心安神。

　　安神药多入心经和肝经,适用于治疗烦躁、易怒、失眠、心悸、五心烦热等病症。重镇安

神药多为矿石、化石、介类药物,具有质重沉降之性。重则能镇、重可祛怯,故有镇安心神、平惊定志、平肝潜阳等作用,主要用于心火炽盛、痰火扰心、肝郁化火及惊吓等引起的实证心神不宁、心悸失眠及惊痫、肝阳眩晕等证。养心安神药多为植物种子、种仁类药物,具有甘润滋养之性,故有滋养心肝,养阴补血,交通心肾等作用。

三、主治病证

本类药物适用于心神不宁证,症见烦躁不安、心悸怔忡、失眠多梦,以及惊风、癫痫狂等。

四、分类

根据安神药的药性及功效主治差异,可分为重镇安神药和养心安神药。

五、配伍及使用注意

应根据导致心神不宁的病因病机及本类药物的性能特点选配药物。一般而言,心神不宁因心火亢盛或肝阳上亢等邪气内扰所致者,宜选用重镇安神药,并相机配伍清心泻火或平抑肝阳药物同用。若因阴血亏虚或心脾两虚等正虚不足所致者,宜选用养心安神并随证配伍滋养阴血或补益心脾药物同用。

重镇药多属金石类,碍胃,中病即止,注意脾胃功能;质硬打碎久煎,使药力尽出。某些安神药如朱砂等,具有一定毒性,久服会引起慢性中毒,亦应注意。

朱　砂(zhūshā)
《神农本草经》

为硫化物类矿物辰砂族辰砂,主含硫化汞(HgS)。主产于湖南、贵州、四川、广西、云南等地,以产于古之辰州(今湖南沅陵)者为道地药材。采挖后,选取纯净者,用磁铁吸净含铁的杂质,再用水淘去杂石和泥沙,照水飞法研成极细粉末,晾干或40℃以下干燥。

【处方用名】朱砂、丹砂、辰砂、贡珠砂、镜面砂、飞朱砂。

【性味归经】甘,微寒。有毒。归心经。

【功效】清心镇惊,安神,明目,解毒。

【应用】

1.心神不宁,心悸,失眠　本品甘寒质重,寒能降火,重可镇怯,专入心经,既可重镇安神,又能清心安神,为镇心、清火、安神定志之药。可治心火亢盛,内扰神明之心神不宁、惊悸怔忡、烦躁不眠者,宜与黄连、栀子、磁石、麦冬等合用,以增强清心安神之效;若与当归、生地黄、炙甘草等同用,可治心火亢盛,阴血不足之失眠多梦、惊悸怔忡、心中烦热,如朱砂安神丸;阴血虚者,还可与酸枣仁、柏子仁、当归等配伍。

2.惊风,癫痫　本品质重而镇,略有镇惊止痉之功。故可用治温热病,热入心包或痰热内闭所致的高热烦躁,神昏谵语,惊厥抽搐者,常与牛黄、麝香等开窍、息风药同用,如安宫牛黄丸;如治小儿惊风,又常与牛黄、全蝎、钩藤配伍,如牛黄散;用治癫痫卒昏抽搐,常与磁石同用,如磁朱丸;若小儿癫痫,可与雄黄、珍珠等药研细末为丸服,如五色丸。

3.疮疡肿毒,咽喉肿痛,口舌生疮　本品性寒,不论内服、外用,均有清热解毒作用,用治疮疡肿毒,常与雄黄、山慈菇、大戟等同用,如太乙紫金锭;若咽喉肿痛、口舌生疮,可配冰片、硼砂外用,如冰硼散。

【用法用量】内服,只宜入丸、散服,每次 0.1~0.5 g;不宜入煎剂。外用适量。

【使用注意】本品有毒,内服不可过量或持续服用,孕妇及肝功能不全者禁服。入药只宜生用,忌火煅。

朱砂

龙　骨(lónggǔ)
《神农本草经》

为古代大型哺乳类动物象类、三趾马类、犀类、鹿类、牛类等骨骼的化石。主产于山西、内蒙古、河南、河北、陕西、甘肃等地。全年可采,挖出后,除去泥土及杂质,贮于干燥处。生用或煅用。

【处方用名】龙骨、生龙骨、青龙骨、花龙骨、白龙骨。

【性味归经】甘、涩,平。归心、肝、肾经。

【功效】镇惊安神,平肝潜阳,收敛固涩。

【应用】

1.心神不宁,心悸失眠,惊痫癫狂　本品质重,入心、肝经,能镇静安神,为重镇安神的常用药。用治心神不宁、心悸失眠、健忘多梦等症,可与菖蒲、远志等同用,如孔圣枕中丹(《千金方》);也常与酸枣仁、柏子仁、朱砂、琥珀等安神之品配伍;治疗痰热内盛,惊痫抽搐,癫狂发作者,须与牛黄、胆南星、羚羊角、钩藤等化痰及息风止痉之品配伍。

2.肝阳眩晕　本品入肝经,质重沉降,有较强的平肝潜阳作用,故常用治肝阴不足,肝阳上亢所致的头晕目眩、烦躁易怒等症,多与代赭石、生牡蛎、生白芍等滋阴潜阳药同用,如镇肝息风汤(《医学衷中参西录》)。

3.滑脱诸证　本品味涩能敛,有收敛固涩功效,通过不同配伍可治疗遗精、滑精、尿频、遗尿、崩漏、带下、自汗、盗汗等多种正虚滑脱之证。用于治疗肾虚遗精、滑精,每与芡实、沙苑子、牡蛎等配伍,如金锁固精丸(《医方集解》);治疗心肾两虚,小便频数,遗尿者,常与桑螵蛸、龟甲、茯神等配伍,如桑螵蛸散(《本草衍义》);治疗气虚不摄,冲任不固之崩漏,可与黄芪、乌贼骨、五倍子等配伍,如固冲汤(《医学衷中参西录》);治疗表虚自汗,阴虚盗汗者,常与牡蛎、浮小麦、五味子、生地黄、黄芪等同用;若大汗不止,脉微欲绝的亡阳证,可与牡蛎、人参、附子同用,以回阳救逆固脱。

4.湿疮痒疹,疮疡久溃不敛　本品性收涩,外用有收湿、敛疮、生肌之效,可用治湿疮流水、阴汗瘙痒,常配伍牡蛎研粉外敷;若疮疡溃久不敛,常与枯矾等份,共研细末,掺敷患处。

【用法用量】煎服,15~30 g;宜先煎。外用适量。镇静安神,平肝潜阳多生用。收敛固涩宜煅用。

【使用注意】湿热积滞者不宜使用。

龙骨

附药:龙　齿(lóngchǐ)

为古代多种大型哺乳动物的牙齿骨骼化石。采挖龙骨时即收集龙齿,刷净泥土,敲去牙床,研碎生用或煅用。性味甘、涩,凉。归心、肝经。功能镇惊安神,主要适用于惊痫癫狂、心悸怔忡、失眠多梦等证。用法、用量与龙骨相同。生龙齿功专镇惊安神,煅龙齿则略兼收涩之性。

磁　石(císhí)

《神农本草经》

为氧化物类矿物尖晶石族磁铁矿的矿石。主产于河北、山东、辽宁、江苏等地。采挖后,除去杂石,选择吸铁能力强者(习称"灵磁石"或"活磁石")入药。生用或取净磁石,照煅淬法煅至红透,醋淬,碾成粗粉用。

【处方用名】磁石、灵磁石、活磁石。

【性味归经】咸,寒。归心、肝、肾经。

【功效】镇惊安神,平肝潜阳,聪耳明目,纳气平喘。

【应用】

1.心神不宁,惊悸,失眠,癫痫　本品质重沉降,入心经,能镇惊安神;味咸入肾,又有益肾之功;性寒清热,可清泻心肝之火,故能顾护真阴,镇摄浮阳,安定神志。主治肾虚肝旺,肝火上炎,扰动心神或惊恐气乱,神不守舍所致的心神不宁、惊悸、失眠及癫痫,常与朱砂、神曲同用,如磁朱丸。治小儿惊痫,《圣济总录》以磁石炼水饮之。

2.头晕目眩　本品入肝、肾经,既能平肝潜阳,又能益肾补阴,故可用治肝阳上亢之头晕目眩、急躁易怒等症,常与石决明、珍珠、牡蛎等平肝潜阳药同用。若阴虚甚者,可配伍生地、白芍、龟甲等滋阴潜阳药;若热甚者,又可与钩藤、菊花、夏枯草等清热平肝药同用。

3.耳鸣耳聋,视物昏花　本品入肝、肾经,补益肝肾,有聪耳明目之功。用治肾虚耳鸣、耳聋,多配伍熟地黄、山茱萸、山药等滋肾之品,如耳聋左慈丸。用治肝肾不足,目暗不明,视物昏花者,多配伍枸杞子、女贞子、菊花等补肝肾、明目之品。近年用磁朱丸治疗白内障,可使视力改善。

4.肾虚气喘　本品入肾经,质重沉降,纳气归肾,有益肾纳气平喘之功。用治肾气不足,摄纳无权之虚喘,常与五味子、胡桃肉、蛤蚧等同用,共奏纳气平喘之功。

【用法用量】煎服,15~30 g;宜打碎先煎。入丸、散,每次1~3 g。

【使用注意】因吞服后不易消化,如入丸、散,不可多服,脾胃虚弱者慎用。

磁石

酸枣仁(suānzǎorén)

《神农本草经》

为鼠李科植物酸枣 *Ziziphus jujaba* Mill. var. *spinosa*(Bunge) Hu ex H. F. Chou 的干燥成熟种子。主产于河北、陕西、辽宁、河南、山西、山东、甘肃等地。秋末冬初采收成熟果实,除去果肉及核壳,收集种子,晒干。生用或炒用,用时捣碎。

【处方用名】酸枣仁、炒枣仁、枣仁。

【性味归经】甘、酸,平。归心、肝、胆经。

【功效】养心补肝,宁心安神,敛汗,生津。

【应用】

1.心悸失眠　本品味甘,入心、肝经,能养心阴、益肝血而有安神之效,为养心安神要药。

主治心肝阴血亏虚,心失所养,神不守舍之心悸、怔忡、健忘、失眠、多梦、眩晕等症,常与当归、白芍、何首乌、龙眼肉等补血、补阴药配伍;若治肝虚有热之虚烦不眠,与知母、茯苓、川芎等同用,如酸枣仁汤;若心脾气血亏虚,惊悸不安,体倦失眠者,可以本品与黄芪、当归、党参等补养气血药配伍应用,如归脾汤;若心肾不足,阴亏血少,心悸失眠,健忘梦遗者,又当与麦冬、生地、远志等合用,如天王补心丹。

2. 自汗,盗汗 本品味酸能敛而有收敛止汗之功效,常用治体虚自汗、盗汗,每与味子、山茱萸、黄芪等益气固表止汗药同用。

此外,本品味酸而收敛,故有敛阴生津止渴之功,还可用治伤津口渴咽干者,常与地、麦冬、天花粉等养阴生津药同用。

【用法用量】煎服,9～15 g。研末吞服,每次 1.5～2.0 g。本品炒后质脆易碎,便于煎出有效成分,可增强疗效。

酸枣仁

远 志(yuǎnzhì)

《神农本草经》

为远志科植物远志 *Polygala tenuifolia* Willd. 或卵叶远志 *Polygala sibirica* L. 的干燥根。主产于山西、陕西、吉林、河南、河北等地。春季出苗前或秋季地上部分枯萎后,挖取根部,除去须根及泥沙,晒干。生用或炙用。

【处方用名】远志、制远志、远志肉。

【性味归经】苦、辛,温。归心、肾、肺经。

【功效】安神益智,祛痰,消肿,交通心肾。

【应用】

1. 失眠多梦,心悸怔忡,健忘 本品苦辛性温,性善宣泄通达,既能开心气而宁心安神,又能通肾气而强志不忘,为交通心肾、安定神志、益智强识之佳品。用治心肾不交之心神不宁、失眠、惊悸等症,常与茯神、龙齿、朱砂等镇静安神药同用,如远志丸(《张氏医通》);治健忘证,常与人参、茯苓、菖蒲同用,如开心散(《千金方》),若方中再加茯神,即不忘散(《证治准绳》)。

2. 癫痫惊狂 本品味辛通利,能利心窍,逐痰涎,故可用治痰阻心窍所致之癫痫抽搐、惊风发狂等症。用于癫痫昏仆、痉挛抽搐者,可与半夏、天麻、全蝎等化痰、息风药配伍;治疗惊风狂证发作,常与菖蒲、郁金、白矾等祛痰、开窍药同用。

3. 咳嗽痰多 本品苦温性燥,入肺经,能祛痰止咳,故可用治痰多黏稠、咳吐不爽或外感风寒、咳嗽痰多者,常与杏仁、贝母、瓜蒌、桔梗等同用。

4. 痈疽疮毒,乳房肿痛,喉痹 本品辛行苦泄,功擅疏通气血之壅滞而消散痈肿。治痈疽疮毒,乳房肿痛,内服、外用均有疗效,内服可单用为末,黄酒送服;外用可隔水蒸软,加少量黄酒捣烂敷患处。远志味辛入肺,开宣肺气,以利咽喉,如《仁斋直指方》治喉痹作痛用"远志肉为末,吹之,涎出为度。"

【用法用量】煎服,3～9 g。外用适量。化痰止咳宜炙用。

【使用注意】凡实热或痰水内盛者以及有胃溃疡者慎用。

远志

琥　珀(hǔpò)

《名医别录》

为古代松科植物如枫树、松树的树脂埋藏地下经年久转化而成的化石样物质。主产于广西、云南、河南、辽宁等地。随时可采,从地下或煤层中挖出后,除去砂石,泥土等杂质。用时捣碎,研成细粉用。

【处方用名】琥珀、血珀。

【性味归经】甘,平。归心、肝、膀胱经。

【功效】镇惊安神,活血散瘀,利尿通淋。

【应用】

1.心神不宁,心悸失眠,惊风,癫痫　本品入心、肝二经,质重而镇,具有镇惊安神功效。主治心神不宁,心悸失眠,健忘等症,常与菖蒲、远志、茯神等同用,如琥珀定志丸;治心血亏虚,惊悸怔忡,夜卧不安,常与酸枣仁、人参、当归等同用,如琥珀养心丸;若治小儿惊风,可与天竺黄、茯苓、胆南星等同用,如琥珀抱龙丸;《仁斋直指方》中本品与朱砂等合用,治小儿胎惊;与朱砂、全蝎、麦门冬配伍治疗小儿胎痫。

2.痛经经闭,心腹刺痛,癥瘕积聚　本品入心、肝血分,有活血通经、散瘀消癥作用,治血瘀气阻之痛经经闭,可与当归、莪术、乌药等活血行气药同用,如琥珀散;用治血瘀经闭,与水蛭、虻虫、大黄等活血通经之品配伍,如琥珀煎丸;若治心血瘀阻、胸痹心痛证,常与三七同用,研末内服;治癥瘕积聚,可与三棱、鳖甲、大黄等活血消癥、软坚散结药同用。

3.淋证,癃闭　本品有利尿通淋作用,故可用治淋证、尿频、尿痛及癃闭小便不利之证,单用有效,如《仁斋直指方》单用琥珀为散,灯芯汤送服,治石淋、热淋,可与金钱草、海金沙、木通等利尿通淋药同用。因琥珀能散瘀止血,故常用于血淋。近年用琥珀末吞服,治石淋伴血尿者,有一定疗效。此外,本品亦可用于疮痈肿毒,内服能活血消肿,外用可生肌敛疮。

【用法用量】研末冲服,或入丸、散,每次 1.5～3.0 g。外用适量。不入煎剂。忌火煅。

琥珀

柏子仁(bǎizǐrén)

《神农本草经》

为柏科植物侧柏 *Platycladus orientalis*(L.) Franco 的种仁。主产于山东、河南、河北,此外陕西、湖北、甘肃、云南等地亦产。冬初种子成熟时采收,晒干,压碎种皮,簸净,阴干。生用。

【处方用名】柏子仁、柏子、柏实。

【性味归经】甘,平。归心、肾、大肠经。

【功效】养心安神,润肠通便,止汗。

【应用】

1.心悸失眠　本品味甘质润,药性平和,主入心经,具有养心安神之功效,多用于心阴不足,心血亏虚,心神失养之心悸怔忡、虚烦不眠、头晕健忘等,常与人参、五味子、白术等配伍,如柏子仁丸(《普济本事方》);也可与酸枣仁、当归、茯神等同用,如养心汤(《校注妇人良方》);若治心肾不交之心悸不宁、心烦少寐、梦遗健忘,常以本品配伍麦门冬、熟地黄、石菖蒲等以补肾养心、交通心肾,如柏子养心丸(《体仁汇编》)。

2.肠燥便秘 本品质润,富含油脂,有润肠通便之功。用于阴虚血亏,老年、产后等肠燥便秘证,常与郁李仁、松子仁、杏仁等同用,如五仁丸(《世医得效方》)。

此外,本品甘润,可滋补阴液,还可用治阴虚盗汗、小儿惊痫等。

【用法用量】煎服,10～20 g。大便溏者宜用柏子仁霜代替柏子仁。

【使用注意】便溏及多痰者慎用。

柏子仁

合欢皮(héhuānpí)

《神农本草经》

为豆科植物合欢 *Albiiaa julibrissin* Durazz. 的干燥树皮。全国大部分地区都有,分布于长江流域各省。夏、秋二季剥取树皮,晒干。切段生用。

【处方用名】合欢皮、合欢、夜合皮。

【性味归经】甘,平。归心、肝、肺经。

【功效】解郁安神,活血消肿。

【应用】

1. 心神不宁,忿怒忧郁,烦躁失眠 本品性味甘平,入心、肝经。善解肝郁,为悦心安神要药。适宜于情志不遂,忿怒忧郁,烦躁失眠,心神不宁等症,能使五脏安和,心志欢悦,以收安神解郁之效。可单用或与柏子仁、酸枣仁、首乌藤、郁金等安神解郁药配伍应用。

2.跌打骨折,血瘀肿痛 本品入心、肝血分,能活血祛瘀,续筋接骨,故可用于跌打损伤,筋断骨折,血瘀肿痛之症,如《续本事方》用合欢皮配麝香、乳香研末,温酒调服治跌打仆伤,损筋折骨。亦可与桃仁、红花、乳香、没药、骨碎补等活血疗伤,续筋接骨药配。

3.肺痈,疮痈肿毒 本品有活血消肿之功,能消散内外痈肿。用治肺痈,胸痛,咳吐脓血,单用有效,如黄昏汤(《千金方》)。亦可与鱼腥草、冬瓜仁、桃仁、芦根等清热消痈排脓药同用;治疮痈肿毒,常与蒲公英、紫花地丁、连翘、野菊花等清热解毒药同用。

【用法用量】煎服,6～12 g。外用适量。

【使用注意】孕妇慎用。

合欢皮

附药:合欢花(héhuānhuā)

为合欢树的花或花蕾。性味甘,平。归心、肝经。功能解郁安神。适用于虚烦不眠、抑郁不舒、健忘多梦等症。煎服用量 5～10 g。

其他安神药简表

分类	药 名	性味归经	功效与应用	用法用量
养心安神药	夜交藤	甘,平。归心、肝经	养心安神,祛风通络。用于虚烦不眠、多梦,血虚身痛,风湿痹痛	15～30 g

目标检测

课件 15

一、单项选择题

1. 朱砂安神的作用是 （　　）
A. 宁心安神　　　　　　　　　　　　B. 镇心安神
C. 养心安神　　　　　　　　　　　　D. 益气安神

2. 心悸、失眠、盗汗者,当选用何药治疗 （　　）
A. 朱砂　　　　　　　　　　　　　　B. 磁石
C. 琥珀　　　　　　　　　　　　　　D. 酸枣仁

3. 磁石可用治 （　　）
A. 肺气不足之虚喘　　　　　　　　　B. 肾不纳气之虚喘
C. 肺气壅滞之喘满　　　　　　　　　D. 痰壅气逆之咳喘

4. 既能敛汗,又能镇心安神的药物是 （　　）
A. 酸枣仁　　　　B. 山茱萸　　　　C. 浮小麦　　　　D. 白芍

5. 朱砂的功效是 （　　）
A. 养心安神　　　　B. 纳气平喘　　　　C. 拔毒生肌　　　　D. 清热解毒

6. 有敛汗之效的安神药是 （　　）
A. 酸枣仁　　　　B. 柏子仁　　　　C. 浮小麦　　　　D. 白芍

二、简答题

1. 简答朱砂的功效。
2. 简答酸枣仁的功效与主治。

三、论述题

试述安神药的含义、分类和适应证。

第十三章　平肝息风药

一、含义

凡以平肝潜阳或息风止痉为主,治疗肝阳上亢或肝风内动病证的药物,称为平肝息风药。

平肝息风药

二、性能特点

《素问·至真要大论》言:"诸风掉眩,皆属于肝。"故本类药物皆入肝经,多为介类、昆虫等动物药物及矿石类药物,具有平肝潜阳、息风止痉之主要功效。部分平肝息风药物以其质重、性寒沉降之性,兼有镇惊安神、清肝明目、降逆、凉血等作用;某些息风止痉药物兼有祛风通络之功。

三、主治病证

平肝息风药主要用治肝阳上亢、肝风内动证。部分药物又可用治心神不宁、目赤肿痛、呕吐、呃逆、喘息、血热出血,以及风中经络之口眼㖞斜、痹痛等证。

四、分类

根据平肝息风药的药性及功效主治差异,可分为平抑肝阳药和息风止痉药两类。

五、配伍及使用注意

使用平肝息风药时,应根据引起肝阳上亢、肝风内动的病因、病机及兼证的不同,进行相应的配伍:①如属阴虚阳亢者,多配伍滋养肾阴药物,益阴以制阳;②肝火上炎者,多配伍清泻肝火药物;兼心神不安、失眠多梦者,当配伍安神药物;③肝阳化风之肝风内动,应将息风止痉药与平肝潜阳药物并用;④热极生风之肝风内动,当配伍清热泻火解毒之品;⑤阴血亏虚之肝风内动,当配伍补养阴血药物;⑥脾虚慢惊风,当配伍补气健脾药物;兼窍闭神昏者,当与开窍药配伍;兼痰邪者,应与祛痰药同用。

本类药物有性偏寒凉或性偏温燥之不同,故当注意使用。若脾虚慢惊者,不宜用寒凉之品;阴虚血亏者,当忌温燥之品。

石决明(shíjuémíng)

《名医别录》

为鲍科动物杂色鲍(光底石决明)*Haliotis diversicolor* Reeve、皱纹盘鲍(毛底石决明)*Haliotis discus hannai* Ino 羊鲍 *Haliotis ovina* Gmelin、澳洲鲍 *Haliotis ruber*(Leach)、耳鲍 *Haliotis asinine* Linnaeus 或白鲍 *Haliotis laevigata*(Donovan)的贝壳。主产于广东、海南、山东、福建、辽宁等沿海地区。夏、秋二季捕捉,去肉,洗净,干燥。生用或煅用。用时打碎。

【处方用名】石决、石决明、九孔石决明。

【性味归经】咸,寒。归肝经。

【功效】平肝潜阳,清肝明目。

【应用】

1.肝阳上亢,头晕目眩　本品咸寒清热,质重潜阳,专入肝经,而有清泄肝热、镇潜肝阳、利头目之效,为凉肝、镇肝之要药。本品又兼有滋养肝阴之功,故对肝肾阴虚、肝阳眩晕,尤为适宜。用治邪热灼阴所致筋脉拘急、手足蠕动、头目眩晕之症,常与白芍、生地黄、牡蛎等养阴、平肝药配伍应用,如阿胶鸡子黄汤(《通俗伤寒论》);若肝阳独亢而有热象,头晕头痛、烦躁易怒者,可与夏枯草、黄芩、菊花等清热、平肝药同用,如平肝潜阳汤(《常见病中医治疗研究》)。

2.目赤,翳障,视物昏花　本品清肝火而明目退翳,治疗肝火上炎,目赤肿痛,可与黄连、龙胆草、夜明砂等同用,如黄连羊肝丸(《全国中药成药处方集》);亦常配伍夏枯草、决明子、菊花等清肝明目之品同用。治疗风热目赤、翳膜遮睛,常与蝉蜕、菊花、木贼等配伍;治目生翳障,本品常配伍木贼、荆芥、桑叶、白菊花、谷精草、苍术等,如石决明散(《证治准绳》);若肝虚血少、目涩昏暗、雀盲眼花属虚证者,每与熟地黄、枸杞子、菟丝子等配伍;治青盲雀目,可与苍术、猪肝配伍同用。

此外,煅石决明还有收敛、制酸、止痛、止血等作用。可用于胃酸过多之胃脘痛;如研末外敷,可用于外伤出血。

【用法用量】煎服,3~15 g;应打碎先煎。平肝、清肝宜生用,外用点眼宜煅用、水飞。

【使用注意】本品咸寒易伤脾胃,故脾胃虚寒,食少便溏者慎用。

石决明

知识链接

石决明与决明子:均有清肝明目之功效,皆可用治目赤肿痛、翳障等偏于肝热者。然石决明咸寒质重,凉肝镇肝,滋养肝阴,故无论实证、虚证之目疾均可应用,多用于血虚肝热之羞明、目暗、青盲等;决明子苦寒,功偏清泻肝火而明目,常用治肝经实火之目赤肿痛。

珍珠母(zhēnzhūmǔ)
《本草图经》

为蚌科动物三角帆蚌 *Hyriopsis cumingii*(Lea)、褶纹冠蚌 *Cristaria plicata*(Leach)或珍珠贝科动物马氏珍珠贝 *Pteria martensii*(Dunker)的贝壳。前两种在全国的江河湖沼中均产;后一种主产于海南岛、广东、广西沿海。全年可采,去肉,洗净,干燥。生用或煅用。用时打碎。

【处方用名】珍珠母、真珠母。

【性味归经】咸,寒。归肝、心经。

【功效】平肝潜阳,安神定惊,明目退翳。

【应用】

1.肝阳上亢,头晕目眩　本品咸寒入肝,与石决明相似,有平肝潜阳、清泻肝火作用,适用于肝阴不足,肝阳上亢所致的头痛眩晕、耳鸣、心悸失眠等症,常与白芍、生地黄、龙齿等同用,如甲乙归藏汤(《医醇賸义》);治疗肝阳眩晕、头痛者,又常与石决明、牡蛎、磁石等平肝药同用,以增强平肝潜阳之功。若肝阳上亢并有肝热烦躁易怒者,可与钩藤、菊花、夏枯草等清肝火药物配伍。

2.惊悸失眠,心神不宁　本品质重入心经,有镇惊安神之功。治疗心悸失眠,心神不宁,可与朱砂、龙骨、琥珀等安神药配伍,如珍珠母丸(《普济本事方》);若配伍天麻、钩藤、天南星等息风止痉药,可用治癫痫、惊风抽搐等。

3.目赤翳障,视物昏花　本品性寒清热,有清肝明目之效,用治肝热目赤,羞明怕光,翳障,常与石决明、菊花、车前子配伍,能清肝明目退翳;用治肝虚目暗,视物昏花,则与枸杞子、女贞子、黑芝麻等配伍,可养肝明目;若属肝虚目昏或夜盲者,可与苍术、猪肝或鸡肝同煮服用。现代珍珠层粉制成眼膏外用,治疗白内障、角膜炎及结膜炎等,均有一定疗效。

此外,本品研细末外用,能燥湿收敛,用治湿疮瘙痒、溃疡久不收口、口疮等症。用珍珠层粉内服,治疗胃、十二指肠球部溃疡,有一定疗效。

【用法用量】煎服,10~25 g;宜打碎先煎。或入丸、散剂。外用适量。

【使用注意】本品属镇降之品,故脾胃虚寒者、孕妇慎用。

珍珠母

知识链接

珍珠母与石决明:两者皆为贝类咸寒之品,均能平肝潜阳、清肝明目,用治肝阳上亢、肝经有热之头痛、眩晕、耳鸣及肝热目疾、目昏翳障等症。然石决明清肝明目作用力强,又有滋养肝阴之功,尤适宜于血虚肝热之羞明、目暗、青盲等目疾,及阴虚阳亢之眩晕、耳鸣等症;珍珠母又入心经,有镇惊安神之效,故失眠、烦躁、心神不宁等神志疾病多用之。

牡 蛎(mǔlì)
《神农本草经》

为牡蛎科动物长牡蛎 *Ostrea gigas* Thunberg、大连湾牡蛎 *Ostrea talienwhanensis* Crosse 或近江牡蛎 *Ostrea rivularis* Gould 的贝壳。我国沿海一带均有分布。全年均可采收。采得后,去肉,取壳,洗净,晒干。生用或煅用。用时打碎。

【处方用名】牡蛎、左牡蛎、牡蛎壳、生牡蛎。

【性味归经】咸,微寒。归肝、胆、肾经。

【功效】重镇安神,潜阳补阴,软坚散结。

【应用】

1.心神不安,惊悸失眠　本品质重能镇,有安神之功效,用治心神不安、惊悸怔忡、失眠多梦等症,常与龙骨相须为用,如桂枝甘草龙骨牡蛎汤(《伤寒论》);亦可配伍朱砂、琥珀、酸枣仁等安神之品。

2.肝阳上亢,头晕目眩　本品咸寒质重,入肝经,有平肝潜阳、益阴之功。用治水不涵木,阴虚阳亢,头目眩晕,烦躁不安,耳鸣者,常与龙骨、龟甲、白芍等同用,如镇肝息风汤(《医学衷中参西录》);亦治热病日久,灼烁真阴,虚风内动,四肢抽搐之症,常与生地黄、龟甲、鳖甲等养阴、息风止痉药配伍,如大定风珠(《温病条辨》)。

3.痰核,瘰疬,瘿瘤,癥瘕积聚　本品味咸,软坚散结。用治痰火郁结之痰核、瘰疬、瘿瘤等,常与浙贝母、玄参等配伍,如消瘰丸(《医学心悟》);用治气滞血瘀癥瘕积聚,常与鳖甲、丹参、莪术等同用。

4.滑脱诸证　本品煅后有与煅龙骨相似的收敛固涩作用,通过不同配伍可治疗自汗、盗汗、遗精、滑精、尿频、遗尿、崩漏、带下等滑脱之证。用治自汗、盗汗,常与麻黄根、浮小麦等同用,如牡蛎散(《和剂局方》),亦可用牡蛎粉扑撒汗处,有止汗作用;治肾虚遗精,滑精,常与沙苑子、龙骨、芡实等配伍,如金锁固精丸(《医方集解》);治尿频、遗尿,可与桑螵蛸、金樱子、益智仁、龙骨等同用;治疗崩漏、带下证,又常与海螵蛸、山茱萸、山药、龙骨等配伍。

此外,煅牡蛎有制酸止痛作用,可治胃痛泛酸,与乌贼骨、浙贝母共为细末,内服取效。

【用法用量】煎服,9~30 g;宜打碎先煎。外用适量。收敛固涩宜煅用,其他宜生用。

牡蛎

知识链接

龙骨与牡蛎:均有重镇安神、平肝潜阳、收敛固涩作用,均可用治心神不安、惊悸失眠、阴虚阳亢、头晕目眩及各种滑脱证。然龙骨长于镇惊安神,且收敛固涩力优于牡蛎;牡蛎平肝潜阳功效显著,又有软坚散结之功。

代赭石 (dàizhěshí)
《神农本草经》

为三方晶系氧化物类矿物赤铁矿 *Haematitum* 的矿石。主产于山西、河北、河南、山东等地。开采后,除去杂石泥土,打碎生用或醋淬研粉用。

【处方用名】代赭石、生赭石。

【性味归经】苦,寒。归肝、心经。

【功效】平肝潜阳,重镇降逆,凉血止血。

【应用】

1.**肝阳上亢,头晕目眩**　本品为矿石类药物,质重沉降,长于镇潜肝阳,又性味苦寒,善清肝火,故为重镇潜阳常用之品。用于肝阳上亢所致的头目眩晕、目胀耳鸣等症,常与怀牛膝、生龙骨、生牡蛎、生白芍等滋阴潜阳药同用,如镇肝息风汤、建瓴汤(《医学衷中参西录》);若肝阳上亢,肝火上炎所致头晕头痛、心烦难寐,可配珍珠母、磁石、猪胆膏、冰片、半夏等,如脑立清(《上海市药品标准》)。借其重镇、清肝之效,亦可用治小儿急慢惊风,吊眼撮口,搐搦不定,如《仁斋直指方》单用本品醋煅,细研水飞白汤调下。

2.**呕吐,呃逆,噫气**　本品质重性降,为重镇降逆要药。尤善降上逆之胃气而具止呕、止呃、止噫之效。用治胃气上逆之呕吐、呃逆、噫气不止等症,常与旋覆花、半夏、生姜等配伍,如旋覆代赭汤(《伤寒论》);若治噎膈不能食,大便燥结,配伍党参、当归、肉苁蓉等,如参赭培气汤(《医学衷中参西录》);治疗宿食结于肠间,胃气上逆不降,大便多日不通者,可配伍甘遂、芒硝、干姜等同用,如赭遂攻结汤(《医学衷中参西录》)。

3.**气逆喘息**　本品重镇降逆,能降上逆之肺气而平喘。用治哮喘有声,卧睡不得者,《惜济方》单用本品研末,米醋调服取效;用治肺肾不足,阴阳两虚之虚喘,每与党参、山茱萸、胡桃肉、山药等补肺肾纳气药同用,如参赭镇气汤(《医学衷中参西录》);若治肺热咳喘者,可与桑白皮、苏子、旋覆花等同用。

4.**血热吐衄,崩漏**　本品苦寒,入心肝血分,有凉血止血之效。又本品善于降气、降火,尤适宜于气火上逆,迫血妄行之出血证。可单用,如《斗门方》以本品煅烧醋淬,研细调服,治吐血、衄血;《普济方》用代赭石研为细末,醋汤调服,治崩中淋沥不止;如因热而胃气上逆所致吐血、衄血、胸中烦热者,可与白芍、竹茹、牛蒡子、清半夏等配伍,如寒降汤(《医学衷中参西录》);用治血热崩漏下血,可配伍禹余粮、赤石脂、五灵脂等,如震灵丹(《和剂局方》)。

【用法用量】煎服,10~30 g;宜打碎先煎。入丸、散,每次1~3 g。外用适量。降逆、平肝宜生用,止血宜煅用。

【使用注意】孕妇慎用。因含微量砷,故不宜长期服用。

知识链接

代赭石与磁石:均为铁矿石类重镇之品,均能平肝潜阳、降逆平喘,用于肝阳上亢之眩晕及气逆喘息之证。然代赭石主入肝经,偏重于平肝潜阳、凉血止血,善降肺胃之逆气而止呕、止呃、止噫;磁石主入肾经,偏重于益肾阴而镇浮阳、纳气平喘、镇惊安神。

蒺 藜(jílí)
《神农本草经》

为蒺藜科植物蒺藜 *Tribulus terrestris* L. 的果实。主产于河南、河北、山东、安徽等地。秋季果实成熟时采收。割下全株,晒干,打下果实,碾去硬刺,除去杂质。炒黄或盐炙用。

【处方用名】刺蒺藜、蒺藜、白蒺藜、盐蒺藜。

【性味归经】辛、苦,微温。有小毒。归肝经。

【功效】平肝解郁,活血祛风,明目,止痒。

【应用】

1. 肝阳上亢,头晕目眩　本品味苦降泄,主入肝经,有平抑肝阳之功。用于肝阳上亢,头晕目眩等症,常与钩藤、珍珠母、菊花等平肝潜阳药同用。

2. 胸胁胀痛,乳闭胀痛　本品苦泄辛散,功能疏肝而散郁结,尚入血分而活血。用治肝郁气滞、胸胁胀痛,可与柴胡、香附、青皮等疏肝理气药同用。若治肝郁乳汁不通、乳房作痛,可单用本品研末服,或与穿山甲、王不留行等通经下乳药配伍应用。

3. 风热上攻,目赤翳障　本品味辛,又疏散肝经风热而明目退翳,为祛风明目要药。用治风热目赤肿痛、多泪多眵或翳膜遮睛等症,多与菊花、蔓荆子、决明子、青葙子等同用,如白蒺藜散(《张氏医通》)。

4. 风疹瘙痒,白癜风　本品辛散苦泄,轻扬疏散,又有祛风止痒之功。治疗风疹瘙痒,常与防风、荆芥、地肤子等祛风止痒药配伍;若治血虚风盛,瘙痒难忍者,应与当归、何首乌、防风等养血祛风药同用。《千金方》单用本品研末冲服,治白癜风。

【用法用量】煎服,6~9 g;或入丸、散剂。外用适量。

【使用注意】孕妇慎用。

钩 藤(gōuténg)
《名医别录》

为茜草科植物钩藤 *Uncaria rhyunchophylla*(Miq.)Miq. ex Havil.、大叶钩藤 *Uncaria macrophylla* Wall.、毛钩藤 *Uncaria hirsuta* Havil.、华钩藤 *Uncaria sinensis*(Oliv.)

Havil. 或无柄果钩藤 *Uncaria sessili fructus* Roxb. 的干燥带钩茎枝。产于长江以南至福建、广东、广西等地。秋、冬二季采收带钩的嫩枝,去叶,切段,晒干。生用。

【处方用名】钩藤、双钩藤、嫩钩藤。

【性味归经】甘,凉。归肝、心包经。

【功效】清热平肝,息风定惊。

【应用】

1.头痛,眩晕 本品性凉,主入肝经,既能清肝热,又能平肝阳,故可用治肝火上攻或肝阳上亢之头胀头痛、眩晕等症。属肝火者,常与夏枯草、龙胆草、栀子、黄芩等配伍;属肝阳者,常与天麻、石决明、怀牛膝、杜仲、茯神等同用,如天麻钩藤饮(《杂病证治新义》)。

2.肝风内动,惊痫抽搐 本品入肝、心包二经,有和缓的息风止痉作用,又能清泄肝热,故用于热极生风,四肢抽搐及小儿高热惊风,尤为适宜。如治小儿急惊风,壮热神昏、牙关紧闭、手足抽搐者,可与天麻、全蝎、僵蚕、蝉蜕等同用,如钩藤饮子(《小儿药证直诀》);用治温热病热极生风,痉挛抽搐,多与羚羊角、白芍、菊花、生地黄等同用,如羚角钩藤汤(《通俗伤寒论》);用治诸痫啼叫,痉挛抽搐,可与天竺黄、蝉蜕、黄连、大黄等同用,如钩藤饮子(《普济方》)。

此外,本品具有轻清疏泄之性,能清热透邪,故又可用于外感风热,头痛目赤及斑疹透发不畅之证。与蝉蜕、薄荷同用,可治小儿惊啼、夜啼,有凉肝止惊之效。

【用法用量】煎服,3~12 g;入煎剂宜后下。

钩藤

天 麻(tiānmá)
《神农本草经》

为兰科植物天麻 *Gastrodia elata* Bl. 的干燥块茎。主产于四川、云南、贵州等地。立冬后至次年清明前采挖,冬季茎枯时采挖者名"冬麻",质量优良;春季发芽时采挖者名"春麻",质量较差。采挖后,立即洗净,蒸透,敞开低温干燥。用时润透或蒸软,切片。

【处方用名】天麻、明天麻、箭麻、天麻片、炒天麻。

【性味归经】甘,平。归肝经。

【功效】息风止痉,平抑肝阳,祛风通络。

【应用】

1.肝风内动,惊痫抽搐 本品主入肝经,功能息风止痉,且味甘质润,药性平和。故可用治各种病因之肝风内动,惊痫抽搐,不论寒热虚实,皆可配伍应用。如治小儿急惊风,常与羚羊角、钩藤、全蝎等息风止痉药同用,如钩藤饮;用治小儿脾虚慢惊,则与人参、白术、白僵蚕等药配伍,如醒脾丸(《普济本事方》);用治小儿诸惊,可与全蝎、制南星、白僵蚕同用,如天麻丸;用治破伤风痉挛抽搐、角弓反张,又与天南星、白附子、防风等药配伍,如玉真散。

2.眩晕,头痛 本品既息肝风,又平肝阳,为治眩晕、头痛之要药。不论虚证、实证,随不同配伍皆可应用。用治肝阳上亢之眩晕、头痛,常与钩藤、石决明、牛膝等同用,如天麻钩藤饮;用治风痰上扰之眩晕、头痛,痰多胸闷者,常与半夏、陈皮、茯苓、白术等同用,如半夏白术天麻汤;若头风攻注,偏正头痛,头晕欲倒者,可配等量川芎为丸,如天麻丸。

3.肢体麻木,手足不遂,风湿痹痛 本品又能祛外风,通经络,止痛。用治中风手足不遂,筋骨疼痛等,可与没药、制乌头、麝香等药配伍,如天麻丸;用治妇人风痹,手足不遂,可与牛膝、杜仲、附子浸酒服,如天麻酒;若治风湿痹痛,关节屈伸不利者,多与秦艽、羌活、桑枝等祛风湿药同用,如秦艽天麻汤。

【用法用量】煎服,3～9 g。研末冲服,每次 1.0～1.5 g。

天麻

知识链接

钩藤、羚羊角与天麻:均有平肝息风、平抑肝阳之功,均可治肝风内动、肝阳上亢之证。然钩藤性凉,轻清透达,长于清热息风,用治小儿高热惊风轻证为宜;羚羊角性寒,清热力强,除用治热极生风证外,又能清心解毒,多用于高热神昏,热毒发斑等;天麻甘平质润,清热之力不及钩藤、羚羊角,但治肝风内动、惊痫抽搐之证,不论寒热虚实皆可配伍应用,且能祛风止痛。

地 龙 (dìlóng)

《神农本草经》

为钜蚓科动物参环毛蚓 *Pheretima aspergillum* (E. Perrier)、通俗环毛蚓 *Pheretima vulgaris* Chen、威廉环毛蚓 *Pheretima guillelmi* (Michaelsen) 或栉盲环毛蚓 *Pheretima pectinifera* Michaelsen 的干燥体。前一种习称"广地龙",主产于广东、广西、福建等地;后三种习称"沪地龙",主产于上海一带。广地龙春季至秋季捕捉,沪地龙夏秋捕捉,及时剖开腹部,除去内脏及泥沙洗净,晒干或低温干燥。生用或鲜用。

【处方用名】地龙、干地龙、广地龙。

【性味归经】咸,寒。归肝、脾、膀胱经。

【功效】清热定惊,通络,平喘,利尿。

【应用】

1.高热惊痫,癫狂　本品性寒,既能息风止痉,又善于清热定惊,故适用于热极生风所致的神昏谵语、痉挛抽搐及小儿惊风,或癫痫、癫狂等症。如《本草拾遗》治狂热癫痫,即以本品同盐化为水,饮服;《摄生众妙方》治小儿急慢惊风,则用本品研烂,同朱砂作丸服。治高热抽搐惊痫,多与钩藤、牛黄、白僵蚕、全蝎等息风止痉药同用。

2.气虚血滞,半身不遂　本品性走窜,善于通行经络,常与黄芪、当归、川芎等补气活血药配伍,治疗中风后气虚血滞,经络不利,半身不遂,口眼㖞斜等症,如补阳还五汤(《医林改错》)。

3.痹证　本品长于通络止痛,适用于多种原因导致的经络阻滞、血脉不畅、肢节不利。性寒清热,尤适用于关节红肿疼痛、屈伸不利之热痹,常与防己、秦艽、忍冬藤、桑枝等除湿热、通经络药物配伍;如用治风寒湿痹、肢体关节麻木、疼痛尤甚、屈伸不利等症,则应与川乌、草乌、南星、乳香等祛风散寒、通络止痛药配伍,如小活络丹(《和剂局方》)。

4.肺热哮喘　本品性寒降泄,长于清肺平喘。用治邪热壅肺,肺失肃降之喘息不止,喉中哮鸣有声者,单用研末内服即效;亦可用鲜地龙水煎,加白糖收膏用;或与麻黄、杏仁、黄芩、葶苈子等同用,以加强清肺化痰、止咳平喘之功。

5.小便不利,尿闭不通　本品咸寒走下入肾,能清热结而利水道。用于热结膀胱,小便不通,可单用,或配伍车前子、木通、冬葵子等同用。此外,本品有降压作用,常用治肝阳上亢型高血压病。

【用法用量】煎服,5~10 g。鲜品 10~20 g。研末吞服,每次 1~2 g。外用适量。

地龙

全　蝎(quánxiē)

《蜀本草》

为钳蝎科动物东亚钳蝎 *Buthus martensii* Karsch 的干燥体。主产于河南、山东、湖北、安徽等地。清明至谷雨前后捕捉者,称为"春蝎",此时未食泥土,品质较佳;夏季产量较多,称为"伏蝎"。饲养蝎一般隔年在秋季收捕一次,野生蝎在春末至秋初捕捉。捕得后,先浸入清水中,待其吐出泥土,置沸水或沸盐水中,煮至全身僵硬,捞出,置通风处,阴干。

【处方用名】全蝎、淡全蝎、全虫、蝎子、制全蝎。

【性味归经】辛,平;有毒。归肝经。

【功效】息风镇痉,攻毒散结,通络止痛。

【应用】

1.痉挛抽搐　本品主入肝经,性善走窜,既平息肝风,又搜风通络,有良好的息风止痉之效,为治痉挛抽搐之要药。用治各种原因之惊风、痉挛抽搐,常与蜈蚣同用,即止痉散(《经验方》);如用治小儿急惊风高热、神昏、抽搐,常与羚羊角、钩藤、天麻等清热、息风药配伍;用治小儿慢惊风抽搐,常与党参、白术、天麻等益气健脾药同用;用治痰迷癫痫抽搐,可与郁金、白矾等份,研细末服;若治破伤风痉挛抽搐、角弓反张,又与蜈蚣、天南星、蝉蜕等配伍,如五虎追风散(广州中医学院《方剂学》);或与蜈蚣、钩藤、朱砂等配伍,如摄风散(《证治准绳》);治疗风中经络,口眼㖞斜,可与白僵蚕、白附子等同用,如牵正散(《杨氏家藏方》)。

2.疮疡肿毒,瘰疬瘿瘤　本品味辛,有毒,故有散结、攻毒之功,多作外敷用。如《本草纲目》引《澹寮方》用全蝎、栀子,麻油煎黑去渣,入黄蜡为膏外敷,治疗诸疮肿毒;《医学衷中参西录》以本品焙焦,黄酒下,消颌下肿硬;《经验方》小金散,以本品配马钱子、半夏、五灵脂等,共为细末,制成片剂用,治流痰、瘰疬、瘿瘤等证。近代用本品配伍蜈蚣、地龙、土鳖虫各等份,研末或水泛为丸服,以治淋巴结核、骨与关节结核等。亦有单用全蝎,香油炸黄内服,治疗流行性腮腺炎。

3.风湿顽痹　本品善于通络止痛,对风寒湿痹久治不愈,筋脉拘挛,甚则关节变形之顽痹,作用颇佳。可用全蝎配麝香少许,共为细末,温酒送服,有减轻疼痛之效,如全蝎末方(《仁斋直指方》);临床亦常与川乌、白花蛇、没药等祛风、活血、舒筋活络之品同用。

4.顽固性偏正头痛　本品搜风通络止痛力较强,用治偏正头痛,单味研末吞服即有效;配合天麻、蜈蚣、川芎、僵蚕等同用,则其效更佳。

【用法用量】煎服,3~6 g。研末吞服,每次 0.6~1.0 g。外用适量。

【使用注意】本品有毒,用量不宜过大。孕妇慎用。

全蝎

蜈　蚣(wúgōng)
《神农本草经》

为蜈蚣科动物少棘巨蜈蚣 *Scolopendra subspinipes mutilans* L. Koch 的干燥体。主产于江苏、浙江、湖北、湖南、河南、陕西等地。春、夏二季捕捉,用竹片插入头尾,绷直,干燥。

【处方用名】蜈蚣、百足虫。

【性味归经】辛,温;有毒。归肝经。

【功效】息风镇痉,攻毒散结,通络止痛。

【应用】

1.痉挛抽搐　本品性温,性善走窜,通达内外,搜风定搐力强,与全蝎均为息风要药,两药常同用,治疗各种原因引起的痉挛抽搐,如止痉散(《经验方》);若治小儿撮口,手足抽搐,可配全蝎、钩藤、僵蚕等,如撮风散;又《圣惠方》万金散,治小儿急惊,可配丹砂、轻粉等分研末,乳汁送服;若治破伤风,角弓反张,即以本品为主药,配伍南星、防风等同用,如蜈蚣星风散(《医宗金鉴》)。经适当配伍,本品亦可用于癫痫、风中经络,口眼㖞斜等证。

2.疮疡肿毒,瘰疬瘿瘤结核　本品以毒攻毒,味辛散结,同雄黄、猪胆汁配伍制膏,外敷恶疮肿毒,效果颇佳,如不二散(《拔萃方》);本品与茶叶共为细末,敷治瘰疬溃烂,如《本草纲目》引《枕中方》验方;新方结核散,配合全蝎、土鳖虫,共研细末内服,治骨结核;若以本品焙黄,研细末,开水送服,或与黄连、大黄、生甘草等同用,又可治毒蛇咬伤。

3.风湿顽痹　本品有良好的通络止痛功效,与全蝎相似,故二药常与防风、独活、威灵仙等祛风、除湿、通络药同用,以治风湿痹痛、游走不定、痛势剧烈者。

4.顽固性头痛　本品善搜风,通络止痛,可用治久治不愈之顽固性头痛或偏正头痛,多与天麻、川芎、白僵蚕等同用。

【用法用量】煎服,3～5 g。研末冲服,每次 0.6～1.0 g。外用适量。

【使用注意】本品有毒,用量不宜过大。孕妇忌用。

蜈蚣

> ### 知识链接
>
> 　　蜈蚣与全蝎:两者皆有息风镇痉、解毒散结、通络止痛之功效,二药相须有协同增效作用。然全蝎性平,息风镇痉,攻毒散结之力不及蜈蚣;蜈蚣力猛性燥,善走窜通达,息风镇痉功效较强,又攻毒疗疮,通痹止痛效佳。

僵　蚕(jiāngcán)
《神农本草经》

为蚕蛾科昆虫家蚕 *Bombyx mori* Linnaeus 的幼虫感染(或人工接种)白僵菌 *Beauveria bassiana*(Bals.) Vuillant 而致死的干燥体。主产于浙江、江苏、四川等养蚕区。多于春、秋季生产,将感染白僵菌病死的蚕干燥。生用或炒用。

【处方用名】僵蚕、白僵蚕、炒僵蚕、天虫、姜虫。

【性味归经】咸、辛,平。归肝、肺、胃经。

【功效】息风止痉,祛风止痛,化痰散结。

【应用】

1.惊痫抽搐 本品咸辛平,入肝、肺二经,既能息风止痉,又能化痰定惊,故对惊风、癫痫而挟痰热者尤为适宜。治高热抽搐者,可与蝉蜕、钩藤、菊花同用。治急惊风,痰喘发痉者,以本品同全蝎、天麻、朱砂、牛黄、胆南星等配伍,如千金散(《寿世保元》);若用治小儿脾虚久泻、慢惊搐搦者,又当与党参、白术、天麻、全蝎等益气健脾、息风定惊药配伍,如醒脾散(《古今医统》);用治破伤风、角弓反张者,则与全蝎、蜈蚣、钩藤等配伍,如撮风散(《证治准绳》)。

2.风中经络,口眼歪斜 本品味辛行散,能祛风、化痰、通络,常与全蝎、白附子等同用,如牵正散(《家藏方》)。

3.风热头痛,目赤,咽痛,风疹瘙痒 本品辛散,入肝、肺二经,有祛外风、散风热、止痛、止痒之功。用治肝经风热上攻之头痛、目赤肿痛、迎风流泪等证,常与桑叶、木贼、荆芥等疏风清热之品配伍,如白僵蚕散(《证治准绳》);用治风热上攻之咽喉肿痛、声音嘶哑者,可与桔梗、薄荷、荆芥、防风、甘草等同用,如六味汤(《咽喉秘集》);治风疹瘙痒,如《太平圣惠方》用本品为末,内服;治风疮瘾疹,可单味研末服,或与蝉蜕、薄荷等疏风止痒药同用。

4.痰核,瘰疬 本品味咸,能软坚散结,又兼可化痰,故可用治痰核、瘰疬,可单用,为末,或与浙贝母、夏枯草、连翘等化痰散结药同用。亦可用治乳腺炎、流行性腮腺炎、疔、疮痈肿等症,可与金银花、连翘、板蓝根、黄芩等清热解毒药同用。

【用法用量】煎服,5~9 g。研末吞服,每次 1.0~1.5 g;散风热宜生用,其他多制用。

僵蚕

其他平肝息风药

药名	性味归经	功效应用	用法用量
珍珠	甘、咸,寒。心、肝经	镇心定惊,清肝除翳,收敛生肌。主治惊悸,癫痫,目赤肿痛,翳障胬肉,创面久溃不愈	0.3~1.0 g
玳瑁	甘、咸,寒。心、肝经	平肝定惊,清热解毒。主治高热烦躁,神昏谵语,中风惊痫,痘毒疔疮	3~6 g
紫贝齿	咸、平。肝经	镇惊安神,清肝明目。主治惊悸失眠,心烦多梦,目赤肿痛,目生翳障	10~15 g

目标检测

课件 16

一、选择题

1.肝火上炎、目赤肿痛宜用 ( )

　A.石决明 　　　　　　　　　　B.赭石

　C.全蝎 　　　　　　　　　　D.天麻

2.蜈蚣的作用是 ( )

　A.平肝潜阳、清肝明目

  B. 息风止痉、化痰开窍

  C. 息风平肝

  D. 息风止痉、清热平肝、解毒散结、通络止痛

 3. 壮热不退、热极生风宜用　　　　　　　　　　　　　　　　　　　（　　）

  A. 钩藤　　　　　　　　B. 羚羊角　　　　　　C. 天麻　　　　　　D. 地龙

 4. 寒、热性惊风皆宜用　　　　　　　　　　　　　　　　　　　　　　（　　）

  A. 钩藤　　　　　　　　B. 羚羊角　　　　　　C. 天麻　　　　　　D. 地龙

 5. 羚羊角对于以下哪种病证不适宜　　　　　　　　　　　　　　　　（　　）

  A. 小儿壮热不退、手足抽搐　　　　　　B. 肝阳上亢所致的头晕目眩

  C. 肝火炽盛所致的头痛目赤　　　　　　D. 肝虚慢惊、喜唾涎沫

 6. 既能平肝潜阳，又能软坚散结的药物是　　　　　　　　　　　　　（　　）

  A. 石决明　　　　　　　B. 珍珠　　　　　　　C. 牡蛎　　　　　　D. 珍珠母

二、简答题

 1. 试分析天麻与钩藤的功效主治之异同。

 2. 全蝎与蜈蚣均为虫类中药，分析其功效异同。

第十四章　开窍药

一、含义

　　凡具辛香走窜之性,以开窍醒神为主要作用,治疗闭证神昏的药物,称为开窍药,又名芳香开窍药。

开窍药 1

二、性能特点

　　心藏神,主神明,心窍开通则神明有主,神志清醒,思维敏捷。若心窍被阻、清窍被蒙,则神明内闭,神识昏迷,不省人事,则须用辛香开通心窍之品进行治疗。本类药味辛、气芳香,善于走窜,皆入心经,具有通关开窍、启闭回苏、醒脑复神的作用。部分开窍药以其辛香行散之性,尚兼活血、行气、止痛、辟秽、解毒等功效。

开窍药 2

三、主治病证

　　开窍药主要用治温病热陷心包、痰浊蒙蔽清窍之神昏谵语,以及惊风、癫痫、中风等卒然昏厥、痉挛抽搐等症。又可用治湿浊中阻,胸脘冷痛满闷;血瘀、气滞疼痛,经闭、癥瘕;湿阻中焦,食少腹胀、目赤咽肿、痈疽疔疮等症。

四、配伍及使用注意

　　神志昏迷有虚实之别,虚证即脱证,实证即闭证。脱证治当补虚固脱,非本章药物所宜;闭证治当通关开窍、醒神回苏,宜用本类药物治疗。①闭证从寒热属性又分为寒闭、热闭;面青、身凉、苔白、脉迟之寒闭,须施"温开"之法,宜选用辛温的开窍药,配伍温里祛寒之品。②面红、身热、苔黄、脉数之热闭,当用"凉开"之法,宜选用辛凉的开窍药,并与清热泻火解毒之品配伍应用。③若闭证神昏兼惊厥抽搐者,还须配伍平肝息风止痉药物。④烦躁不安者,须配伍安神定惊药物。⑤以疼痛为主症者,可配伍行气药或活血化瘀药物。⑥痰浊壅盛者,须配伍化湿、祛痰药物。

　　开窍药辛香走窜,为救急、治标之品,且能耗伤正气,故只宜暂服,不可久用。因本类药物性质辛香,其有效成分易于挥发,内服多不宜入煎剂,只入丸剂、散剂服用。

麝　香(shèxiāng)
《神农本草经》

　　为鹿科动物林麝 *Moschus berezovskii* Flerov、马麝 *Moschus sifonicus* Przewalski 或原麝 *Moschus moschiferus* Linnaeus 成熟雄性腺体香囊的干燥分泌物。主产于四川、西藏、云南、陕西、甘肃、内蒙古等地。野生麝多在冬季至次春猎取,猎取后割取香囊,阴干,习称"毛壳麝香"。用时剖开香囊,除去囊壳,称"麝香仁",其中呈颗粒状者称"当门子"。人工驯养麝多直接从香囊中取出麝香仁,阴干。本品应密闭,避光贮存。

　　【处方用名】麝香、寸香、当门子、射香。

　　【性味归经】辛,温。归心、脾经。

　　【功效】开窍醒神,活血通经,消肿止痛。

　　【应用】

　　1.闭证神昏　麝香辛温,气极香,走窜之性甚烈,有很强的开窍通闭、辟秽化浊作用,为醒神回苏之要药。可用于各种原因所致之闭证神昏,无论寒闭、热闭,用之皆效。用治温病热陷心包、痰热蒙蔽心窍、小儿惊风及中风痰厥等热闭神昏,常配伍牛黄、冰片、朱砂等,组成凉开之剂,如安宫牛黄丸(《温病条辨》)、至宝丹(《和剂局方》)等;因其性温,故寒闭证尤宜,治中风卒昏、中恶胸腹满痛等寒浊或痰湿阻阻气机、蒙蔽神明之寒闭神昏,常配伍苏合香、檀香、安息香等药,组成温开之剂,如苏合香丸(《和剂局方》)。

　　2.疮疡肿毒,瘰疬痰核,咽喉肿痛　本品辛香行散,有良好的活血散结、消肿止痛作用,若治上述诸症,内服、外用均有良效。治疮疡肿毒,常与雄黄、乳香、没药同用,如醒消丸(《外科全生集》);也可与牛黄、乳香、没药同用,如牛黄醒消丸(《外科全生集》);用治咽喉肿痛可与牛黄、蟾酥、珍珠等配伍,如六神丸(《中药制剂手册》)。

　　3.血瘀经闭,癥瘕,心腹暴痛,头痛,跌打损伤,风寒湿痹　本品辛香,开通走窜,可行血中之瘀滞,开经络之壅遏,而具活血通经、止痛之效。用治血瘀经闭证,常与丹参、桃仁、红花、川芎等药同用;若癥瘕痞块等血瘀重证,可与水蛭、虻虫、三棱等配伍,如化癥回生丹(《温病条辨》)。本品开心脉,祛瘀滞,为治心腹暴痛之佳品,常配伍木香、桃仁等,如麝香汤(《圣济总录》);治偏正头痛,日久不愈者,常与赤芍、川芎、桃仁等合用,如通窍活血汤(《医林改错》)。麝香又为伤科要药,善于活血祛瘀、消肿止痛,治跌仆肿痛、骨折扭挫,不论内服、外用均有良效,常与乳香、没药、红花等配伍,如七厘散(《良方集腋》)、八厘散(《医宗金鉴》);用治风寒湿痹证疼痛,顽固不愈者,可与独活、威灵仙、桑寄生等同用。

【用法用量】入丸剂,每次 0.03～0.10 g。外用适量。不宜入煎剂。

【使用注意】孕妇禁用。

冰　片(bīngpiàn)

为龙脑香科植物龙脑香 *Dryobalanops aromatica* Gaertn. f. 树脂加工品,或龙脑香树的树干、树枝切碎,经蒸馏冷却而得的结晶,称"龙脑冰片",亦称"梅片"。由菊科植物艾纳香(大艾)*Blumea balsamifera*(L.) DC. 叶的升华物经加工劈削而成,称"艾片"。为樟科植物樟 *Cinnamomum camphora*(L.) Presl 的新鲜枝、叶经提取加工制成,称"天然冰片"。现多用松节油、樟脑等,经化学方法合成,称"机制冰片"。龙脑香主产于东南亚地区,我国台湾有引种;艾纳香主产于广东、广西、云南、贵州等地。冰片成品须贮于阴凉处,密闭。研粉用。

【处方用名】冰片、梅片、梅花冰片、龙脑冰、龙脑香、艾片。

【性味归经】辛、苦,微寒。归心、脾、肺经。

【功效】开窍醒神,清热止痛。

【应用】

1.**闭证神昏**　本品味辛气香,有开窍醒神之功效,功似麝香但力较弱,二者常相须为用。冰片性偏寒凉,为凉开之品,更宜用于热病神昏。治痰热内闭、暑热卒厥、小儿惊风等热闭证,常与牛黄、麝香、黄连等配伍,如安宫牛黄丸(《温病条辨》);若闭证属寒,常与苏合香、安息香、丁香等温开药配伍,如苏合香丸(《和剂局方》)。

2.**目赤肿痛,喉痹口疮**　本品苦寒,有清热止痛、泻火解毒、明目退翳、消肿之功,为五官科常用药。治目赤肿痛,单用点眼即效,也可与炉甘石、硼砂、熊胆等制成点眼药水,如八宝眼药水(《全国中药成药处方集》);治咽喉肿痛、口舌生疮,常与硼砂、朱砂、玄明粉共研细末,吹敷患处,如冰硼散(《外科正宗》);治风热喉痹,以冰片与灯心草、黄柏、白矾共为末,吹患处取效(《濒湖集简方》)。

3.**疮疡肿痛,疮溃不敛,水火烫伤**　本品有清热解毒、防腐生肌作用,故外用清热消肿、生肌敛疮方中均用冰片。治疮疡溃后日久不敛,可配伍牛黄、珍珠、炉甘石等,如八宝丹(《疡医大全》),或与血竭、乳香等同用,如生肌散(《经验方》);治水火烫伤可用本品与银朱、香油制成药膏外用(《中草药新医疗法资料选编》);治疗急、慢性化脓性中耳炎,可以本品搅溶于核桃油中滴耳。

此外,本品用治冠心病心绞痛及齿痛,有一定疗效。

【用法用量】入丸散,每次 0.15～0.30 g。外用适量,研粉点敷患处。不宜入煎剂。

【使用注意】孕妇慎用。

苏合香(sūhéxiāng)

《名医别录》

为金缕梅科植物苏合香树 *Liquidambar orientalis* Mill. 的树干渗出的香树树脂。主产于非洲、印度及土耳其等地,我国广西、云南有栽培。初夏时将树皮击伤或割破,深达木部,使香树脂渗入树皮内。至秋季剥下树皮,榨取香树脂,即为普通苏合香。如将普通苏合香溶解于酒精中,过滤,蒸去乙醇,则为精制苏合香。成品应置阴凉处,密闭保存。

【处方用名】苏合香、苏合油、苏合香油。

【性味归经】辛,温。归心、脾经。

【功效】开窍,辟秽,止痛。

【应用】

1.寒闭神昏　苏合香辛香气烈,有开窍醒神之效,作用与麝香相似而力稍逊,且长于温通、辟秽,故为治面青、身凉、苔白、脉迟之寒闭神昏之要药。治中风痰厥、惊痫等属于寒邪、痰浊内闭者,常与麝香、安息香、檀香等同用,如苏合香丸(《和剂局方》)。

2.胸腹冷痛,满闷　本品温通、走窜,具化浊开郁、祛寒止痛之效。治痰浊、血瘀或寒凝气滞之胸脘痞满、冷痛等症,常与冰片等同用,如苏合丸(《和剂局方》)。

此外,本品能温通散寒,为治疗冻疮的良药,可用苏合香丸溶于乙醇中涂敷冻疮患处。

【用法用量】入丸、散,0.3~1.0 g。外用适量,不入煎剂。

苏合香

石菖蒲(shíchāngpǔ)

《神农本草经》

为天南星科植物石菖蒲 *Acorus tatarinowii* Schott. 的干燥根茎,我国长江流域以南各省均有分布,主产于四川、浙江、江苏等地。秋、冬二季采挖,除去须根及泥沙,晒干。生用。

【处方用名】菖蒲、石菖蒲、香菖蒲。

【性味归经】辛、苦,温。归心、胃经。

【功效】开窍豁痰,化湿开胃,醒神益智。

【应用】

1.痰蒙清窍,神志昏迷　本品辛开苦燥温通,芳香走窜,不但有开窍醒神之功,兼具化湿、豁痰、辟秽之效,故擅长治痰湿秽浊之邪蒙蔽清窍所致神志昏乱。治中风痰迷心窍,神志昏乱、舌强不能语,常与半夏、天南星、橘红等燥湿化痰药合用,如涤痰汤(《济生方》);若治痰热蒙蔽,高热、神昏谵语者,常与郁金、半夏、竹沥等配伍,如菖蒲郁金汤(《温病全书》);治痰热癫痫抽搐,可与枳实、竹茹、黄连等配伍,如清心温胆汤(《古今医鉴》);治癫狂痰热内盛者,可与远志、朱砂、生铁落同用,如生铁落饮(《医学心悟》);用治湿浊蒙蔽、头晕、嗜睡、健忘等症,又常与茯苓、远志、龙骨等配伍,如安神定志丸。

2.湿阻中焦,脘腹痞满,胀闷疼痛　本品辛温芳香,善化湿浊、醒脾胃、行气滞、消胀满。用治湿浊中阻,脘闷腹胀、痞塞疼痛,常与砂仁、苍术、厚朴同用;若湿从热化、湿热蕴伏,见身热吐利、胸脘痞闷、舌苔黄腻者,可与黄连、厚朴等配伍,如连朴饮(《霍乱论》)。

3.痢疾　本品芳香化湿、燥湿,又行胃肠之气。治湿浊、热毒蕴结肠中所致之水谷不纳、痢疾后重等,可与黄连、茯苓、石莲子等配伍,如开噤散(《医学心悟》)。

4.**健忘,失眠,耳鸣,耳聋** 本品入心经,开心窍、益心智、安心神、聪耳明目,故可用于上述诸症。治健忘证,常与人参、茯苓、菖蒲等配伍,如不忘散(《证治准绳》)、开心散(《千金方》);治劳心过度、心神失养之失眠、多梦、心悸怔忡,常与人参、白术、龙眼肉及酸枣仁、茯神、朱砂等配伍,如安神定志丸(《杂病源流犀烛》);治心肾两虚之耳鸣耳聋、头昏、心悸,常与菟丝子、女贞子、旱莲草及丹参、夜交藤等配伍,如安神补心丸(《中药制剂手册》)。

石菖蒲

此外,还可用于声音嘶哑、痈疽疮疡、风湿痹痛、跌打伤痛等证。

【用法用量】煎服,3～9 g。鲜品加倍。

其他开窍药简表

药名	性味归经	功效应用	用法用量
蟾酥	辛、温,有毒。心经	开窍醒神,辟秽解毒。主治痧胀腹痛神昏。多用于外科疮疡、瘰疬	0.015～0.03 g

目标检测

课件 17

一、选择题

1.既能开窍宁神,又能化湿和胃的药物是 （   ）
  A.麝香   B.石菖蒲   C.冰片   D.牛黄

2.下面哪一味药物配清热药,属凉开之剂;配祛寒药,属温开之剂 （   ）
  A.麝香   B.冰片   C.苏合香   D.石菖蒲

3.具有开窍醒神,辟秽止痛之效的药物是 （   ）
  A.麝香   B.冰片   C.苏合香   D.石菖蒲

4.治疗寒闭神昏最宜用 （   ）
  A.麝香配伍冰片   B.麝香配伍苏合香
  C.麝香配伍牛黄   D.麝香配伍羚羊角

二、简答题

1.为何开窍药忌用于脱证、只用于闭证?
2.分析麝香与冰片功效异同。

第十五章　补虚药

一、含义

　　凡能补虚扶弱,纠正人体气血阴阳虚衰的病理偏向,以治疗虚证为主的药物,称为补虚药。

补益药概述

二、性能特点

　　本类药物能够扶助正气,补益精微,根据"甘能补"的理论,故大多具有甘味。各类补虚药的药性和归经等性能,互有差异,其具体内容将分别在各节概述中介绍。

三、主治病证

补虚药具有补虚作用,可以主治人体正气虚弱、精微物质亏耗引起的精神萎靡、体倦乏力、面色淡白或萎黄、心悸气短、脉象虚弱等。具体地讲,补虚药的补虚作用又有补气、补阳、补血与补阴的不同,分别主治气虚证、阳虚证、血虚证和阴虚证。此外,有的还兼有祛寒、润燥、生津、清热及收涩等功效,故又有其相应的主治病证。

四、分类

根据补虚药的性能、功效及适应证的不同,本类药物分为补气药、补血药、补阴药、补阳药。

五、配伍及使用注意

使用补虚药,首先应因证选药,必须根据气虚、阳虚、血虚与阴虚的证候不同,选择相应的对证药物。一般来说,气虚证主要选用补气药,阳虚证主要选用补阳药,血虚证主要选用补血药,阴虚证主要选用补阴药。其次,应考虑到人体气血阴阳之间,在生理上相互联系,相互依存,在病理上也常常相互影响,临床上单一的虚证并不多见。因此,需将两类或两类以上的补虚药配伍使用:①如气虚可发展为阳虚,阳虚者其气必虚,故补气药常与补阳药同用。②有形之血生于无形之气,气虚生化无力,又可致血虚;血为气之母,血虚则气无所依,血虚亦可导致气虚,故补气药常与补血药同用。气属阳,津液属阴;气能生津,津能载气。气虚可影响津液的生成,而致津液不足;津液大量亏耗,亦可导致气随津脱。③热病不仅容易伤阴,而且壮火亦会食气,以致气阴两虚,故补气药亦常与补阴药同用。④津血同源,津液是血液的重要组成部分,血亦属于阴的范畴;失血血虚可导致阴虚,阴津大量耗损又可导致津枯血燥,血虚与阴亏并呈之证颇为常见,故补血药常与补阴药同用。⑤阴阳互根,无阴则阳无由生,无阳则阴无由长,故阴或阳虚损到一定程度,可出现阴损及阳或阳损及阴的情况,以致最后形成阴阳两虚的证候,则需要滋阴药与补阳药同用。

补虚药除用于虚证以补虚扶弱外,还常常与其他多类药物配伍以扶正祛邪,或与容易损伤正气的药物配伍应用以保护正气,顾护其虚。使用补虚药应注意:①要防止不当补而误补。邪实而正不虚者,误用补虚药有"误补益疾"之弊。补虚药是以补虚扶弱为主要作用,其作用在于以其性之偏纠正人体气血阴阳虚衰的病理偏向。不正当的依赖补虚药强身健体,可能破坏机体阴阳之间的相对平衡,导致新的病理变化。②应避免当补而补之不当。如不分气血,不别阴阳,不辨脏腑,不明寒热,盲目使用补虚药,不仅不能收到预期的疗效,而且可能导致不良后果。如阴虚有热者误用温热的补阳药,会助热伤阴;阳虚有寒者误用寒凉的补阴药,会助寒伤阳。③补虚药用于扶正祛邪,不仅要分清主次,处理好祛邪与扶正的关系,而且应避免使用可能妨碍祛邪的补虚药,使祛邪而不伤正,补虚而不留邪。④应注意补而兼行,使补而不滞。部分补虚药药性滋腻,不容易消化,过用或用于脾运不健者可能妨碍脾胃运化,应掌握好用药分寸,或适当配伍健脾消食药顾护脾胃。同时,补气还应辅以行气或除湿、化痰,补血还应辅以行血。此外,补虚药如作汤剂,一般宜适当久煎,使药味尽出。虚弱证一般病程较长,补虚药宜采用蜜丸、煎膏(膏滋)、口服液等便于保存、服用,并可增效的剂型。

第一节 补气药

本类药的性味以甘温或甘平为主。其中,少数兼能清火或燥湿者,亦有苦味。能清火者,药性偏寒。大多数药能补益脾肺之气,主要归脾肺经。少数药兼能补心气者,又归心经。

本类药物均具有补气的功效,能补益脏气以纠正人体脏气虚衰的病理偏向。补气又包括补脾气、补肺气、补心气、补元气等,因此,补气药的主治有:脾气虚,症见食欲不振,脘腹虚胀,大便溏薄,体倦神疲,面色萎黄,消瘦或一身虚浮,甚或脏器下垂,血失统摄等。肺气虚,症见气少喘促,动则益甚,咳嗽无力,声音低怯,甚或喘促,体倦神疲,易出虚汗等。心气虚,症见心悸怔忡,胸闷气短,活动后加剧等。元气虽藏于肾,但依赖三焦方可通达全身。周身脏腑器官组织得到元气的激发和推动,才能发挥各自的功能。脏腑之气的产生有赖元气的资助,故元气虚之轻者,常表现为某些脏气虚;元气虚极欲脱,可见气息短促,脉微欲绝。此外,某些药物分别兼有养阴、生津、养血等不同功效,还可用治阴虚津亏证或血虚证,尤宜于气阴(津)两伤或气血俱虚之证。

使用本类药物治疗各种气虚证时,除应结合其兼有功效综合考虑外,补益脾气之品用于脾虚食滞证,还常与消食药同用,以消除消化功能减弱而停滞的宿食;用于脾虚湿滞证,多配伍化湿、燥湿或利水渗湿的药物,以消除脾虚不运而停滞的水湿;用于脾虚中气下陷证,多配伍能升阳的药物,以升举下陷的清阳之气;用于脾虚久泻证,还常与涩肠止泻药同用;用于脾不统血证,则常与止血药同用;补肺气之品用于肺虚喘咳有痰之证,多配伍化痰、止咳、平喘的药物,以利痰咳痰喘的消除。用于脾肺气虚自汗证,多配伍能固表止汗的药物;用于心气不足,心神不安证,多配伍宁心安神的药物;若气虚兼见阳虚里寒、血虚或阴虚证者,又需分别与补阳药、温里药、补血药或补阴药同用。补气药用于扶正祛邪时,还需分别与解表药、清热药或泻下药等同用。本类药中部分味甘壅中,碍气助湿之品,对湿盛中满者应慎用,必要时应辅以理气除湿药。

人 参(rénshēn)
《神农本草经》

为五加科植物人参 *Panax ginseng* C. A. Mey. 的根。主产于吉林、辽宁、黑龙江。以吉林抚松县产量最大,质量最好,称吉林参。野生者名"山参",栽培者称"园参"。园参一般应栽培 6～7 年后收获。鲜参洗净后干燥者称"生晒参",蒸制后干燥者称"红参",加工断下的细根称"参须",山参经晒干称"生晒山参"。切片或粉碎用。

【处方用名】人参、圆参、土精、地精、黄参、神草。

【性味归经】甘、微苦,平。归肺、脾、心经。

【功效】大补元气,补脾益肺,复脉固脱,生津养血,安神益智。

【应用】

1.元气虚脱证 本品能大补元气,复脉固脱,为拯危救脱要药。适用于因大汗、大泻、大失血或大病、久病所致元气虚极欲脱,气短神疲,脉微欲绝的重危证候。单用有效,如独参汤

（《景岳全书》）。若气虚欲脱兼见汗出，四肢逆冷者，应与回阳救逆之附子同用，以补气固脱与回阳救逆，如参附汤（《正体类要》）。若气虚欲脱兼见汗出身暖，渴喜冷饮，舌红干燥者，本品兼能生津，常与麦冬、五味子配伍，以补气养阴，敛汗固脱，如生脉散（《内伤辨惑论》）。

2. **肺脾心肾气虚证**　本品为补肺要药，可改善短气喘促，懒言声微等肺气虚衰症状。治肺气咳喘、痰多者，常与五味子、苏子、杏仁等药同用，如补肺汤（《千金方》）。

本品亦为补脾要药，可改善倦怠乏力、食少便溏等脾气虚衰症状。因脾虚不运常兼湿滞，故常与白术、茯苓等健脾利湿药配伍，如四君子汤（《和剂局方》）。若脾气虚弱，不能统血，导致长期失血者，本品又能补气以摄血，常与黄芪、白术等补中益气之品配伍，如归脾汤（《济生方》）。若脾气虚衰，气虚不能生血，以致气血两虚者，本品还能补气以生血，可与当归、熟地等药配伍，如八珍汤（《正体类要》）。

本品又能补益心气，改善心悸怔忡，胸闷气短，脉虚等心气虚衰症状，并能安神益智，治疗失眠多梦、健忘。常与酸枣仁、柏子仁等药配伍，如天王补心丹（《摄生秘剖》）。

本品还有补益肾气作用，不仅可用于肾不纳气的短气虚喘，还可用于肾虚阳痿。治喘，常与蛤蚧、五味子、胡桃仁等药同用。治肾阳虚衰，肾精亏虚之阳痿，则常与鹿茸等补肾阳、益肾精之品配伍。

3. **热病气虚津伤口渴及消渴证**　热邪不仅伤津，而且耗气，对于热病气津两伤，口渴，脉大无力者，本品既能补气，又能生津。治热伤气津者，常与知母、石膏同用，如白虎加人参汤（《伤寒论》）。消渴一病，虽有在肺、脾（胃）、肾的不同，但常常相互影响。其病理变化主要是阴虚与燥热，往往气阴两伤，人参既能补益肺脾肾之气，又能生津止渴，故治消渴的方剂中亦较常用。

此外，本品还常与解表药、攻下药等祛邪药配伍，用于气虚外感或里实热结而邪实正虚之证，有扶正祛邪之效。

【用法用量】煎服，3～19 g；挽救虚脱可用 15～30 g。宜文火另煎，分次兑服。野山参研末吞服，每次 2 g，日服 2 次。

【使用注意】反藜芦，畏五灵脂。

人参

知识链接

　　现代研究表明，本品含多种人参皂苷、挥发油、氨基酸、微量元素及有机酸、糖类、维生素等化学成分。

党　参(dǎngshēn)
《增订本草备要》

　　为桔梗科植物党参 *Codonopsis pilosula*（Franch.）Nannf.、素花党参 *Codonopsis Pilosula* Nannf. var. *modesta*（Nannf.）L. T. Shen 或川党参 *Codonopsis tangshen* Oliv. 的根。主产于山西、陕西、甘肃。秋季采挖洗净，晒干，切厚片。生用。

【处方用名】党参、潞党参、台党参、文元党。

【性味归经】甘，平。归脾、肺经。

【功效】健脾益肺,养血生津。

【应用】

1. 脾肺气虚证 本品性味甘平,主归脾肺二经,以补脾肺之气为主要作用。用于中气不足的体虚倦怠、食少便溏等症,常与补气健脾除湿的白术、茯苓等同用;对肺气亏虚的咳嗽气促、语声低弱等症,可与黄芪、蛤蚧等品同用,以补益肺气,止咳定喘。其补益脾肺之功与人参相似而力较弱,临床常用以代替古方中的人参,用以治疗脾肺气虚的轻证。

2. 气血两虚证 本品既能补气,又能补血,常用于气虚不能生血,或血虚无以化气,而见面色苍白或萎黄、乏力、头晕、心悸之气血两虚证。常配伍黄芪、白术、当归、熟地等品,以增强其补气补血效果。

3. 气津两伤证 本品对热伤气津之气短口渴,亦有补气生津作用,适用于气津两伤的轻证,宜与麦冬、五味子等养阴生津之品同用。此外,本品亦常与解表药、攻下药等祛邪药配伍,用于气虚外感或里实热结而气血亏虚等邪实正虚之证,以扶正祛邪,使攻邪而正气不伤。

【用法用量】煎服,9~30 g。

【使用注意】据《药典》记载,本品不宜与藜芦同用。

知识链接

1. 现代研究表明,本品含甾醇、党参苷、党参多糖、党参内脂、生物碱、无机元素、氨基酸、微量元素等化学成分。

2. 人参与党参:二药均能补脾气、补肺气、益气生津、益气生血和扶正祛邪,常用于肺、脾气虚证,气津两伤证,以及正虚邪实病症。人参补气力强,并能大补元气,可用治气虚欲脱的危重病证,还能安神益智、益气壮阳,用于气血不足的心神不安及阳痿证等;党参补气力弱,但能养血,可用于血虚证等。

太子参（tàizǐshēn）
《中国药用植物志》

为石竹科植物异叶假繁缕 *Pseeudostellaria heterophylla*（Miq.）Pax ex Pax et Hoffm. 的块根。主产于江苏、安徽、山东等地。夏季茎叶大部分枯萎时采挖,除去须根,置沸水中略烫后晒干或直接晒干。生用。

【处方用名】太子参、孩儿参、童参、米参。

【性味归经】甘、微苦,平。归脾、肺经。

【功效】益气健脾,生津润肺。

【应用】

脾肺气阴两虚证 本品能补脾肺之气,兼能养阴生津,其性略偏寒凉,属补气药中的清补之品。宜用于热病之后,气阴两亏,倦怠自汗,饮食减少,口干少津,而不宜温补者。因其作用平和,多入复方作病后调补之药。治疗脾气虚弱、胃阴不足所致食少倦怠,口干舌燥,宜与山药、石斛等益脾气、养胃阴之品同用;本品亦可用于心气与心阴两虚所致心悸不眠,虚热汗多,宜与五味子、酸枣仁等养心安神敛汗之品同用。

【用法用量】煎服,9～30 g。

知识链接

1. 现代研究表明,本品含氨基酸、多糖、皂苷、黄酮、鞣质、香豆素、甾醇及多种微量元素等化学成分。

2. 西洋参与太子参:均为气阴双补之品,均具有益脾肺之气、补脾肺之阴、生津止渴之功。太子参性平力薄,其补气、养阴、生津与清火之力俱不及西洋参。凡气阴不足之轻证、火不盛者及小儿,宜用太子参;气阴两伤而火较盛者,当用西洋参。

西洋参(xīyángshēn)
《增订本草备要》

为五加科植物西洋参 *Panax quinque folium* L. 的根。主产于美国、加拿大。我国北京、吉林、辽宁等地亦有栽培。秋季采挖生长 3～6 年的根,切片生用。

【处方用名】西洋参、花旗参。

【性味归经】甘、微苦,凉。归肺、心、肾、脾经。

【功效】补气养阴,清热生津。

【应用】

1. 气阴两伤证 本品亦能补益元气,但作用弱于人参,其药性偏凉,兼能清火养阴生津。适用于热病或大汗、大泻、大失血,耗伤元气及阴津所致神疲乏力、气短息促、自汗热粘、心烦口渴、尿短赤涩、大便干结、舌燥、脉细数无力等证。常与麦冬、五味子等养阴生津、敛汗之品同用。

2. 肺气虚及肺阴虚证 本品能补肺气,兼能养肺阴、清肺火,适用于火热耗伤肺脏气阴所致短气喘促、咳嗽痰少或痰中带血等症。可与养阴润肺的玉竹、麦冬,清热化痰止咳之川贝母等品同用。

此外,本品还能补心气、益脾气,并兼能养心阴、滋脾阴。治疗气阴两虚之心悸心痛,失眠多梦,可与补心气之甘草,养心阴、清心热之麦冬、生地等品同用;治疗脾气阴两虚之纳呆食滞,口渴思饮。可与健脾消食之太子参、山药、神曲、谷芽等品同用。肾阴不足之证亦可选用。

3. 热病气虚津伤口渴及消渴 本品不仅能补气、养阴生津,还能清热,适用于热伤气津所致身热汗多,口渴心烦,体倦少气,脉虚数者。常与西瓜翠衣、竹叶、麦冬等品同用,如清暑益气汤(《温热经纬》)。临床亦常配伍养阴、生津之品用于消渴病气阴两伤之证。

【用法用量】另煎兑服,3～6 g。

【使用注意】据《药典》记载,本品不宜与藜芦同用。

人参和西洋参

> **知识链接**
>
> 现代研究表明,本品含人参皂苷、多种挥发性成分、树脂、淀粉、糖类及氨基酸、无机
> 盐等化学成分。

黄　芪(huángqí)

《神农本草经》

为豆科植物蒙 *Astragalus memeranaceus*（Fisch.）Bge. var. *mongholicus*（Bge.）Hsiao 或膜荚黄芪 *Astragalus membranaceus*（Fisch.）Bge. 的根。主产于内蒙古、山西、黑龙江等地。春、秋二季采挖,除去须根及根头,晒干,切片。生用或蜜炙用。

【处方用名】黄芪、黄耆、锦芪、北芪、大有芪。

【性味归经】甘,微温。归脾、肺经。

【功效】补气升阳,固表止汗,利水消肿,生津养血,行滞通痹,托毒消脓,敛疮生肌。

【应用】

1.脾气虚证　本品甘温,善入脾胃,为补中益气要药。脾气虚弱,倦怠乏力,食少便溏者,可单用熬膏服,或与党参、白术等补气健脾药配伍。因其能升阳举陷,故长于治疗脾虚中气下陷之久泻脱肛,内脏下垂。常与人参、升麻、柴胡等品同用,如补中益气汤(《脾胃论》)。若脾虚水湿失运,以致浮肿尿少者,本品既能补脾益气,又能利尿消肿,标本兼治,为治气虚水肿之要药,常与白术、茯苓等利水消肿之品配伍。本品又能补气生血,治血虚证亦常与补血药配伍,如当归补血汤(《兰室秘藏》)以之与当归同用。对脾虚不能统血所致失血证,本品尚可补气以摄血,常与人参、白术等品同用,如归脾汤(《济生方》)。对脾虚不能布津之消渴,本品能补气生津,促进津液的生成与输布而有止渴之效,常与天花粉、葛根等品同用,如玉液汤(《医学衷中参西录》)。

2.肺气虚证　本品入肺又能补益肺气,可用于肺气虚弱,咳喘日久,气短神疲者,常与紫菀、款冬花、杏仁等祛痰止咳平喘之品配伍。

3.气虚自汗　脾肺气虚之人往往卫气不固,表虚自汗。本品能补脾肺之气,益卫固表,常与牡蛎、麻黄根等止汗之品同用,如牡蛎散(《和剂局方》)。若因卫气不固,表虚自汗而易感风邪者,宜与白术、防风等品同用,如玉屏风散(《丹溪心法》)。

4.气血亏虚,疮疡难溃难腐,或溃久难敛　本品以其补气之功还能托毒生肌。疮疡中期,正虚毒盛不能托毒外达,疮形平塌,根盘散漫,难溃难腐者,可用本品补气生血,扶助正气,托脓毒外出,常与人参、当归、升麻、白芷等品同用,如托里透脓散(《医宗金鉴》)。溃疡后期,因气血虚弱,脓水清稀,疮口难敛者,用本品补气生血,有生肌敛疮之效。常与人参、当归、肉桂等品同用,如十全大补汤(《和剂局方》)。

此外,痹证、中风后遗症等气虚而致血滞,筋脉失养,症见肌肤麻木或半身不遂者,亦常用本品补气以行血。治疗风寒湿痹,宜与川乌、独活等祛风湿药和川芎、牛膝等活血药配伍。治中风后遗症,常与当归、川芎、地龙等品同用,如补阳还五汤(《医林改错》)。

【用法用量】煎服,9～30 g。蜜炙可增强其补中益气作用。

知识链接

1.现代研究表明,本品含苷类、多糖、黄酮、氨基酸、微量元素等化学成分。

2.人参、党参与黄芪:三药皆具有补气及补气生津、补气生血之功效,且常相须为用,能相互增强疗效。人参作用较强,被誉为补气第一要药,具有益气救脱、安神增智、补气助阳之功;党参补气之力较为平和,专于补益脾肺之气,兼能补血;黄芪补益元气之力不及人参,但长于补气升阳、益卫固表、托疮生肌、利水退肿,尤宜于脾虚气陷及表虚自汗等证。

白　术(báizhú)

《神农本草经》

为菊科植物白术 *Acroactylodes macrocephala* Koidz. 的根茎。主产于浙江、湖北、湖南等地。以浙江于潜产者最佳,称为"于术"。冬季采收,烘干或晒干,除去须根,切厚片。生用或土炒、麸炒用。

【处方用名】白术、于术、烘术、台术。

【性味归经】甘、苦,温。归脾、胃经。

【功效】健脾益气,燥湿利水,止汗,安胎。

【应用】

1.脾气虚证　本品甘苦性温,主归脾胃经,以健脾、燥湿为主要作用,被前人誉为"脾脏补气健脾第一要药"。脾主运化因脾气不足,运化失健,往往水湿内生,引起食少、便溏或泄泻、痰饮、水肿、带下诸证。本品既长于补气以复脾运,又能燥湿、利尿以除湿邪。治脾虚有湿,食少便溏或泄泻,常与人参、茯苓等品同用,如四君子汤(《和剂局方》)。治脾虚中阳不振,痰饮内停者,宜与温阳化气、利水渗湿之品配伍,如苓桂术甘汤(《金匮要略》)。治脾虚水肿,可与茯苓、桂枝等药同用。治脾虚湿浊下注,带下清稀者,可与健脾燥湿之品同用。

2.气虚自汗　本品善治脾气虚弱,卫气不固,表虚自汗者,其作用与黄芪相似而力稍逊,亦能补脾益气,固表止汗。《千金方》单用本品治汗出不止。脾肺气虚,卫气不固,表虚自汗,易感风邪者,宜与黄芪、防风等补益脾肺、祛风之品配伍,以固表御邪,如玉屏风散(《丹溪心法》)。

3.脾虚胎动不安　本品还能益气安胎。用于脾虚胎儿失养者,本品可补气健脾,促进水谷运化以养胎,宜与人参、阿胶等补益气血之品配伍;治脾虚失运,湿浊中阻之妊娠恶阻,呕恶不食,四肢沉重者,本品可补气健脾燥湿,宜与人参、茯苓、陈皮等补气健脾除湿之品配伍;治脾虚妊娠水肿,本品既能补气健脾,又能利水消肿,亦常与健脾利水之品配伍使用。

【用法用量】煎服,6~12 g。炒用可增强补气健脾止泻作用。

【使用注意】本品性偏温燥,热病伤津及阴虚燥渴者不宜。

知识链接

1. 现代研究表明,本品含挥发油,油中主要有苍术酮、苍术醇、苍术醚、杜松脑、苍术内脂,并含有糖果、菊糖、白术多糖,多种氨基酸及维生素 A 类等化学成分。

2. 白术与苍术:古时不分,统称为"术",后世逐渐分别入药。二药均具有健脾与燥湿两种主要功效。白术以健脾益气为主,多用于脾虚湿困而偏于虚证者;苍术以苦温燥湿为主,适用于湿浊内阻而偏于实证者。此外,白术还有利尿、止汗、安胎之功,苍术有发汗解表、祛风湿及明目作用。

山　药(shānyào)
《神农本草经》

为薯蓣科植物薯蓣 *Dioscora opposita* Thunb. 的根茎。主产于河南,湖南以及江南等地亦产。习惯认为河南(怀庆府)所产者品质最佳,故有"怀山药"之称。霜降后采挖,刮去粗皮,晒干或烘干,为"毛山药",或再加工为"光山药"。润透,切厚片。生用或麸炒用。

【处方用名】山药、淮山药、怀山药、薯蓣。

【性味归经】甘,平。归脾、肺、肾经。

【功效】补脾养胃,生津益肺,补肾涩精。

【应用】

1. 脾虚证　本品性味甘平,能补脾益气,滋养脾阴。多用于脾气虚弱或气阴两虚,消瘦乏力,食少,便溏,或脾虚不运,湿浊下注之妇女带下。唯其亦食亦药,"气轻性缓,非堪专任",对气虚重证,常嫌力量不足。如治脾虚食少便溏的参苓白术散(《和剂局方》),治带下的完带汤(《傅青主女科》),本品皆用作人参、白术等药的辅助药。因其含有较多营养成分,又容易消化,可做成食品长期服用,对慢性久病或病后虚弱羸瘦,需营养调补而脾运不健者,则是佳品。

2. 肺虚证　本品又能补肺气,兼能滋肺阴。其补肺之力虽较和缓,但对肺脾气阴俱虚者,补土亦有助于生金。治肺虚咳喘,可与脾肺双补之太子参、南沙参等品同用,共奏补肺定喘之效。

3. 肾虚证　本品还能补肾气,兼能滋养肾阴,对肾脾俱虚者,其补后天亦有助于充养先天。适用于肾气虚之腰膝酸软,夜尿频多或遗尿,滑精早泄,女子带下清稀及肾阴虚之形体消瘦,腰膝酸软,遗精等症。历代不少补肾名方,如肾气丸(《金匮要略》)、六味地黄丸(《小儿药证直诀》)中均配有本品。

4. 消渴气阴两虚证　消渴一病,与脾肺肾有关,气阴两虚为其主要病机。本品既补脾肺肾之气,又补脾肺肾之阴,常与黄芪、天花粉、知母等品同用,如玉液汤(《医学衷中参西录》)。

【用法用量】煎服,15～30 g。麸炒可增强补脾止泻作用。

知识链接

现代研究表明,本品含薯蓣皂苷元、黏液质、胆碱、淀粉、糖蛋白、游离氨基酸、维生素 C、淀粉酶等化学成分。

甘　草(gāncǎo)

《神农本草经》

为豆科植物甘草 *Glycyrrhiza uralensis* Fisch.、胀果甘草 *Glycyrrhiza inflata* Bat.、或光果甘草 *Glycyrrhiza glabra* L. 的根及根茎。主产于内蒙古、新疆、甘肃等地。春、秋采挖,以秋采者为佳。除去须根,晒干,切厚片。生用或蜜炙用。

【处方用名】甘草、粉草、蜜草、甜草、国老。

【性味归经】甘,平。归心、肺、脾、胃经。

【功效】补脾益气,祛痰止咳,缓急止痛,清热解毒,调和诸药。

【应用】

1.心气不足,脉结代、心动悸　本品能补益心气,益气复脉。主要用于心气不足而致结代,心动悸者,如《伤寒类要》单用本品,主治伤寒耗伤心气之心悸,脉结代。若属气血两虚,宜与补气养血之品配伍,如炙甘草汤(《伤寒论》)以之与人参、阿胶、生地黄等品同用。

2.脾气虚证　本品味甘,善入中焦,具有补益脾气之力。因其作用缓和,宜作为辅助药用,能"助参芪成气虚之功"(《本草正》),故常与人参、白术、黄芪等补脾益气药配伍,用于脾气虚弱之证。

3.咳喘　本品能止咳,兼能祛痰,还略具平喘作用。单用有效。可随证配伍用于寒热虚实多种咳喘,有痰无痰均宜。

4.脘腹、四肢挛急疼痛　本品味甘能缓急,善于缓急止痛。对脾虚肝旺的脘腹挛急作痛或阴血不足之四肢挛急作痛,常与白芍同用,即芍药甘草汤(《伤寒论》)。临床常以芍药甘草汤为基础,随证配伍用于血虚、血瘀、寒凝等多种原因所致的脘腹、四肢挛急作痛。

5.热毒疮疡,咽喉肿痛,药食中毒　本品还长于解毒,应用十分广泛。生品药性微寒,可清解热毒。用治热毒疮疡,可单用煎汤浸渍,或熬膏内服。更常与地丁、连翘等清热解毒、消肿散结之品配伍。用治热毒咽喉肿痛,宜与板蓝根、桔梗、牛蒡子等清热解毒利咽之品配伍。本品对附子等多种药物和食物所致中毒,有一定解毒作用。对于药物或食物中毒的患者,在积极送医院抢救的同时,可用本品辅助解毒救急。

6.调和药性　本品在许多方剂中都可发挥调和药性的作用:通过解毒,可降低方中某些药(如附子、大黄)的毒烈之性;通过缓急止痛,可缓解方中某些药(如大黄)刺激胃肠引起的腹痛;其甜味浓郁,可矫正方中药物的滋味。

【用法用量】煎服,1.5~9.0 g。生用性微寒,可清热解毒;蜜炙药性微温,可增强补益心脾之气和润肺止咳作用。

【使用注意】不宜与京大戟、芫花、甘遂、海藻同用。本品有助湿壅气之弊,湿盛胀满、水肿者不宜用。大剂量久服可导致水钠潴留,引起浮肿。

甘草

知识链接

现代研究表明,本品含三萜类、黄酮类、生物碱、多糖等化学成分。

白扁豆(báibiǎndòu)
《名医别录》

为豆科植物扁豆 *Dolichos lablab* L. 的成熟种子。主产于江苏、河南、安徽等地。秋季果实成熟时采取,晒干。生用或炒用。

【处方用名】扁豆、白扁豆。

【性味归经】甘,微温。归脾、胃经。

【功效】健脾化湿,和中消暑。

【应用】

1.脾气虚证 本品能补气以健脾,兼能化湿,药性温和,补而不滞,适用于脾虚湿滞,食少、便溏或泄泻。唯其"味轻气薄,单用无功,必须同补气之药共用为佳",如参苓白术散(《和剂局方》),以本品作为人参、白术等药物的辅助。本品还可用于脾虚湿浊下注之白带过多,宜与白术、苍术、芡实等补气健脾除湿之品配伍。

2.暑湿吐泻 暑多夹湿。夏日暑湿伤中,脾胃不和,易致吐泻。本品能健脾化湿以和中,性虽偏温,但无温燥助热伤津之弊,故可用于暑湿吐泻。如《千金方》单用本品水煎服。偏于暑热夹湿者,宜与荷叶、滑石等清暑、渗湿之品同用。若属暑月乘凉饮冷,外感于寒,内伤于湿之"阴暑",宜配伍散寒解表、化湿和中之品,如香薷散(《和剂局方》)以之与香薷、厚朴同用。

【用法用量】煎服,10~15 g。炒后可使健脾止泻作用增强,故用于健脾止泻及作散剂服用时宜炒用。

知识链接

现代研究表明,本品含碳水化合物、蛋白质、脂肪、维生素、微量元素、泛酸、酪氨酸酶、胰蛋白酶抑制物、淀粉酶抑制物、血球凝集素 A 和 B 等化学成分。

大 枣(dàzǎo)
《神农本草经》

为鼠李科植物枣 *Ziziphus jujuba* Mill. 的成熟果实。主产于河北、河南、山东等地。秋季果实成熟时采收,晒干。生用。

【处方用名】大枣、红枣、大红枣。

【性味归经】甘,温。归脾、胃心经。

【功效】补中益气,养血安神。

【应用】

1.脾虚证 本品甘温，能补脾益气，适用于脾气虚弱，消瘦、倦怠乏力、便溏等症.单用有效。若气虚乏力较甚，宜与人参、白术等补脾益气药配伍。

2.脏躁，失眠证 本品能养心安神，为治疗心失充养，心神无主而脏躁的要药。单用有效，如《证治准绳》治脏躁自悲自哭自笑，以红枣烧存性，米饮调下。因其证多与心阴不足，心火亢盛有关，且往往心气亦不足，故常与浮小麦、甘草配伍，如甘麦大枣汤（《金匮要略》）。《千金方》还用本品治疗虚劳烦闷不得眠者。

此外，本品与部分药性峻烈或有毒的药物同用，有保护胃气，缓和其毒烈药性之效，如十枣汤（《伤寒论》），即用以缓和甘遂、大戟、芫花的烈性与毒性。

【用法用量】劈破煎服，6～15 g。

知识链接

现代研究表明，本品含有机酸、三萜苷类、生物碱类、黄酮类、糖类、维生素类、氨基酸类、挥发油、微量元素等化学成分。

蜂 蜜(fēngmì)
《神农本草经》

为蜜蜂科昆虫中华蜜蜂 *Apis cerana* Fabricius 或意大利蜜蜂 *Apis mellifera* Linnaeus 所酿成的蜜。全国大部分地区均产。春至秋季采收，过滤后供用。

【处方用名】蜂蜜、白蜜、炼蜜。

【性味归经】甘，平。归肺、脾、大肠经。

【功能】补中，润燥，止痛，解毒。

【应用】

1.脾气虚弱，脘腹挛急疼痛 本品为富含营养成分的补脾益气药，宜用于脾气虚弱，营养不良者。可作为食品服用，尤多作为补脾益气丸剂、膏剂的赋型剂，或作为炮炙补脾益气药的辅料。对中虚脘腹疼痛，腹痛喜按，空腹痛甚，食后稍安者，本品既可补中，又可缓急止痛，标本兼顾。单用有效，更常与白芍、甘草等补中缓急止痛之品配伍。

2.肺虚久咳，肺燥咳嗽 本品既能补气益肺，又能润肺止咳，还可补土以生金。治虚劳咳嗽日久，气阴耗伤，气短乏力，咽燥痰少者，单用有效。亦可与人参、生地黄等品同用，如琼玉膏（《洪氏集验方》）。燥邪伤肺，干咳无痰或痰少而黏者，亦可用本品润肺止咳，并与阿胶、桑叶、川贝母等养阴润燥、清肺止咳之品配伍。本品用于润肺止咳，尤多作为炮炙止咳药的辅料，或作为润肺止咳类丸剂或膏剂的赋型剂。

3.肠燥便秘 本品有润肠通便之效，治疗肠燥便秘者，可单用冲服，或随证与生地黄、当归、火麻仁等滋阴、生津、养血、润肠通便之品配伍。亦可将本品制成栓剂，纳入肛内，以通导大便，如蜜煎导（《伤寒论》）。

4.解乌头类药毒 本品与乌头类药物同煎，可降低其毒性。服乌头类药物中毒者，大剂量服用本品，有一定解毒作用。

此外,本品外用,对疮疡肿毒有解毒消疮之效;对溃疡、烧烫伤有解毒防腐、生肌敛疮之效。

【用法用量】煎服或冲服,15~30 g,大剂量 30~60 g。外用适量,本品作栓剂肛内给药,通便效果较口服更佳。

【使用注意】本品助湿壅中,又能润肠,故湿阻中满及便糖泄泻者慎用。

知识链接

　　现代研究表明,本品含糖类、挥发油、蜡质、有机酸、花粉粒、泛酸、乙酰胆碱、维生素、抑菌素、酶类、微量元素等化学成分。

第二节　补血药

凡能补血,以治疗血虚证为主的药,称为补血药。

补血药甘温质润,主入心肝血分,广泛用于各种血虚证。症见面色苍白或萎黄,唇爪苍白,眩晕耳鸣,心悸怔忡,失眠健忘,或月经愆期,量少色淡,甚则闭经,舌淡脉细等证。使用补血药常配伍补气药,即所谓“有形之血不能自生,生于无形之气”;若兼见阴虚者,可与补阴药或兼有补阴补血作用的药物配伍;脾为气血生化之源,血虚源于脾虚,故多配伍补益脾气之品。补血剂常以熟地、当归、芍药、阿胶等为主药,如阿胶补血膏、阿胶养血颗粒、人参养荣丸、人参归脾丸。

补血药多滋腻黏滞,故脾虚湿阻、气滞食少者慎用。必要时,可配伍化湿行气消食药,以助运化。

补血药

当　归 (dāngguī)
《神农本草经》

为伞形科植物当归 *Angellica sinensis*(Oliv) Diels. 的根。主产于甘肃省东南部的岷县(秦州),产量多,质量好。其次,陕西、四川、云南、湖北等地也有栽培。秋末采挖,除尽芦头、须根,待水分稍行蒸发后按大小粗细分别捆成小把,用微火缓缓熏干或用硫黄烟熏,防蛀、防霉,切片。生用,或经酒拌、酒炒用。

【处方用名】当归、秦归、云归、西当、岷当归。

【性味归经】甘、辛,温。归肝、心、脾经。

【功效】补血活血,调经止痛,润肠通便。

【应用】

1. 血虚诸证　本品甘温质润,长于补血,为补血之圣药。若气血两虚,常配黄芪、人参补气生血,如当归补血汤(《兰室秘藏》)、人参养荣汤(《温疫论》);若血虚萎黄、心悸失眠,常与熟地黄、白芍、川芎配伍,如四物汤(《和剂局方》)。

2. 血虚血瘀,月经不调,经闭,痛经　常以本品补血活血,调经止痛,常与补血调经药同用,如《和剂局方》四物汤,既为补血之要剂,又为妇科调经的基础方;若兼气虚者,可配人参、黄芪;若兼气滞者,可配香附、延胡索;若兼血热者,可配黄芩、黄连,或牡丹皮、地骨皮;若血瘀经闭不通者,可配桃仁、红花;血虚寒滞者,可配阿胶、艾叶等。

3.**虚寒性腹痛,跌打损伤,痈疽疮疡,风寒痹痛** 本品辛行温通,为活血行气之要药。本品补血活血、散寒止痛,配桂枝、芍药、生姜等同用,治疗血虚血瘀寒凝之腹痛,如当归生姜羊肉汤(《金匮要略》)、当归建中汤(《千金方》);本品活血止痛,与乳香、没药、桃仁、红花等同用,治疗跌打损伤,瘀血作痛,如复元活血汤(《医学发明》)、活络效灵丹(《医学衷中参西录》);与银花、赤芍、天花粉等解毒消痈药同用,以活血消肿止痛,治疗疮疡初起肿胀疼痛,如仙方活命饮(《妇人良方》);与黄芪、人参、肉桂等同用,治疗痈疽成脓不溃或溃后不敛,如十全大补汤(《和剂局方》);亦可与金银花、玄参、甘草同用,治疗脱疽溃烂,阴血伤败,如四妙勇安汤(《验方新编》);若风寒痹痛、肢体麻木,宜活血、散寒、止痛,常与羌活、防风、黄芪等同用,如蠲痹汤(《百一选方》)。

4.**血虚肠燥便秘** 本品补血以润肠通便,用治血虚肠燥便秘。常与肉苁蓉、牛膝、升麻等同用,如济川煎(《景岳全书》)。

【用法用量】煎服,5~15 g。

【使用注意】湿盛中满、大便泄泻者忌服。

阿胶、当归

知识链接

1. 现代研究表明,本品含 β-蒎烯、α-蒎烯、莰烯等中性油成分。含对-甲基苯甲醇、5-甲氧基-2,3-二甲苯酚等酸性油成分、有机酸、糖类、维生素、氨基酸等化学成分。

2. 当归与熟地黄:二药均能补血,常相须为用,以治血虚证。当归补血行血,调经止痛,为妇科调经要药,可用于血虚血寒诸证,以及风湿痹痛、痈疽疮疡,且能润肠通便,可用于血虚肠燥便秘证;熟地黄功专补血滋阴,益精髓,为补益肝肾精血要药,可治肝肾精血亏虚诸证。

熟地黄(shúdìhuáng)
《本草拾遗》

为玄参科植物地黄 *Rehmannia glutinosa* Libosch. 的块根,经加工炮制而成。通常以酒、砂仁、陈皮为辅料反复蒸晒,至内外色黑油润,质地柔软黏腻。切片用,或炒炭用。

【处方用名】熟地黄、大熟地、熟地。

【性味归经】甘,微温。归肝、肾经。

【功效】补血滋阴,益精填髓。

【应用】

1.**血虚诸证** 本品甘温质润,补阴益精以生血,为养血补虚之要药。常与当归、白芍、川芎同用,治疗血虚萎黄,眩晕,心悸,失眠及月经不调、崩中漏下等,如四物汤(《和剂局方》);若心血虚心悸怔忡,可与远志、酸枣仁等安神药同用;若崩漏下血而致血虚血寒、少腹冷痛者,可与阿胶、艾叶等补血止血、温经散寒药同用,如胶艾汤(《金匮要略》)。

2.肝肾阴虚诸证 本品质润入肾,善滋补肾阴,填精益髓,为补肾阴之要药。古人云其"大补五脏真阴","大补真水"。常与山药、山茱萸等同用,治疗肝肾阴虚,腰膝酸软、遗精、盗汗、耳鸣、耳聋及消渴等,可补肝肾,益精髓,如六味地黄丸(《小儿药证直诀》);亦可与知母、黄柏、龟甲等同用治疗阴虚骨蒸潮热,如大补阴丸(《丹溪心法》)。本品益精血,乌须发,常与何首乌、牛膝、菟丝子等配伍,治精血亏虚,须发早白,如七宝美髯丹(《医方集解》);本品补精益髓、强筋壮骨,也可配龟甲、锁阳、狗脊等,治疗肝肾不足,五迟五软,如虎潜丸(《医方集解》)。

此外,熟地黄炭能止血,可用于崩漏等血虚出血证。

【用法用量】煎服,10～30 g。

【使用注意】本品性质黏腻,较生地黄更甚,有碍消化,凡气滞痰多、脘腹胀痛、食少便溏者忌服。重用久服宜与陈皮、炒仁等同用,以免黏腻碍胃。

知识链接

1.现代研究表明,本品含梓醇、地黄素、甘露醇、维生素 A 类物质、糖类及氨基酸等化学成分。

2.鲜地黄、生地黄与熟地黄:地黄始见于《神农本草经》,现临床使用有鲜、生、熟三种,均有养阴生津之功,可治阴虚津亏诸证。鲜地黄甘苦大寒,滋阴之力虽弱,但长于清热凉血,泻火除烦,多用于血热邪盛,阴虚津亏证;生(干)地黄甘寒质润,凉血之力稍逊,但长于养心肾之阴,故血热阴伤及阴虚发热者宜之;熟地黄性味甘温,入肝肾而功专养血滋阴,填精益髓,凡真阴不足,精髓亏虚者,皆可用之。

何首乌(héshǒuwū)
《日华子本草》

为蓼科植物何首乌 *Polygonum multifloum* Thunb. 的块根。我国大部分地区有出产。秋后茎叶枯萎时或次年未萌芽前掘取其块根。削去两端,洗净,切片,晒干或微烘,称生首乌;若以黑豆煮汁拌蒸,晒后变为黑色,称制首乌。

【处方用名】何首乌、首乌、红内消。

【性味归经】苦、甘、涩,微温。归肝、肾经。

【功效】生用:解毒,消痈,截疟,润肠通便。制用:补肝肾,益精血,乌须发,强筋骨,化浊降脂。

【应用】

1.精血亏虚,头晕眼花,须发早白,腰膝酸软 制首乌功善补肝肾、益精血、乌须发,治血虚萎黄,失眠健忘,常与熟地黄、当归、酸枣仁等同用。与当归、枸杞子、菟丝子等同用,治精血亏虚,腰酸脚弱、头晕眼花、须发早白及肾虚无子,如七宝美髯丹(《积善堂方》);亦常配伍桑椹子、黑芝麻、杜仲等,用治肝肾亏虚,腰膝酸软,头晕目花,耳鸣耳聋,如首乌延寿丹(《世补斋医书》)。

2.久疟,痈疽,瘰疬,肠燥便秘 生首乌有截疟、解毒、润肠通便之效。若疟疾日久,气血虚弱,可用生首乌与人参、当归、陈皮、煨姜同用,如何人饮(《景岳全书》);若瘰疬痈疮、皮肤瘙痒,可配伍夏枯草、土贝母、当归等药(《本草汇言》);也可与防风、苦参、薄荷同用煎汤洗,治遍身疮肿痒痛,如何首乌散(《外科精要》);若年老体弱之人血虚肠燥便秘,可润肠通便,与肉苁蓉、当归、火麻仁等同用。

【用法用量】煎服,10~30 g。

【使用注意】大便溏泄及湿痰较重者不宜用。

知识链接

现代研究表明,本品含蒽醌类化合物,主要成分为大黄酚和大黄素,还含卵磷脂、粗脂肪等化学成分。

白　芍(báisháo)

《神农本草经》

为毛茛科植物芍药 *Paeonia lactiflora* Pall. 的根。主产于浙江、安徽、四川等地。夏、秋二季采挖,去净泥土和支根,去皮,沸水浸或略煮至受热均匀,晒干。用时润透切片。一般生用,或酒炒、清炒用。

【处方用名】白芍、芍药、杭芍、东芍、白芍药。

【性味归经】苦、酸,微寒。归肝、脾经。

【功效】养血调经,敛阴止汗,柔肝止痛,平抑肝阳。

【应用】

1. 肝血亏虚,月经不调　本品味酸,收敛肝阴以养血,常与熟地、当归等同用,用治肝血亏虚,面色苍白,眩晕心悸,或月经不调,崩中漏下,如四物汤(《和剂局方》)。若血虚有热,月经不调,可配伍黄芩、黄柏、续断等药,如保阴煎(《景岳全书》);若崩漏,可与阿胶、艾叶等同用。

2. 肝脾不和,胸胁脘腹疼痛,四肢挛急疼痛　本品酸敛肝阴,养血柔肝而止痛,常配柴胡、当归、白芍等,治疗血虚肝郁,胁肋疼痛,如逍遥散(《和剂局方》);也可以本品调肝理脾,柔肝止痛,与白术、防风、陈皮同用,治疗脾虚肝旺,腹痛泄泻,如痛泻要方(《景岳全书》);若与木香、黄连等同用,可治痢疾腹痛,如芍药汤(《素问病机气宜保命集》);若阴血虚筋脉失养而致手足挛急作痛,常配甘草缓急止痛,即芍药甘草汤(《伤寒论》)。

3. 肝阳上亢,头痛眩晕　以本品养血敛阴、平抑肝阳,常配牛膝、代赭石、龙骨、牡蛎等,如镇肝息风汤、建瓴汤(《医学衷中参西录》)。

此外,本品敛阴,有止汗之功。若外感风寒,营卫不和之汗出恶风,可敛阴和营,与温经通阳的桂枝等用,以调和营卫,如桂枝汤(《伤寒论》);至于阴虚盗汗,则须与龙骨、牡蛎、浮小麦等同用,具敛阴止汗的功效。

【用法用量】煎服,5~15 g;大剂量 15~30 g。

【使用注意】阳衰虚寒之证不宜用。反藜芦。

知识链接

1. 现代研究表明，本品含芍药苷、牡丹酚、芍药花苷、芍药内脂、苯甲酸等，还含有挥发油、脂肪油、树脂糖、淀粉、黏液质、蛋白质和三萜类等化学成分。

2. 白芍与赤芍：《神农本草经》不分，通称芍药，唐末宋初始将二者区分。二者虽同出一物而性微寒，但前人谓"白补赤泻，白收赤散"，一语道破二者的主要区别。一般认为，在功效方面，白芍长于养血调经，敛阴止汗，平抑肝阳；赤芍则长于清热凉血，活血散瘀，清泄肝火。在应用方面，白芍主治血虚阴亏，肝阳偏亢诸证；赤芍主治血热、血瘀、肝火所致诸证。又白芍、赤芍皆能止痛，均可用治疼痛的病证。但白芍长于养血柔肝，缓急止痛，主治肝阴不足，血虚肝旺，肝气不舒所致的胁肋疼痛、脘腹四肢拘挛作痛；而赤芍则长于活血祛瘀止痛，主治血滞诸痛证，因能清热凉血，故血热瘀滞者尤为适宜。

阿　胶(ējiāo)

《神农本草经》

为马科动物驴 *Equus asinus* L. 的皮，经漂泡去毛后熬制而成的胶块。古时以产于山东省东阿县而得名。以山东、浙江、江苏等地产量较多。以原胶块用，或将胶块打碎，用蛤粉炒或蒲黄炒成阿胶珠用。

补血药—阿胶、当归

【处方用名】阿胶、真阿胶、驴皮胶、东阿胶、驴胶、乌胶、阿娇珠。

【性味归经】甘，平。归肺、肝、肾经。

【功效】补血滋阴，润肺，止血。

【应用】

1. 血虚诸证　本品为血肉有情之品，甘平质润，为补血要药，多用治血虚诸证，尤以治疗出血而致血虚为佳。可单用本品即效。亦常配熟地、当归、芍药等同用，如阿胶四物汤（《杂病源流犀烛》）；若与桂枝、甘草、人参等同用，可治气虚血少之心动悸、脉结代，如炙甘草汤（《伤寒论》）。

2. 出血证　本品味甘质黏，为止血要药。可单味炒黄为末服，治疗妊娠尿血（《圣惠方》）；治阴虚血热吐衄，常配伍蒲黄、生地黄等药；治肺破嗽血，配人参、天冬、白及等药，如阿胶散（《仁斋直指方》）；也可与熟地、当归、芍药等同用，治血虚血寒之崩漏下血等，如胶艾汤（《金匮要略》）；若配白术、灶心土、附子等同用，可治脾气虚寒便血或吐血等证，如黄土汤（《金匮要略》）。

3. 肺阴虚燥咳　本品滋阴润肺，常配马兜铃、牛蒡子、杏仁等同用，治疗肺热阴虚，燥咳痰少，咽喉干燥，痰中带血，如补肺阿胶汤（仙、儿药证直诀》）；也可与桑叶、杏仁、麦冬等同用，治疗燥邪伤肺，干咳无痰，心烦口渴，鼻燥咽干等，如清燥救肺汤（《医门法律》）。

4. 热病伤阴，心烦失眠，阴虚风动　本品养阴以滋肾水，常与黄连、白芍等同用，治疗热病伤阴，肾水亏而心火亢，心烦不得眠，如黄连阿胶汤（《伤寒论》）；也可与龟甲、鸡子黄等养阴息风药同用，用治温热病后期，真阴欲竭，阴虚风动，如大、小定风珠（《温病条辨》）。

阿胶

【用法用量】5～15 g。入汤剂宜烊化冲服。

【使用注意】本品黏腻,有碍消化,故脾胃虚弱者慎用。

知识链接

现代研究表明,本品多由骨胶原组成,经水解后得到多种氨基酸,如赖氨酸、精氨酸、组氨酸、胱氨酸、色氨酸、羟脯氨酸、天门冬氨酸、苏氨酸、丝氨酸、谷氨酸、脯氨酸、甘氨酸、丙氨酸等化学成分。

龙 眼 肉 (lóngyǎnròu)

《神农本草经》

为无患子科植物常绿乔木龙眼 *Dimocarpus longan* Lour. 的假种皮。主产于广东、福建、台湾、广西等地。于夏秋果实成熟时采摘,烘干或晒干,除去壳、核,晒至干爽不黏,贮存备用。

【处方用名】龙眼肉、龙目、桂圆肉、龙眼、圆眼、魁圆。

【性味归经】甘,温。归心、脾经。

【功效】补益心脾,养血安神。

【应用】

思虑过度,劳伤心脾,惊悸怔忡,失眠健忘 本品能补心脾、益气血、安神,与人参、当归、酸枣仁等同用,如归脾汤(《济生方》);用于年老体衰、产后、大病之后,气血亏虚,可单服本品,如《随息居饮食谱》玉灵膏(一名代参膏),即单用本品加白糖蒸熟,开水冲服。

【用法用量】煎服,10～25 g;大剂量 30～60 g。

【使用注意】湿盛中满或有停饮、痰、火者忌服。

知识链接

现代研究表明,本品含水溶性物质、不溶性物质、灰分,可溶性物质汗葡萄糖,还含有蛋白质、脂肪及维生素 B1 和 B2、P、C 等化学成分。

第三节 补阴药

以滋养阴液、纠正阴虚的病理偏向为主要功效,常用于治疗阴虚的药物,称为补阴药。

本类药性味以甘寒为主,能清热者,可有苦味。其中能补肺胃之阴者,主要归肺胃经;能滋养肝肾之阴者,主要归肝肾经;少数药能养心阴,又归心经。

本类药均可补阴,多兼润燥和清热之效。补阴包括补肺阴、补胃(脾)阴、

补阴药

补肝阴、补肾阴、补心阴等具体功效,分别主治肺阴虚、胃(脾)阴虚、肝阴虚、肾阴虚、心阴虚证。阴虚证主要表现为两类见症:一是阴液不足,不能滋润脏腑组织,出现皮肤、咽喉、口鼻、眼目干燥或肠燥便秘;二是阴虚生内热,出现午后潮热、盗汗、五心烦热、两颧发红;或阴虚阳亢,出现头晕目眩。不同脏腑的阴虚证还各有其特殊症状:肺阴虚,可见干咳少痰、咯血或声音嘶哑;胃阴虚,可见口干咽燥、胃脘隐痛、饥不欲食,或脘痞不舒、干呕呃逆等;脾阴虚,大多是脾的气阴两虚,可见食纳减少、食后腹胀、便秘、唇干燥少津、干呕、呃逆、舌干苔少等;肝阴虚,可见头晕耳鸣、两目干涩,或肢麻筋挛、爪甲不荣等;肾阴虚可见头晕目眩、耳鸣耳聋、牙齿松动、腰膝酸痛、遗精等;心阴虚,可见心悸怔忡、失眠多梦等。常用补阴药如生地、麦冬、阿胶、白芍、百合、石斛、玉竹等为主组方。阴虚则阳亢,水不制火而生内热,故组方亦常配知母、黄柏等以清虚热。

使用本类药物治疗热邪伤阴或阴虚内热证,常与清热药配伍,以利阴液的固护或阴虚内热的消除。用于不同脏腑的阴虚证,还应针对各种阴虚证的不同见症,分别配伍止咳化痰、降逆和中、润肠通便、健脾消食、平肝、固精、安神等类药物,以标本兼顾。如阴虚兼血虚或气虚者,又需与补血药或补气药同用。

本类药大多有一定滋腻性,脾胃虚弱、痰湿内阻、腹满便溏者慎用。

北沙参(běishāshēn)
《本草汇言》

为伞形科植物珊瑚菜 *Glehnia littoralis* Fr. Schmidt ex Miq. 的根。主产于山东、江苏,福建等地亦产。夏、秋二季采挖,洗净,置沸水中烫后,除去外皮,干燥,或洗净后直接干燥。

【处方用名】北沙参、莱阳沙参、海南参、辽沙参、银条参、北条参、细条参。

【性味归经】甘、微苦,微寒。归肺、胃经。

【功效】养阴清肺,益胃生津。

【应用】

1.肺阴虚证 本品甘润而偏于苦寒,能补肺阴,兼能清肺热,适用于阴虚肺燥有热之干咳少痰、咯血或咽干音哑等证。常与麦冬、南沙参、杏仁、桑叶、玄参等药同用。

2.胃阴虚证 本品能补胃阴,而生津止渴,兼能清胃热。适用于胃阴虚有热之口干多饮、饥不欲食、大便干结、舌苔光剥或舌红少津及胃痛、胃胀、干呕等证。常与石斛、玉竹、乌梅等养阴生津之品同用。胃阴脾气俱虚者,宜与山药、太子参、黄精等养阴、益气健脾之品同用。

【用法用量】煎服,4.5～9.0 g。

【使用注意】《本草从新》谓北沙参"反藜芦",《中华人民共和国药典》(2020年版)亦认为北沙参"不宜与藜芦同用",应加以注意。

知识链接

现代研究表明,本品含生物碱、淀粉、多糖、多种香豆素类成分,以及微量挥发油及佛手柑内酯等化学成分。

南沙参 (nánshāshēn)
《神农本草经》

为桔梗科植物轮叶沙参 *Adenophora tetraphyll* (Thunb.) Fisch. 或沙参 *Adenophora stricta* Miq. 的根。主产于安徽、江苏、浙江等地。春、秋二季采挖,除去须根,趁鲜刮去粗皮洗后干燥,切厚片或短段。生用。

【处方用名】南沙参、泡参、空沙参、四时沙参、大沙参。

【性味归经】甘,微寒。归肺、胃经。

【功效】养阴清肺,益胃生津,化痰,益气。

【应用】

1. 肺阴虚证　本品甘润而微寒,能补肺阴、润肺燥,兼能清肺热。亦适用于阴虚肺燥有热之干咳痰少、咳血或咽干音哑等症。其润肺清肺之力均略逊于北沙参。对肺燥痰黏、咳痰不利者,因兼有一定的祛痰作用,可促进排痰;对气阴两伤者,还略能补脾肺之气,可气阴两补。常与北沙参、麦冬、杏仁等润肺清肺及对症之品配伍。

2. 胃阴虚证　本品又能益胃阴,生津止渴,并清胃热。适用于胃阴虚有热之口燥咽干、大便秘结、舌红少津及饥不欲食、呕吐等证。本品养胃阴、清胃热之力不及北沙参。本品兼能补益脾气,对于胃阴脾气俱虚之证,有气阴双补之效,对热病后期,气阴两虚而余热未清不受温补者,尤为适宜。多与玉竹、麦冬、生地等养胃阴、清胃热之品配伍,如益胃汤(《温病条辨》)。

【用法用量】煎服,6～12 g。蜜炙可增加润肺作用。

【使用注意】反藜芦。

知识链接

现代研究表明,本品含轮叶沙参三萜类皂苷、黄酮类化合物、多种萜类和烃类混合物,以及蒲公英萜酮、β-谷甾醇、胡萝卜苷、饱和脂肪酸、沙参酸甲酯和沙参醇等化学成分。

麦　冬 (màidōng)
《神农本草经》

为百合科植物麦冬 *Ophiopogon japonicus* (Thunb.) Ker-Gawl. 的块根。主产于四川、浙江、江苏等地。夏季采挖,反复曝晒、堆置,至七八成干,除去须根,干燥。打破生用。

【处方用名】麦冬、麦门冬、寸冬、沿阶草根、苋麦冬。

【性味归经】甘、微苦,微寒。归胃、肺、心经。

【功效】养阴生津,润肺清心。

【应用】

1. 胃阴虚证　本品味甘柔润,性偏苦寒,长于滋养胃阴,生津止渴,兼清胃热,广泛用于胃阴虚有热之舌干口渴、胃脘疼痛、饥不欲食、呕逆、大便干结等症。如治热伤胃阴,口干舌燥,常与生地、玉竹、沙参等品同用;治消渴,可与天花粉、乌梅等品同用;与半夏、人参等同用,治胃阴不足之气逆呕吐,如麦门冬汤(《金匮要略》);与生地、玄参同用,治热邪伤津之便秘,如增液汤(《温病条辨》)。

2.肺阴虚证 本品又善养肺阴,清肺热,适用于阴虚肺燥有热的鼻燥咽干,干咳痰少、咳血,咽痛音哑等症,常与阿胶、石膏、桑叶、枇杷叶等同用,如清燥救肺汤(《医门法律》)。

3.心阴虚证 本品可归心经,还能养心阴、清心热,并略具除烦安神作用。可用于心阴虚有热之心烦、失眠多梦、健忘、心悸怔忡等症,宜与生地、酸枣仁、柏子仁等养阴安神之品配伍,如天王补心丹(《摄生秘剖》)。治热伤心营,神烦少寐者,宜与黄连、生地、玄参等清心凉血养阴之品同用,如清营汤(《温病条辨》)。

【用法用量】煎服,6～12 g。

知识链接

现代研究表明,本品含多种甾体皂苷、β-谷甾醇、豆甾醇、高异黄酮类化合物、多种氨基酸、各种类型的多聚糖、维生素A样物质、铜、锌、铁、钾等化学成分。

天 冬(tiāndōng)
《神农本草经》

为百合科植物天冬 *Asparagus cochinchinensis*(Lour.) Merr 的块根。主产于贵州、四川、广西等地。秋、冬二季采挖,洗净,除去茎基和须根,置沸水中煮或蒸至透心,趁热除去外皮,洗净,干燥,切片或段。生用。

【处方用名】天冬、天门冬、明天冬。

【性味归经】甘、苦,寒。归肺、肾、胃经。

【功效】养阴润燥,清肺生津。

【应用】

1.肺阴虚证 本品甘润苦寒之性较强,其养肺阴、清肺热的作用强于麦冬、玉竹等同类药物,适用于阴虚肺燥有热之干咳痰少、咳血、咽痛音哑等症。对咳嗽咳痰不利者,兼能止咳祛痰。治肺阴不足,燥热内盛之证,常与麦冬、沙参、川贝母等药同用。

2.肾阴虚证 本品能滋肾阴,兼能降虚火,适宜于肾阴亏虚之眩晕、耳鸣、腰膝酸痛,以及阴虚火旺之骨蒸潮热、内热消渴等证。治肾阴亏虚,眩晕耳鸣,腰膝酸痛者,常与熟地、枸杞子、牛膝等滋肾益精、强筋健骨之品同用。治阴虚火旺,骨蒸潮热者,宜与滋阴降火之生地黄、麦冬、知母、黄柏等品同用。治肾阴久亏,内热消渴证,可与生地黄、山药、女贞子等滋阴补肾之品同用。治肺肾阴虚之咳嗽咯血,可与生地、玄参、川贝母等滋阴清肺、凉血止咳药同用。

3.热病伤津之食欲不振、口渴及肠燥便秘 本品还有一定益胃生津作用,兼能清胃热,可用于热伤胃津之证。治气阴两伤,食欲不振,口渴者,宜与生地黄、人参等养阴生津、益气之品配伍。治津亏肠燥便秘者,宜与生地、当归、生首乌等养阴生津、润肠通便之品同用。

【用法用量】煎服,6～12 g。

【使用注意】本品甘寒滋腻之性较强,脾虚泄泻、痰湿内盛者忌用。

知识链接

1. 现代研究表明,本品含天门冬素(天门冬酰胺)、黏液质、β—谷甾醇及 5—甲氧基甲基糖醛、甾体皂苷、多种氨基酸、新酮糖、寡糖及多糖等化学成分。

2. 天冬与麦冬:两者既能滋肺阴、润肺燥、清肺热,又可养胃阴、清胃热、生津止渴,对于热病伤津之肠燥便秘,还能增液润肠以通便。二药性能功用相似,相须为用。天冬苦寒之性较甚,清火与润燥之力强于麦冬,且入肾滋阴,适用于肾阴不足,虚火亢盛之证;麦冬微寒,清火与滋润之力虽稍弱,但滋腻性亦较小,且能清心除烦、宁心安神,故可治心阴不足及心火旺盛之证。

石　斛(shíhú)

《神农本草经》

为兰科植物环草石斛 *Dendrobium loddigesii* Rolfe、马鞭石斛 *Dendrobium Fimbriatum* Hook. var. *oculatum* Hook. 、黄草石斛 *Dendrobium chrysanthum* Wall. 、铁皮石斛 *Dendrobium officinale* Kimura et Migo 或金钗石斛 *Dendrobium nobile* Lindl. 的茎。主产于四川、贵州、云南等地。全年均可采取,以秋季采收为佳。烘干或晒干,切段,生用。鲜者可栽于砂石内,以备随时取用。

【处方用名】石斛、川石斛、黄草。

【性味归经】甘,微寒。归胃、肾经。

【功效】益胃生津,滋阴清热。

【应用】

1. 胃阴虚证,热病伤津证　本品长于滋养胃阴,生津止渴,兼能清胃热。主治热病伤津,烦渴,舌干苔黑之证,常与天花粉、鲜生地、麦冬等品同用,如《时病论》清热保津法。治胃热阴虚之胃脘疼痛、牙龈肿痛、口舌生疮,可与生地、麦冬、黄芩等品同用。

2. 肾阴虚证　本品又能滋肾阴,兼能降虚火,适用于肾阴亏虚之目暗不明、筋骨痿软及阴虚火旺、骨蒸劳热等证。肾阴亏虚,目暗不明者,常与枸杞子、熟地黄、菟丝子等品同用,如石斛夜光丸(《原机启微》)。肾阴亏虚,筋骨痿软者,常与熟地、山茱萸、杜仲、牛膝等补肝肾、强筋骨之品同用。肾虚火旺,骨蒸劳热者,宜与生地黄、枸杞子、黄柏、胡黄连等滋肾阴、退虚热之品同用。

【用法用量】煎服,6～12 g。鲜品可用 15～30 g。

知识链接

现代研究表明,本品含石斛碱、石斛胺、石斛次胺、石斛星碱等生物碱,以及黏液质、淀粉等化学成分。

枸杞子(gǒuqǐzǐ)

《神农本草经》

为茄科植物宁夏枸杞 *Lycium barbarum* (L.) 的干燥成熟果实。夏、秋二季果实呈红色时采收,热风烘干,除去果梗,或晾至皮皱后,晒干,除去果梗。

【处方用名】枸杞、枸杞子。

【性味归经】甘,平。归肝、肾经。

【功效】滋补肝肾,益精明目。

【应用】

肝肾阴虚证　治肝肾不足之虚劳羸瘦、腰膝酸软等,可与熟地黄、黄精、百合等泡酒饮,如枸杞药酒。治肝肾阴虚,精血不足之腰膝酸痛、眩晕耳鸣、阳痿遗精、内热消渴、目昏不明,可单用熬膏服。治肝肾阴虚之两目昏花、视物模糊,或眼睛干涩等,常与菊花、熟地黄、山茱萸等同用,如杞菊地黄丸。治肾虚腰痛、尿后余沥、遗精早泄、阳痿不育等,可与菟丝子、覆盆子、五味子等同用,如五子衍宗丸。

【用法用量】煎服,6~12 g。

百　合(bǎihé)

《神农本草经》

本品为百合科植物卷丹 *Lilium lancifolium* Thunb.、百合 *Lilium brownie* F. E. Brown var. *viridulum* Baker 或细叶百合 *Lilium pumilum* (DC.) 的干燥肉质鳞叶。秋季采挖,洗净,剥取鳞叶,置沸水中略烫,干燥。

【处方用名】百合、蜜百合。

【性味归经】甘,寒。归心、肺经。

【功效】养阴润肺,清心安神。

【应用】

1. 肺阴虚证　治阴虚肺燥有热之干咳少痰、劳嗽久咳、痰中带血等,常与生地黄、桔梗、贝母等同用,如百合固金汤。

2. 心神不宁证　治阴虚内热之百合病,症见精神恍惚、行住坐卧不定等,常与知母、生地黄等同用,如百合知母汤、百合地黄汤。

【用法用量】煎服,6~12 g。蜜炙可增强润肺作用。

黄　精(huángjīng)

《名医别录》

本品为百合科植物滇黄精 *Polygonatum kingianum* Coll. et Hemsl.、黄精 *Polygonatum sibiricum* Red. 或多花黄精 *Polygonatum cyrtonema* Hua 的干燥根茎。按形状不同,习称"大黄精"、"鸡头黄精"、"姜形黄精"。春、秋二季采挖,除去须根,洗净,置沸水中略烫或蒸至透心,干燥。

【处方用名】黄精、酒黄精。

【性味归经】甘,平。归脾、肺、肾经。

【功效】补气养阴,健脾,润肺,益肾。

【应用】

1. 脾胃气阴两虚证 治气阴两亏、内热津伤所致的消渴多饮、少气乏力、易饥削瘦等,常与红参、黄芪、葛根等同用,如参精止咳丸。

2. 肺气阴两虚证 治肺气阴两伤之干咳少痰,常与沙参、川贝母等同用。治肺肾阴虚之劳嗽久咳,可单用,或与熟地黄、百部、天冬等同用。

3. 肾精亏虚证 治肾精不足之头晕、腰膝酸软、须发早白,可单用熬膏服。治肝肾不足、精血亏虚之腰膝酸软、失眠多梦、耳鸣健忘、头发脱落,及须发早白等,可与制何首乌、女贞子、墨旱莲等同用,如精乌颗粒。治肾虚腰痛,可与黑豆同煮食。

【用法用量】煎服,9~15 g。

玉 竹 (yùzhú)
《神农本草经》

为百合科植物玉竹 *Polygonatum odoratum* (Mill.) Druce 的根茎。主产于湖南、河南、江苏等地。秋季采挖,洗净,晒至柔软后,反复揉搓,晾晒至无硬心,晒干;或蒸透后,揉至半透明,晒干。切厚片或段用。

【处方用名】玉竹、葳蕤、肥玉竹。

【性味归经】甘,微寒。归肺、胃经。

【功效】养阴润燥,生津止渴。

【应用】

肺阴虚证 本品药性甘润,能养肺阴,微寒之品,并略能清肺热。适用于阴虚肺燥有热的干咳少痰、咳血、声音嘶哑等症,常与沙参、麦冬、桑叶等同用,如沙参麦冬汤牛膝、菟丝子、何首乌等品同用。因其还能明目,故尤多用于肝肾阴虚或精亏血虚之两目干涩,内障目昏,常与熟地、山茱萸、山药、菊花等品同用,如杞菊地黄丸。

【用法用量】煎服,6~12 g。

知识链接

现代研究表明,本品含甾体皂苷(铃兰苦苷、铃兰苷等)、黄酮及其糖苷(槲皮素苷等)、微量元素、氨基酸及其他含氮化合物,尚含黏液质、白屈菜酸、维生素 A 样物质等化学成分。

墨旱莲 (mòhànlián)
《神农本草经》

为菊科一年生草本植物鳢肠 *Eclipta prostrata* L. 的地上部分。主产于江苏、江西、浙江等地。花开时采割,晒干。切段生用。

【处方用名】墨旱莲、墨汁旱莲草、墨旱莲草、鳢肠。

【性味归经】甘、酸,寒。归肝、肾经。

【功效】滋补肝肾,凉血止血。

【应用】

1. 肝肾阴虚证 本品甘寒,能补益肝肾之阴,适用于肝肾阴虚或阴虚内热所致须发早白、头晕目眩、失眠多梦、腰膝酸软、遗精耳鸣等证。单用或与滋养肝肾之品配伍。如旱莲膏(《医灯续焰》)单用本品熬膏服;二至丸(《医方集解》)以之与女贞子同用;亦常与熟地、枸杞子等配伍。

2. 阴虚血热的失血证 本品长于补益肝肾之阴,又能凉血止血,故尤宜于阴虚血热之出血证。可单用或与生地黄、阿胶等滋阴凉血止血之品同用。

【用法用量】煎服,6~12 g。

知识链接

现代研究表明,本品含皂苷、鞣质、维生素 A 样物质、鳢肠素、螃蜞菊内脂、去甲螃蜞菊内脂及烟碱等化学成分。

女贞子(nǚzhēnzǐ)
《神农本草经》

为木樨科植物女贞 *Ligustrum lucidum* Ait. 的成熟果实。主产于浙江、江苏、湖南等地。冬季果实成熟时采收,稍蒸或置沸水中略烫后,干燥。生用或酒制用。

【处方用名】女贞子、冬青子。

【性味归经】甘、苦,凉。归肝、肾经。

【功效】滋补肝肾,明目乌发。

【应用】

肝肾阴虚证 本品性偏寒凉,能补益肝肾之阴,适用于肝肾阴虚所致的目暗不明、视力减退、须发早白、眩晕耳鸣、失眠多梦、腰膝酸软、遗精等,常与墨旱莲配伍,如二至丸(《医方集解》)。阴虚有热,目微红羞明,眼珠作痛者,宜与生地黄、石决明、谷精草等滋阴清肝明目之品同用。肾阴亏虚消渴者,宜与生地、天冬、山药等滋阴补肾之品同用。阴虚内热之潮热心烦者,宜与生地、知母、地骨皮等养阴、清虚热之品同用。

【用法用量】煎服,6~12 g。因主要成分齐墩果酸不易溶于水,故以入丸剂为佳。本品以黄酒拌后蒸制,可增强滋补肝肾作用,并使苦寒之性减弱,避免滑肠。

知识链接

现代研究表明,本品含齐墩果酸、乙酰齐墩果酸、熊果酸、甘露醇、葡萄糖、棕榈酸、硬脂酸、油酸、亚油酸等化学成分。

龟　甲(guījiǎ)

《神农本草经》

为龟科动物乌龟 Chinemys reevesii(Gray)的腹甲及背甲。主产地浙江、湖北、湖南等。全年均可捕捉。杀死,或用沸水烫死,剥取甲壳,除去残肉,晒干。以砂炒后醋淬用。

【处方用名】龟甲、玄武板、龟板。

【性味归经】甘,寒。归肾、肝、心经。

【功效】滋阴潜阳,益肾健骨,养血补心,固精止崩。

【应用】

1.阴虚阳亢,阴虚内热,虚风内动　本品长于滋补肾阴,兼能滋养肝阴,故适用于肝肾阴虚而引起上述诸证。对阴虚阳亢头目眩晕之证,本品兼能潜阳,常与天冬、白芍、牡蛎等品同用,如镇肝息风汤(《医学衷中参西录》)。治阴虚内热,骨蒸潮热,盗汗遗精者,常与滋阴降火之熟地、知母、黄柏等品同用,如大补阴丸(《丹溪心法》)。本品性寒,兼退虚热,治阴虚风动,神倦瘈疭者,宜与阿胶、鳖甲、生地等品同用,如大定风珠(《温病条辨》)。

2.肾虚骨痿,囟门不合　本品长于滋肾养肝,又能健骨,故多用于肾虚之筋骨不健,腰膝酸软,步履乏力及小儿鸡胸、龟背、囟门不合诸症,常与熟地、知母、黄柏、锁阳等品同用,如虎潜丸(《丹溪心法》),也可与紫河车、鹿茸、山药、当归等补脾益肾、益精养血之品同用。

3.阴血亏虚,惊悸、失眠、健忘　本品入于心肾,又可以养血补心,安神定志,适用于阴血不足,心肾失养之惊悸、失眠、健忘,常与石菖蒲、远志、龙骨等品同用,如孔子大圣知枕中方(现简称枕中丹)(《千金方》)。

此外,本品还能止血。因其长于滋养肝肾,性偏寒凉,故尤宜于阴虚血热,冲任不固之崩漏、月经过多。常与生地、黄芩、地榆等滋阴清热、凉血止血之品同用。

【用法用量】煎服,9～24 g。宜先煎。本品经砂炒醋淬后,更容易煎出有效成分,并除去腥气,便于制剂。

知识链接

现代研究表明,本品含动物胶、角蛋白、脂肪、骨胶原、18 种氨基酸,及钙、磷、锶、锌、铜等多种常量及微量元素。

鳖　甲(biējiǎ)

《神农本草经》

为鳖科动物鳖 Trionyx sinensis Wiegmann 的背甲。主产于湖北、湖南、安徽等地。全年均可捕捉,杀死后置沸水中烫至背甲上硬皮能剥落时取出,除去残肉,晒干。以砂炒后醋淬用。

【处方用名】鳖甲、团鱼甲、团鱼壳、鳖盖。

【性味归经】甘、咸,寒。归肝、肾经。

【功效】滋阴潜阳,退热除蒸,软坚散结。

【应用】

1.肝肾阴虚证 本品亦能滋阴清热,潜阳息风,适用于肝肾阴虚所致阴虚内热、阴虚风动、阴虚阳亢诸证。对阴虚内热证,本品滋养之力不及龟甲,但长于退虚热、除骨蒸,故尤为临床多用。治疗温病后期,阴液耗伤,邪伏阴分,夜热早凉,热退无汗者,常与丹皮、生地、青蒿等品同用,如青蒿鳖甲汤(《温病条辨》)。治疗阴血亏虚,骨蒸潮热者,常与秦艽、地骨皮等品同用。用治阴虚阳亢,头晕目眩,配生地、牡蛎、菊花等同用。主治阴虚风动者,常与阿胶、生地、麦冬等品同用。

2.癥瘕积聚 本品味咸,还长于软坚散结,适用于肝脾肿大,癥瘕积聚。常与活血化瘀、行气化痰药配伍,如鳖甲煎丸(《金匮要略》)以之与丹皮、桃仁、䗪虫、厚朴、半夏等品同用。

【用法用量】煎服,9~24 g。宜先煎。本品经砂炒醋淬后,有效成分更容易煎出,并可去其腥气,易于粉碎,方便制剂。

知识链接

1.现代研究表明,本品含动物胶、角蛋白、骨胶原、17种氨基酸、碳酸钙、磷酸钙、碘、维生素D及锌、铜等多种微量元素。

2.龟甲与鳖甲:均能滋养肝肾之阴、平肝潜阳,同治肾阴不足,虚火亢旺之骨蒸潮热、盗汗、遗精,以及肝阴不足,肝阳上亢之头痛、眩晕等症。但龟甲长于滋肾,鳖甲长于退虚热。此外,龟甲兼有健骨、补血、养心等功效,常用于肝肾不足,筋骨痿弱,腰膝酸软,妇女崩漏、月经过多及心血不足,失眠、健忘等证。鳖甲兼能软坚散结,常用于癥瘕积聚。

第四节 补阳药

凡能补助人体阳气、以治疗各种阳虚病证为主的药物,称为补阳药。

本类药物味多甘、辛、咸,性多温热,主入肾经。咸以补肾,辛甘化阳,能补助一身之元阳,肾阳之虚得补,其他脏腑得以温煦,从而消除或改善全身阳虚诸证。主要适应于肾阳不足之畏寒肢冷、腰膝酸软、性欲淡漠、阳痿早泄、精寒不育或宫冷不孕、尿频遗尿;脾肾阳虚之脘腹冷痛或阳虚水泛之水肿;肝肾不足,精血亏虚之眩晕耳鸣、须发早白、筋骨痿软或小儿发育不良、囟门不合、齿迟行迟;肺肾两虚,肾不纳气之虚喘以及肾阳亏虚、下元虚冷、崩漏带下等证。

补阳药

使用本类药物,若以其助心阳、温脾阳,多配伍温里药;若兼见气虚,多配伍补脾益肺之品;精血亏虚者,多与养阴补血益精药配伍,使"阳得阴助,生化无穷"。补阳药性多燥烈,易助火伤阴,故阴虚火旺者忌用。补阳方常用附子、肉桂、杜仲、肉苁蓉等甘温补阳药为主组成方剂,代表方如肾气丸。

鹿 茸(lùróng)

《神农本草经》

为脊椎动物鹿科梅花鹿 *Cervus nippon* Temminck、马鹿 *Cervus elaphus* Linnacus.等雄鹿头上尚未骨化而带茸毛的幼角。主产于吉林、黑龙江、辽宁、内蒙古、新疆、青海等地。其他地区也有人工饲养。夏、秋两季雄鹿长出的新角尚未骨化时,将角锯下或用刀砍下,用时燎去毛,切片后阴干或烘干入药。

鹿茸 1

【处方用名】鹿茸、鹿茸血片、鹿茸粉片。

【性味归经】甘、咸,温。归肾、肝经。

【功效】补肾阳,益精血,强筋骨,调冲任,托疮毒。

【应用】

1.肾阳虚衰,精血不足证　本品甘温补阳,甘咸滋肾,禀纯阳之性,具生发之气,故能壮肾阳、益精血。若肾阳虚,精血不足,而见畏寒肢冷、阳痿早泄、宫冷不孕、小便频数、腰膝酸痛、头晕耳鸣、精神疲乏等,均可以本品单用或配入复方。如鹿茸酒,与山药浸酒服,治阳痿不举、小便频数;或与当归、乌梅膏为丸,治精血耗竭,面色黧黑,耳聋目昏等(《济生方》);亦常与人参、黄芪、当归同用,治疗诸虚百损,五劳七伤,元气不足,畏寒肢冷、阳痿早泄、宫冷不孕、小便频数等证,如参茸固本丸(《中国医学大辞典》)。

2.肾虚骨弱,腰膝无力或小儿五迟　常以本品补肾阳、益精血、强筋骨,多与五加皮、熟地、山萸肉等同用,如加味地黄丸(《医宗金鉴》);亦可与骨碎补、续断、自然铜等同用,治骨折后期愈合不良。

3.妇女冲任虚寒,崩漏带下　本品补肾阳,益精血而兼能固冲任,止带下。与乌贼骨、龙骨、续断等同用,可治崩漏不止,虚损羸瘦,如鹿茸散(《证治准绳》)。若配狗脊、白蔹,可治白带过多,如白蔹丸(《济生方》)。

4.疮疡久溃不敛,阴疽疮肿内陷不起　本品补阳气、益精血而达到温补内托的目的。治疗疮疡久溃不敛,阴疽疮肿内陷不起,常与当归、肉桂等配伍,如阳和汤(《外科全生集》)。

鹿茸 2

【用法用量】1～2 g,研末吞服;或入丸、散。

【使用注意】服用本品宜从小量开始,缓缓增加,不可骤用大量,以免阳升风动,头晕目赤,或伤阴动血。凡发热者均当忌服。

附药:鹿角、鹿角胶、鹿角霜

1.**鹿角**　为梅花鹿和各种雄鹿已骨化的角。味咸,性温。归肝、肾经。功能补肾助阳,强筋健骨。可做鹿茸之代用品,惟效力较弱。兼活血散瘀消肿。临床多用于疮疡肿毒、乳痛、产后瘀血腹痛、腰痛、胞衣不下等。内服或外敷均可。用量 5～15 g,水煎服或研末服。外用磨汁涂或锉末敷。阴虚火旺者忌服。

2.**鹿角胶**　为鹿角煎熬浓缩而成的胶块。味甘咸,性温。归肝、肾经。功能补肝肾,益精血。功效虽不如鹿茸之峻猛,但比鹿角为佳,并有良好的止血作用。适用于肾阳不足,精血亏虚,虚劳羸瘦,吐衄便血、崩漏之偏于虚寒者,以及阴疽内陷等。用量 5～15 g。用开水或黄酒加温烊化服,或入丸散膏剂。阴虚火旺者忌服。

3.**鹿角霜** 为鹿角熬膏所存残渣。味咸性温,归肝、肾经。功能补肾助阳,似鹿角而力较弱,但具收敛之性,有涩精、止血、敛疮之功。内服治崩漏、遗精,外用治创伤出血及疮疡久溃不敛。用量 10～25 g。外用适量。阴虚火旺者忌服。

知识链接

　　现代研究表明,本品脂溶性成分中分离出雌二醇、胆固醇等,其中雌二醇及其在体内的代谢产物雌酮,为鹿茸雌激素样作用的主要成分。鹿茸中的氨基酸以甘氨酸含量最为丰富,还含有中性糖、葡糖糖胺,鹿茸灰分中含有钙、磷、镁等化学成分。

蛤 蚧(géjiè)
《雷公炮炙论》

　　为脊椎动物壁虎科动物蛤蚧 *Gekko gecko* Linnaeus. 除去内脏的干燥体。主产于广西,广东、云南等地亦产。全年均可捕捉。剖开除去内脏,拭去血液(不可用水洗),以竹片先从横面撑开,再用长竹一条撑住下腭延至尾末端,用微火焙干,两支合成一对。用时去头(有小毒)、足和鳞片,也有单取其尾,或炒酥研末。

　　【处方用名】蛤蚧、蛤蟹、蛤蚧尾。

　　【性味归经】咸,平。归肺、肾经。

　　【功效】补肺益肾,纳气定喘,助阳益精。

　　【应用】

　　1.肺虚咳嗽,肾虚作喘,虚劳喘咳　本品兼入肺、肾二经,长于补肺气、助肾阳、定喘咳,为治多种虚证喘咳之佳品。常与贝母、紫菀、杏仁等同用,治虚劳咳嗽,如蛤蚧丸(《圣惠方》);或与人参、贝母、杏仁等同用,治肺肾虚喘,如人参蛤蚧散(《卫生宝鉴》)。

　　2.肾虚阳痿　本品质润不燥,补肾助阳兼能益精养血,有固本培元之功。可单用浸酒服即效;或与益智仁、巴戟天、补骨脂等同用,如养真丹(《御院药方》)。

　　【用法用量】煎服,5～10 g;研末每次 1～2 g,日 3 次;浸酒服用 1～2 对。

　　【使用注意】风寒或实热咳喘忌服。

知识链接

　　现代研究表明,本品含胆固醇、脂肪酸、磷脂成分为磷脂酸,还含有 18 种游离氨基酸及 12 种元素。

紫河车(zǐhéchē)
《本草拾遗》

　　为健康产妇的胎盘。将取得的新鲜胎盘,割开血管,用清水反复洗净,蒸或置沸水中略煮后,烘干,研粉用。亦可鲜用。

　　【处方用名】紫河车、胞衣、胎衣、混元母、混沌衣。

【性味归经】甘、咸,温。归肺、肝、肾经。

【功效】温肾补精,益气养血。

【应用】

1. 阳痿遗精,腰酸,头晕,耳鸣　本品补肾阳,益精血,可用于肾阳不足,精血衰少诸证,单用有效,亦可与补益药同用。若与龟甲、杜仲、牛膝等同用,可用治肾阳虚衰,精血不足之足膝无力、头昏耳鸣、男子遗精、女子不孕等,如大造丸(《诸证辨疑》)。

2. 气血不足诸证　如产后乳汁缺少、面色萎黄消瘦、体倦乏力等,本品尚补益气血,可单用本品研粉服。或用鲜品煮烂食之,或随证与人参、黄芪、当归、熟地等同用。

3. 肺肾虚喘　可以本品补肺气,益肾精,纳气平喘,单用有效,亦可与补肺益肾、止咳平喘的人参、蛤蚧、冬虫夏草、胡桃仁、五味子等同用。

【用法用量】1.5～3.0 g,研末装胶囊服,也可入丸、散。如用鲜胎盘,每次半个至一个,水煮服食。

【使用注意】阴虚火旺不宜单独应用。

知识链接

1. 现代研究表明,人胎盘中含有干扰素、促性腺 A 和 B、催乳素、促甲状腺激素、催产素样物质、多种甾体激素、多种酶等。

2. 鹿茸与紫河车:皆能补肾阳,益精血,为滋补强壮之要药。鹿茸补阳力强,为峻补之品,用于肾阳虚之重证,且使阳生阴长,而用于精血亏虚诸证;紫河车养阴力强,而使阴长阳生,兼能大补气血,用于气血不足、虚损劳伤诸证。

附药:脐　带(qídài)

即胎儿脐带。系将新鲜脐带洗净,用金银花、甘草及黄酒同煮,烘干入药。性味甘、咸,温。归肾经。功能补肾,纳气,敛汗。常与人参、熟地黄等同用,治疗肾虚喘咳、盗汗等症。可单用炖服,或研末冲服。煎服用量 1～2 条,研末用量 1.5～3.0 g。

淫羊藿(yínyánghuò)
《神农本草经》

为小檗科植物淫羊藿 *Epimedium brevicornu* Maxim.、箭叶淫羊藿 *Epimedium sagittatum*(Sieb. et Zucc.) Maxim.、柔毛淫羊藿 *Epimedium pubescens* Maxim. 等的全草。主产于陕西、辽宁、山西、湖北、四川等地。夏、秋茎叶茂盛时采收,割取地上部分,晒干,切碎。生用或以羊脂油炙用。

【处方用名】淫羊藿、三枝九叶草、仙灵脾。

【性味归经】辛、甘,温。归肾、肝经。

【功效】补肾阳,强筋骨,祛风湿。

【应用】

1. 肾阳虚衰,阳痿尿频,腰膝无力　本品辛甘性温燥烈,长于补肾壮阳,单用有效,亦可与其他补肾壮阳药同用。单用本品浸酒服,以益丈夫兴阳,理腰膝冷痛,如淫羊藿酒(《食医心镜》);与肉苁蓉、巴戟天、杜仲等同用,治肾虚、阳痿、遗精等,如填精补髓丹(《丹溪心法》)。

2.风寒湿痹,肢体麻木 本品辛温散寒,祛风胜湿,入肝肾,强筋骨,可用于风湿痹痛、筋骨不利及肢体麻木,常与威灵仙、苍耳子、川芎、肉桂同用,即仙灵脾散(《圣惠方》)。

【用法用量】煎服,3～15 g。

【使用注意】阴虚火旺者不宜服。

知识链接

1.现代研究表明,本品主要含有黄酮类化合物,还含有木质素、生物碱、挥发油等化学成分。

2.淫羊藿与巴戟天均能补肾助阳、祛风除湿,可用治肾阳虚之阳痿、不孕及肝肾不足之筋骨痿软、风湿久痹等证。淫羊藿药性燥散,补肾阳之力较强,尤宜于肾阳虚衰之精少不育;巴戟天其性温润不燥,补阳之力不及淫羊藿,兼益精血,多用于肾阳亏虚、精血不足之证。

巴戟天(bājǐtiān)
《神农本草经》

为茜草科植物巴戟天 *Morinda officinalis* How 的根。主产于广东、广西、福建、江西、四川等地。全年均可采挖。去须根略晒,压扁晒干。用时润透或蒸过,除去木质心。切片或盐水炒用。

【处方用名】巴戟天、巴戟肉、鸡肠风。

【性味归经】辛、甘,微温。归肾、肝经。

【功效】补肾阳,强筋骨,祛风湿

【应用】

1.阳痿不举,宫冷不孕,小便频数 本品补肾助阳,甘润不燥。治虚羸阳道不举,常配牛膝浸酒服(《千金方》);也可配淫羊藿、仙茅、枸杞子,用治肾阳虚弱,命门火衰所致阳痿不育,如赞育丸(《景岳全书》);若配肉桂、吴茱萸、高良姜,可用治下元虚寒之宫冷不孕、月经不调、少腹冷痛,如巴戟丸(《和剂局方》);又常与桑螵蛸、益智仁、菟丝子等同用,治疗小便不禁(《奇效良方》)。

2.风湿腰膝疼痛,肾虚腰膝酸软 本品补肾阳、强筋骨、祛风湿,对肾阳虚兼风湿之证尤宜,多与补肝肾、祛风湿药配伍。常与肉苁蓉、杜仲、菟丝子等配伍,治肾虚骨痿,腰膝酸软,如金刚丸(《张氏医通》);或配羌活、杜仲、五加皮等同用,治风冷腰胯疼痛、行步不利,如巴戟丸(《圣惠方》)。

【用法用量】煎服,5～15 g。

【使用注意】阴虚火旺及有热者不宜服。

> **知识链接**
>
> 现代研究表明,本品主要为糖类及黄酮、氨基酸等,另含有少量蒽醌类及维生素 C 等化学成分。

仙　茅(xiānmáo)
《海药本草》

为石蒜科植物仙茅 *Curculigo orchioides* Gaertn. 的根茎。产于西南及长江以南各省,四川产量较大。春初发芽前及秋末地上部分枯萎时采挖,除去须根,晒干,防蛀。切片生用,或经米泔水浸泡切片。

【处方用名】仙茅、仙茅根、仙茅参、独茅、蟠龙草。

【性味归经】辛,热;有毒。归肾、肝经。

【功效】补壮阳,强筋骨,祛寒湿。

【应用】

1.肾阳不足,命门火衰,阳痿精冷,小便频数　本品辛热燥烈,善补命门而兴阳道,常与淫羊藿、巴戟天、金樱子等同用,治命门火衰、阳痿早泄及精寒不育,如仙茅酒(《万氏家抄方》)。

2.腰膝冷痛,筋骨痿软　本品辛散燥烈,补肾阳兼有散寒湿、强筋骨之功,常与杜仲、独活、附子等同用。此外,本品培补肝肾,用治肝肾亏虚,须发早白,目昏目暗,常与枸杞子、车前子、生熟地等同用,如仙茅丸(《圣济总录》)。

【用法用量】煎服,5~15 g。或酒浸服,亦入丸、散。

【使用注意】阴虚火旺者忌服。本品燥烈有毒,不宜久服。

> **知识链接**
>
> 现代研究表明,本品主要含有多种环木菠萝烷型三萜及其糖苷、甲基苯酚及氯代甲基苯酚等多糖类,其他含有氮类化合物、甾醇、脂肪类化合物及黄酮醇苷等化学成分。

杜　仲(dùzhòng)
《神农本草经》

为杜仲科植物杜仲 *Eucommia ulmoides* Oliv. 的树皮。主产于四川、云南、贵州、湖北等地。4—6 月采收,去粗皮堆置"发汗"至内皮呈紫褐色,晒干。生用或盐水炒用。

【处方用名】杜仲、厚杜仲、川杜仲、绵杜仲。

【性味归经】甘,温。归肝、肾经。

【功效】补肝肾,强筋骨,安胎。

【应用】

1.肾虚腰痛及各种腰痛　以其补肝肾、强筋骨,肾虚腰痛尤宜。其他腰痛用之,均有扶正固本之效。常与胡桃仁、补骨脂同用,治肾虚腰痛或足膝痿弱,如青娥丸(《和剂局方》);与独活、桑寄生、细辛等同用,治风湿腰痛冷重,如独活寄生汤(《千金方》);与川芎、桂心、丹参等同用,治外伤腰痛,如杜仲散(《圣惠方》);与当归、川芎、芍药等同用,治妇女经期腰痛;与鹿茸、山茱萸、菟丝子等同用,治疗肾虚阳痿、精冷不固、小便频数,如十补丸(《鲍氏验方》)。

2.胎动不安,习惯性堕胎　常以本品补肝肾、固冲任以安胎,单用有效,亦可与桑寄生、续断、阿胶、菟丝子等同用。如《圣济总录》杜仲丸,单用本品为末,枣肉为丸,治胎动不安;《简便单方》以之与续断、山药同用,治习惯性堕胎。

【用法用量】煎服,10～15 g。

【使用注意】炒用破坏其胶质,更利于有效成分煎出,故比生用效果好。本品为温补之品,阴虚火旺者慎用。

知识链接

现代研究表明,本品含杜仲胶、杜仲苷、松脂醇二葡萄苷、桃叶珊瑚苷、鞣质、黄酮类化合物等化学成分。

续　断(xùduàn)
《神农本草经》

为川续断科植物川续断 *Dipsacus asper* Wall. ex Henry 的干燥根。主产于四川、湖北、湖南、贵州等地,云南、陕西等地亦产,以四川、湖北产的质量较佳。野生、栽培均有。秋季采挖,除去根头及须根,用微火烘至半干堆置"发汗"后再烘干,切片用。

【处方用名】续断、川断、万断。

【性味归经】苦、辛,微温。归肝、肾经。

【功效】补肝肾,强筋骨,止崩漏,续折伤。

【应用】

1.阳痿不举,遗精遗尿　本品甘温助阳,辛温散寒,用治肾阳不足,下元虚冷之阳痿不举、遗精滑泄、遗尿尿频等症。常与鹿茸、肉苁蓉、菟丝子等壮阳起痿之品配伍,如鹿茸续断散(《鸡峰普济方》);或与远志、蛇床子、山药等壮阳益阴、交通心肾之品同用,如远志丸(《外台秘要》);亦可与龙骨、茯苓等同用,用治滑泄不禁之症,如锁精丸(《瑞竹堂经验方》)。

2.腰膝酸痛,寒湿痹痛　本品甘温助阳,辛以散瘀,兼有补益肝肾、强筋壮骨、通利血脉之功。可与萆薢、杜仲、牛膝等同用,治肝肾不足、腰膝酸痛,如续断丹(《证治准绳》);亦可与防风、川乌等配伍,用治肝肾不足兼寒湿痹痛,如续断丸(《和剂局方》)。

3.崩漏下血,胎动不安　本品补益肝肾,调理冲任,有固本安胎之功。可用于肝肾不足之崩漏下血、胎动不安等症。配伍侧柏炭、当归、艾叶等止血活血、温经养血之品,用治崩中下血不止者(《永类钤方》);或以本品与桑寄生、阿胶等配伍,用治滑胎证,如寿胎丸(《医学衷中参西录》)。

4.跌打损伤,筋伤骨折　本品辛温破散之性,善能活血祛瘀;甘温补益之功,又能壮骨强筋,而有续筋接骨、疗伤止痛之能。用治跌打损伤、瘀血肿痛、筋伤骨折,常与桃仁、红花、穿山甲、苏木等配伍同用;或与当归、木瓜、黄芪等同用,治疗脚膝折损愈后失补,筋缩疼痛,如邱祖伸筋丹(《赛金丹》)。

此外,本品活血祛瘀止痛,常配伍清热解毒之品,用治痈肿疮疡、血瘀肿痛。如《本草汇言》以之与蒲公英配伍,治疗乳痈肿痛。

【用法用量】煎服,9~15 g;或入丸、散。外用适量研末敷。崩漏下血宜炒用。

【使用注意】风湿热痹者忌服。

知识链接

现代研究表明,本品含三萜皂苷类、挥发油等化学成分。

肉苁蓉(ròucóngróng)
《神农本草经》

为列当科植物肉苁蓉 *Cistanche deserticola* Y. C. Ma 的带鳞叶的肉质茎。主产于内蒙古、甘肃、新疆、青海等地。春季苗未出土或刚出土时采挖,除去花序。切片生用,或酒制用。

【处方用名】肉苁蓉、大芸。

【性味归经】甘、咸,温。归肾、大肠经。

【功效】补肾阳,益精血,润肠通便。

【应用】

1. 肾阳亏虚,精血不足,阳痿早泄,宫冷不孕,腰膝酸痛,痿软无力　本品味甘能补,甘温助阳,质润滋养,咸以入肾,为补肾阳、益精血之良药。常配伍菟丝子、续断、杜仲同用,治男子五劳七伤、阳痿不起、小便余沥,如肉苁蓉丸(《医心方》);亦可与杜仲、巴戟天、紫河车等同用,治肾虚骨痿,不能起动,如金刚丸(《张氏医通》)。

2. 肠燥津枯便秘　本品甘咸质润入大肠,可润肠通便,常与沉香、麻子仁同用,治津液耗伤所致大便秘结,如润肠丸(《济生方》);或与当归、牛膝、泽泻等同用,治肾气虚弱引起的大便不通、小便清长、腰酸背冷,如济川煎(《景岳全书》)。

【用法用量】煎服,10~15 g。

【使用注意】本品能助阳、滑肠,故阴虚火旺及大便泄泻者不宜服,肠胃实热、大便秘结者亦不宜服。

知识链接

现代研究表明,本品含6-甲基吲哚、3-甲基-3-乙基己烷等脂溶性化学成分。

锁　阳(suǒyáng)
《本草衍义补遗》

为锁阳科肉质寄生草本植物锁阳 *Cynomorium songaricum* Rupr. 的肉质茎。主产于内蒙古、甘肃、青海、新疆等地。春季采收。除去花序,置沙土中半埋半露,连晒带烫,使之干燥,防霉。切片生用。

【处方用名】锁阳、不老药、羊锁不拉、琐阳、地毛球。

【性味归经】甘,温。归肝、肾、大肠经。

【功效】补肾阳,益精血,润肠通便。

【应用】

1.肾阳亏虚,精血不足,阳痿,不孕,下肢痿软,筋骨无力　常与肉苁蓉、鹿茸、菟丝子等同用,如虎潜丸(《丹溪心法》);用于肾虚骨瘦、筋骨痿弱、行步艰难,可与熟地、牛膝等同用。

2.血虚津亏肠燥便秘　可单用熬膏服,或与肉苁蓉、火麻仁、生地黄等同用。如《本草切要》治阳弱精虚、阴衰血竭、大肠燥涸、便秘不通,即单用本品煎浓汁加蜜收膏服。

【用法用量】煎服,10～15 g。

【使用注意】阴虚阳亢、脾虚泄泻、实热便秘均忌服。

知识链接

现代研究表明,本品含黄酮类有色花苷,萜类有熊果酸、乙酰熊果酸,醇类有β—谷甾醇、菜油甾醇,有机类棕榈酸、油酸、亚麻酸等化学成分。

补骨脂(bǔgǔzhī)
《药性论》

为豆科植物补骨脂 *Psoralea corylifolia* L. 的成熟果实。主产于陕西、河南、山西、江西、安徽、广东、四川、云南等地。栽培或野生,以河南、四川等地较多。秋季果实成熟时采收,晒干。生用,炒或盐水炒用。

【处方用名】补骨脂、破故纸、黑故子。

【性味归经】苦、辛,温。归肾、脾经。

【功效】温肾助阳,温脾止泻,纳气平喘;外用消风祛斑

【应用】

1.肾虚阳痿,腰膝冷痛　本品苦辛温燥,善壮肾阳,暖水脏。常与菟丝子、胡桃仁、沉香等同用,治肾虚阳痿,如补骨脂丸(《和剂局方》);与杜仲、胡桃仁同用,治肾虚阳衰、风冷侵袭之腰膝冷痛等,如青娥丸(《和剂局方》)。

2.肾虚遗精,遗尿,尿频　本品兼有涩性,善补肾助阳,固精缩尿,单用有效,亦可随证配伍他药。如治滑精,以补骨脂、青盐等分同炒,为末服(《三因方》);单用本品炒,为末服,治小儿遗尿,如破故纸散(《补要袖珍小儿方论》);与小茴香等分为丸,治肾气虚冷,小便无度,如破故纸丸(《魏氏家藏方》)。

3.脾肾阳虚,五更泄泻　本品能壮肾阳、暖脾阳以止泻,与肉豆蔻、生姜、大枣为丸,如二神丸(《本事方》);或上方加吴茱萸、五味子,治五更泄,如四神丸(《证治准绳》)。

4.肾不纳气,虚寒喘咳　本品补肾助阳,纳气平喘,多配伍胡桃仁、蜂蜜等,可治虚寒性喘咳,如治喘方(《医方论》);或配人参、木香等用治虚喘痨嗽,如劳嗽方(《是斋医方》)。

【用法用量】煎服,5～15 g。

【使用注意】本品性质温燥,能伤阴助火,故阴虚火旺及大便秘结者忌服。

> **知识链接**
>
> 现代研究表明,本品含香豆素类、黄酮类及单萜酚等化学成分。

益 智(yìzhì)

《本草拾遗》

为姜科植物益智 *Alpinia oxyphylla* Miq. 的成熟果实。主产于广东、广西、云南、福建等地。夏、秋二季间果实由绿转红时采收,晒干。砂炒后去壳取仁,生用或盐水微炒用。用时捣碎。

【处方用名】益智、益智仁。

【性味归经】辛,温。归肾、脾经。

【功效】暖肾固精缩尿,温脾开胃摄唾。

【应用】

1.下元虚寒,遗精,遗尿,小便频数　可以本品暖肾固精缩尿,补益之中兼有收涩之性。常与乌药、山药等同用,治疗梦遗,如三仙丸(《世医得效方》);以益智仁、乌药等分为末,山药糊丸,治下焦虚寒,小便频数,如缩泉丸(《校注妇人良方》)。

2.脾胃虚寒,腹痛吐泻,口涎自流　脾主运化,在液为涎;肾主闭藏,在液为唾。脾肾阳虚,统摄无权,多见涎唾。常以本品暖肾温脾、开胃摄唾,常配川乌、干姜、青皮等同用,治脘腹冷痛,呕吐泄利,如益智散(《和剂局方》);若中气虚寒,食少,多涎唾,可单用本品含之,或与理中丸、六君子汤等同用。

【用法用量】煎服,3～10 g。

> **知识链接**
>
> 1.现代研究表明,本品含二苯庚体类、类倍半萜类及挥发油类等化学成分。
>
> 2.补骨脂与益智仁:两者皆味辛性温热,归脾、肾经,能补肾助阳、固精缩尿、温脾止泻,可用治肾阳不足的遗精滑精、遗尿尿频,以及脾肾阳虚的泄泻不止等证。二者常相须为用。但补骨脂助阳力更强,作用偏于肾,长于补肾壮阳,多用于肾阳不足,命门火衰之腰膝冷痛、阳痿等症,也可用治肾不纳气的虚喘,能补肾阳而纳气平喘。益智仁助阳之力较弱,作用偏于脾,长于温脾开胃摄唾,多用于中气虚寒,食少多唾,小儿流涎不止,腹中冷痛者。

菟丝子(tùsīzǐ)

《神农本草经》

为旋花科植物菟丝子 *Cuscuta chinensis* Lam. 的成熟种子。我国大部分地区均有分布。秋季果实成熟时割取地上部分,晒干,打下种子。生用,或煮熟捣烂作饼用。

【处方用名】菟丝子、无娘藤子、吐丝子。

【性味归经】辛、甘、平。归肾、肝、脾经。

【功效】补益肝肾,固精缩尿,安胎,明目,止泻;外用消风祛斑。

【应用】

1.**肾虚腰痛,阳痿遗精,尿频,宫冷不孕** 本品辛以润燥,甘以补虚,为平补阴阳之品,功能补肾阳、益肾精以固精缩尿。如菟丝子、炒杜仲等分,合山药为丸,治腰痛(《百一选方》);与枸杞子、覆盆子、车前子同用,治阳痿遗精,如五子衍宗丸(《丹溪心法》);与桑螵蛸、肉苁蓉、鹿茸等同用,治小便过多或失禁,如菟丝子丸(《世医得效方》);与茯苓、石莲子同用,治遗精、白浊、尿有余沥,如茯苓丸(《和剂局方》)。

2.**肝肾不足,目暗不明** 本品滋补肝肾、益精养血而明目,常与熟地、车前子同用,如驻景丸(《和剂局方》);又《千金方》明目益精,长志倍力,久服长生耐老方,配远志、茯苓、人参、当归等。

3.**脾肾阳虚,便溏泄泻** 本品能补肾益脾以止泻,如治脾虚便溏,与人参、白术、补骨脂为丸服(《方脉正宗》);与枸杞子、山药、茯苓、莲子同用,治脾肾虚泄泻,如菟丝子丸(《沈氏尊生书》)。

4.**肾虚胎动不安** 本品能补肝肾安胎,常与续断、桑寄生、阿胶同用,治肾虚胎元不固、胎动不安、滑胎,如寿胎丸(《医学衷中参西录》)。

此外,本品亦可治肾虚消渴,如《全生指迷方》单用本品研末蜜丸服,治消渴。

【用法用量】煎服,10～20 g。

【使用注意】本品为平补之药,但偏补阳,阴虚火旺、大便燥结、小便短赤者不宜服。

菟丝子

知识链接

现代研究表明,本品含皮素、胆醇、皂类、淀粉等化学成分。

沙苑子(shāyuànzǐ)
《本草衍义》

为豆科植物扁茎黄芪 *Astragalus complanatus* R. Br. 的成熟种子。主产于内蒙古、东北、西北地区。秋末冬初果实成熟尚未开裂时割取或连根拔出,晒干,打下种子,除去杂质。生用或盐水炒用。

【处方用名】沙苑子、潼蒺藜、沙苑蒺藜、沙蒺藜、潼沙苑。

【性味归经】甘,温。归肝、肾经。

【功效】补肾助阳,固精缩尿,养肝明目。

【应用】

1.**肾虚腰痛,阳痿遗精,遗尿尿频,白带过多** 本品甘温补益,兼具涩性,似菟丝子平补肝肾而以收涩见长。常以本品补肾固精缩尿,单用有效,如《外台秘要》即单以本品治肾虚腰痛;也可与莲子、莲须、芡实等同用,治遗精、遗尿、带下,如金锁固精丸(《医方集解》)。

2.目暗不明,头昏眼花　本品养肝肾明目,常与枸杞子、菟丝子、菊花等同用。

【用法用量】煎服,10～20 g。

【使用注意】本品为温补固涩之品,阴虚火旺及小便不利者忌服。

知识链接

现代研究表明,本品含氨基酸、多肽、蛋白质、酚类、鞣质、甾醇和三萜类成分、生物碱、黄酮类等化学成分。

核桃仁(hétáorén)
《开宝本草》

为胡桃科植物落叶乔木胡桃 *Juglans regia* L. 果实的核仁。我国各地广泛栽培,华北、西北、东北地区尤多。9—10月果熟时采收,除去肉质果皮,晒干敲破,取出种仁。生用或炒用。

【处方用名】核桃仁、胡桃仁。

【性味归经】甘,温。归肾、肺、大肠经。

【功效】补肾温肺,润肠通便。

【应用】

1.肾阳虚衰,腰痛脚弱,小便频数　本品温补肾阳,其力较弱,多入复方。常与杜仲、补骨脂、大蒜等同用,治肾亏腰酸、头晕耳鸣、尿有余沥,如青娥丸(《和剂局方》);或与杜仲、补骨脂、萆薢等同用,治肾虚腰膝酸痛、两足痿弱,如胡桃汤(《御院药方》)。

2.肺肾不足,虚寒喘咳,肺虚久咳、气喘　本品长于补肺肾、定喘咳,常与人参、生姜同用,治疗肺肾不足、肾不纳气所致的虚喘证,如人参胡桃汤(《济生方》);《本草纲目》治久嗽不止,以人参、胡桃仁、杏仁同用为丸服。

3.肠燥便秘　可单独服用,亦可与火麻仁、肉苁蓉、当归等同用,如大便不通方(《医方择要》)。

【用法用量】煎服,10～30 g。

【使用注意】阴虚火旺、痰热咳嗽及便溏者不宜用。

知识链接

现代研究表明,本品含脂肪油,油的主要成分是亚油酸甘油酯,又含有蛋白质、碳水化合物、钙、磷等化学成分。

冬虫夏草(dōngchóng-xiàcǎo)
《本草从新》

为麦角菌科植物冬虫夏草菌 *Cordyceps sinensis* (Berk.) Sacc. 寄生在蝙蝠蛾科昆虫幼虫上的子座及幼虫尸体的复合体。主产于四川、青海、云南、贵州,西藏、甘肃亦产。夏至前后,在积雪尚未溶化时入山采集,挖出后,在虫体潮湿未干时,除去外层泥土及膜皮,晒干;或黄酒喷使之软,整理平直,微火烘干。生用。

【处方用名】冬虫夏草、虫草、冬虫草。

【性味归经】甘,温。归肾、肺经。

【功效】补肾益肺,止血化痰。

【应用】

1.阳痿遗精,腰膝酸痛　本品补肾益精,有兴阳起痿之功。用治肾阳不足,精血亏虚之阳痿遗精、腰膝酸痛,可单用浸酒服,或与淫羊藿、杜仲、巴戟天等补阳药配成复方用。

2.久咳虚喘,劳嗽痰血　本品甘平,为平补肺肾之佳品,功能补肾益肺、止血化痰、止咳平喘,尤为劳嗽痰血多用。可单用,或与沙参、川贝母、阿胶、生地、麦冬等同用。若肺肾两虚,摄纳无权,气虚作喘者,可与人参、黄芪、胡桃仁同用。此外,还可用于病后体虚不复或自汗畏寒,可以本品与鸡、鸭、猪肉等炖服,有补肾固本、补肺益卫之功。

【用法用量】煎服,5～15 g。也可入丸、散。

【使用注意】有表邪者不宜用。

冬虫夏草

知识链接

1.现代研究表明,本品含蛋白质氨基酸的游离氨基酸,其中多为人体必需氨基酸,还含有糖、维生素、钙、钾、铬、镍、锰、铁、铜、锌等化学成分。

2.蛤蚧、胡桃仁与冬虫夏草:三者皆入肺肾,善补肺益肾而定喘咳,用于肺肾两虚之喘咳。蛤蚧补益力强,偏补肺气,尤善纳气定喘,为肺肾虚喘之要药,兼益精血;胡桃仁补益力缓,偏助肾阳,温肺寒,用于阳虚腰痛及虚寒喘咳,兼润肠通便;冬虫夏草平补肺肾阴阳,兼止血化痰,用于久咳虚喘、劳嗽痰血,为诸痨虚损调补之要药。

山茱萸(shānzhūyú)
《神农本草经》

为山茱萸科植物山茱萸 *Cornus officinalis* Sieb. et Zucc. 的成熟果肉。主产于浙江、安徽、河南、陕西、山西等地。秋末冬初采收。用文火烘焙或置沸水中略烫,及时挤出果核。晒干或烘干用。

【处方用名】山茱萸、山萸肉、枣皮、肉枣。

【性味归经】酸、涩,微温。归肝、肾经。

【功效】补益肝肾,收敛固涩。

【应用】

1.腰膝酸软,头晕耳鸣,阳痿　本品酸微温质润,其性温而不燥,补而不峻,补益肝肾,既能益精,又可助阳,为平补阴阳之要药。治肝肾阴虚,头晕目眩、腰酸耳鸣者,常与熟地、山药等配伍,如六味地黄丸(《小儿药证直诀》);治命门火衰,腰膝冷痛,小便不利者,常与肉桂、附子等同用,如肾气丸(《金匮要略》);治肾阳虚阳痿者,多与补骨脂、巴戟天、淫羊藿等配伍,以补肾助阳。

2.遗精滑精,遗尿尿频　本品既能补肾益精,又能固精缩尿,于补益之中又具封藏之功,为固精止遗之要药。治肾虚精关不固之遗精、滑精者,常与熟地、山药等同用,如六味地黄丸(《小儿药证直诀》)、肾气丸(《金匮要略》);治肾虚膀胱失约之遗尿、尿频者,常与覆盆子、金樱子、桑螵蛸等药同用。

3.崩漏,月经过多　本品入于下焦,能补肝肾、固冲任以止血。治妇女肝肾亏损,冲任不固之崩漏及月经过多者,常与熟地黄、白芍药、当归等同用,如加味四物汤(《傅青主女科》);若脾气虚弱,冲任不固而漏下不止者,常与龙骨、黄芪、白术、五味子等同用,如固冲汤(《医学衷中参西录》)。

4.大汗不止,体虚欲脱　本品酸涩性温,能收敛止汗、固涩滑脱,为防止元气虚脱之要药。治大汗欲脱或久病虚脱者,常与人参、附子、龙骨等同用,如来复汤(《医学衷中参西录》)。

此外,本品亦治消渴证,多与生地、天花粉等同用。

【用法用量】煎服,5~10 g,急救固脱 20~30 g。

【使用注意】素有湿热而致小便淋涩者,不宜应用。

知识链接

现代研究表明,本品含 16 种氨基酸、多糖、苹果酸、酒石酸、酚类等化学成分。

狗　脊(gǒujǐ)
《神农本草经》

为蚌壳蕨科植物金毛狗脊 *Cibotium barometz*(L.) J. Sm. 的干燥根茎。产于云南、广西、浙江、福建等地。秋、冬二季采挖,除去泥沙,干燥;或去硬根、叶柄及金黄色绒毛,切厚片,干燥,为"生狗脊片";蒸后,晒至六七成干,切厚片,干燥,为"熟狗脊片"。原药或生狗脊片砂烫用。

【处方用名】狗脊、金毛狗脊。

【性味归经】苦、甘,温。归肝、肾经。

【功效】祛风湿,补肝肾,强腰膝。

【应用】

1.风湿痹证　本品苦、温,能温散风寒湿邪,甘温以补肝肾、强腰膝、坚筋骨,能行能补,对肝肾不足,兼有风寒湿邪之腰痛脊强,不能俯仰者最为适宜。常与杜仲、续断、海风藤等配伍,如狗脊饮(《中国医学大辞典》);与萆薢、菟丝子同用,以治腰痛,如狗脊丸(《圣惠方》)。

2.腰膝酸软,下肢无力　本品具补肝肾、强腰膝之功,又能治肝肾虚损、腰膝酸软、下肢无力者,可配杜仲、牛膝、熟地、鹿角胶等。

3.遗尿,白带过多　本品又有温补固摄作用。治肾虚不固之尿频、遗尿,可与益智仁、茯苓、杜仲等配伍;若冲任虚寒,带下过多清稀,宜与鹿茸、白蔹、艾叶同用,如白蔹丸(《普济方》)。

此外,狗脊的绒毛有止血作用,外敷可用于金疮出血。

【用法用量】煎服,6～12 g。

【使用注意】肾虚有热,小便不利,或短涩黄赤者慎服。

知识链接

现代研究表明,本品含雄激素、蛋白质及脂肪等化学成分。

骨碎补(gǔsuìbǔ)

《药性论》

为水龙骨科植物槲蕨 *Drynaria fortune*(Kunze) J. Sm. 或中华槲蕨 *Drynaria baronii*(Chrise)的根茎。前者主产于浙江、湖北、广东、广西、四川等地;后者主产于陕西、甘肃、青海、四川等地。全年均可采挖,以冬、春两季为主。除去叶及鳞片,洗净,润透,切片,干燥。生用或烫用。

【处方用名】骨碎补、毛姜、申姜、猴姜。

【性味归经】苦,温。归肝、肾经。

【功效】活血续伤,补肾强骨。

【应用】

1.跌打损伤或创伤,筋骨损伤,瘀滞肿痛　本品能活血散瘀、消肿止痛、续筋接骨,以其入肾治骨、能治骨伤碎而得名,为伤科要药。治跌扑损伤,可单用本品浸酒服,并外敷,亦可水煎服;或配伍没药、自然铜等,如骨碎补散(《太平圣惠方》)。

2.肾虚腰痛脚弱,耳鸣耳聋,牙痛,久泄　本品苦温入肾,能温补肾阳、强筋健骨,可治肾虚之证。治肾虚腰痛脚弱,配补骨脂、牛膝,如神效方(《太平圣惠方》);治肾虚耳鸣、耳聋、牙痛,配熟地、山茱萸等;治肾虚久泻,既可单用,如《本草纲目》以本品研末,入猪肾中煨熟食之,亦可配补骨脂、益智仁、吴茱萸等同用,以加强温肾暖脾止泻之效。

此外,本品还可用于斑秃、白癜风等病证的治疗。

【用法用量】煎服,10～15 g。外用适量,研末调敷或鲜品捣敷,亦可浸酒擦患处。

【使用注意】阴虚火旺、血虚风燥者慎用。

知识链接

现代研究表明,本品含黄酮、生物碱、酚类等化学成分。

其他补虚药简表

分类	药名	性味归经	功效应用	用法用量
补气药	刺五加	辛、微苦,温。归脾、肾、心经	益气健脾,补肾安神。用于脾肺气虚,体虚乏力,食欲不振,肺肾两虚,久咳虚喘,肾虚腰膝酸痛,心脾不足,失眠多梦	9～27 g
	灵芝	甘,平。归心、肺、肝、肾经	补气安神,止咳平喘。用于心神不宁,失眠心悸,肺虚咳喘,虚劳短气,不思饮食	6～12 g
补阴药	桑椹	甘、酸,寒。归心、肝、肾经	滋阴补血,生津润燥。用于肝肾阴虚,眩晕耳鸣,心悸失眠,须发早白,津伤口渴,内热消渴,肠燥便秘	9～15 g
	黑芝麻	甘,平。归肝、肾、大肠经	补肝肾,益精血,润肠燥。用于精血亏虚,头晕眼花,耳鸣耳聋,须发早白,病后脱发,肠燥便秘	9～15 g
补阳药	韭菜子	辛、甘,温。归肾、肝经	温补肝肾,壮阳固精。用于肝肾亏虚,腰膝酸痛,阳痿遗精,遗尿尿频,白浊带下	3～9 g

目标检测

课件 18

一、选择题

1. 补气生津兼能养血的药是　　　　　　　　　　　　　　　　　　　　　（　　）
   A. 太子参　　　　　　　　　　　　　B. 人参
   C. 西洋参　　　　　　　　　　　　　D. 玄参

2. 既能补气健脾,又能止汗安胎的药是　　　　　　　　　　　　　　　　（　　）
   A. 黄芩　　　　　　B. 黄连　　　　　　C. 黄柏　　　　　　D. 黄芪

3. 山药能补　　　　　　　　　　　　　　　　　　　　　　　　　　　　（　　）
   A. 胃气虚　　　　　B. 脾气虚　　　　　C. 肾气虚　　　　　D. 肺脾肾气虚

4. 血虚便秘宜用　　　　　　　　　　　　　　　　　　　　　　　　　　（　　）
   A. 肉苁蓉　　　　　B. 火麻仁　　　　　C. 杏仁　　　　　　D. 当归

5. 杜仲能补肝肾,也能　　　　　　　　　　　　　　　　　　　　　　　（　　）
   A. 止汗　　　　　　B. 止泻　　　　　　C. 止吐　　　　　　D. 安胎

6. 擅补后天之阳,脾肾阳虚,治疗五更泄泻的是　　　　　　　　　　　　（　　）
   A. 肉苁蓉　　　　　B. 黄狗肾　　　　　C. 紫河车　　　　　D. 补骨脂

二、简答题

1. 比较人参、党参、太子参、西洋参的功效异同。
2. 巴戟天、淫羊藿及仙茅的功效是什么,有何特点。
3. 试比较龟甲与鳖甲的功效异同。

第十六章 收涩药

一、含义

　　凡能收敛固涩、用以治疗各种滑脱病证为主的药物称为收涩药,又称固涩药。

收涩药

二、性能特点

　　本类药物味多酸涩,性温或平,主入肺、脾、肾、大肠经。有敛耗散、固滑脱之功,即陈藏器所谓"涩可固脱",李时珍所谓"脱则散而不收,故用酸涩药,以敛其耗散"之意。本类药物具有固表止汗、敛肺止咳、涩肠止泻、固精缩尿、收敛止血、止带等作用。收涩药根据其药性及临床应用的不同,可分为固表止汗药、敛肺涩肠药、固精缩尿止带药三类。

三、主治病证

收涩药主要用于久病体虚、正气不固、脏腑功能衰退所致的自汗、盗汗、久咳虚喘、久泻、久痢、遗精、滑精、遗尿、尿频、崩漏不止等滑脱不禁之证。滑脱病证的根本原因是正气虚弱，故应用收涩药治疗乃属于治病之标，因此临床应用本类药时，须与相应的补益药配伍同用，以标本兼顾。如治气虚自汗、阴虚盗汗者，则分别配伍补气药、补阴药；脾肾阳虚之久泻、久痢者，应配伍温补脾肾药；肾虚遗精、滑精、遗尿、尿频者，当配伍补肾药；冲任不固，崩漏不止者，当配伍补肝肾、固冲任药；肺肾虚损，久咳虚喘者，宜配伍补肺益肾纳气药等。总之，应根据具体症候，寻求根本，适当配伍，标本兼治，才能收到较好的疗效。

四、应用原则

收涩药性涩敛邪，故凡表邪未解，湿热内蕴所致之泻痢、带下、血热出血，以及郁热未清者，均不宜用，误用有"闭门留寇"之弊。某些收涩药除收涩作用之外，兼有清湿热、解毒等功效，则又当分别对待。某些药物具有多种功用，临床应用应全面考虑。

五、使用注意

本类药物性涩敛邪，故对于汗出、咳喘、泻痢、带下不止等邪实未尽者不宜使用。

六、现代研究

现代药理研究表明，本类药物多含大量鞣质。鞣质味涩，是收敛作用的主要成分，可止泻、止血，干燥分泌细胞从而减少分泌作用。此外，尚有抑菌、消炎、防腐、吸收肠内有毒物质等作用。

麻黄根(máhuánggēn)
《本草经集注》

为麻黄科植物草麻黄 *Ephedra sinica* Stapf. 或中麻黄 *Ephedra intermedia* Schrenk et C. A. Mey 的根及根茎。主产于河北、山西、内蒙古、甘肃、四川等地。立秋后采收。剪去须根，干燥切段。生用。

【处方用名】麻黄根。

【性味归经】甘、微涩，平。归肺经。

【功效】固表止汗。

【应用】

自汗，盗汗　本品甘平性涩，入肺经而能行肌表、实卫气、固腠理、闭毛窍，为敛肺、固表止汗之要药。治气虚自汗，常与黄芪、牡蛎同用，如牡蛎散(《和剂局方》)；治阴虚盗汗，常与熟地黄、当归等同用；治产后虚汗不止，常与当归、黄芪等配伍，如麻黄根散(《太平圣惠方》)。

此外，本品配伍牡蛎共研细末，扑于身上，可治各种虚汗证。

【用法用量】煎服，3～9 g。外用适量。

【使用注意】有表邪者忌用。

知识链接

麻黄与麻黄根：二药同出一源，均可治汗。然前者以其地上草质茎入药，主发汗，以发散表邪为用，临床上用于外感风寒表实证；后者以其地下根及根茎入药，主止汗，以敛肺固表为用，为止汗之专药，可内服、外用于各种虚汗。

浮小麦(fúxiǎomài)
《本草蒙筌》

为禾本科植物小麦 *Triticum aestivum* L. 未成熟的颖果。各地均产。收获时，扬起其轻浮干瘪者，或以水淘之，浮起者为佳，晒干。生用，或炒用。

【处方用名】浮小麦。

【性味归经】甘，凉。归心经。

【功效】固表止汗，益气，除热。

【应用】

1. 自汗，盗汗　本品甘凉入心，能益心气、敛心液；轻浮走表，能实腠理、固皮毛，为养心敛液、固表止汗之佳品。凡自汗、盗汗者，均可应用。可单用炒焦研末，米汤调服。治气虚自汗者，可与黄芪、煅牡蛎、麻黄根等同用，如牡蛎散(《和剂局方》)；治阴虚盗汗者，可与五味子、麦冬、地骨皮等药同用。

2. 骨蒸劳热　本品甘凉并济，能益气阴，除虚热。治阴虚发热、骨蒸劳热等证，常与玄参、麦冬、生地、地骨皮等药同用。

【用法用量】煎服，15～30 g；研末服，3～5 g。

【使用注意】表邪汗出者忌用。

糯稻根(nuòdàogēn)
《本草再新》

为禾本科植物糯稻 *Oryza sativa* L. var. *glutinosa* Matsum. 的根茎及根。全国各地均有栽培。10 月间收割后采收，晒干。生用。

【处方用名】糯稻根。

【性味归经】甘，平。归心，肝经。

【功效】固表止汗，益胃生津，退虚热。

【应用】

1. 自汗，盗汗　本品甘平质轻，能固表止汗，且有益胃生津之功。用于各种虚汗兼有口渴者尤宜。治气虚自汗，可单用煎服，或配伍黄芪、党参、白术、浮小麦等药同用；治阴虚盗汗，可与生地黄、地骨皮、麻黄根等药同用。

2. 虚热不退，骨蒸潮热　本品能退虚热，益胃津。常用于病后阴虚口渴、虚热不退及骨蒸潮热者，可与沙参、麦冬、地骨皮等药同用。

【用法用量】煎服，15～30 g。

五味子(wǔwèizǐ)

《神农本草经》

为木兰科植物五味子 *Schisandra chinesis*(Turcz.) Baill 或华中五味子 *Schisandra sphenanthera* Rehd. et Wils. 的成熟果实。前者习称"北五味子",主产于东北;后者习称"南五味子",主产于西南及长江流域以南各省。秋季果实成熟时采取,晒干。生用或经醋、蜜拌蒸晒干用。

【处方用名】五味子、醋五味子、蜜五味子。

【性味归经】酸、甘,温。归肺、心、肾经。

【功效】收敛固涩,益气生津,补肾宁心。

【应用】

1. 久咳虚喘　本品味酸收敛,甘温而润,能上敛肺气、下滋肾阴,为治疗久咳虚喘之要药。治肺虚久咳,可与罂粟壳同用,如五味子丸(《卫生家宝方》);治肺肾两虚喘咳,常与山茱萸、熟地、山药等同用,如都气丸(《医宗己任编》)。本品长于敛肺止咳,配伍麻黄、细辛、干姜等,可用于寒饮咳喘证,如小青龙汤(《伤寒论》)。

2. 自汗,盗汗　本品五味俱全,以酸为主,善能敛肺止汗。治自汗、盗汗者,可与麻黄根、牡蛎等同用。

3. 遗精,滑精　本品甘温而涩,入肾,能补肾涩精止遗,为治肾虚精关不固遗精、滑精之常用药。治滑精者,可与桑螵蛸、附子、龙骨等同用,如桑螵蛸丸(《世医得效方》);治梦遗者,常与麦冬、山茱萸、熟地、山药等同用,如麦味地黄丸(《医宗金鉴》)。

4. 久泻不止　本品味酸涩,性收敛,能涩肠止泻。治脾肾虚寒久泻不止,可与吴茱萸同炒香研末,米汤送服,如五味子散(《普济本事方》);或与补骨脂、肉豆蔻、吴茱萸同用,如四神丸(《内科摘要》)。

5. 津伤口渴,消渴　本品甘以益气,酸能生津,具有益气生津止渴之功。治热伤气阴,汗多口渴者,常与人参、麦冬同用,如生脉散(《内外伤辨惑论》);治阴虚内热,口渴多饮之消渴证,多与山药、知母、天花粉、黄芪等同用,如玉液汤(《医学衷中参西录》)。

6. 心悸,失眠,多梦　本品既能补益心肾,又能宁心安神。治阴血亏损,心神失养,或心肾不交之虚烦心悸、失眠多梦,常与麦冬、丹参、生地、酸枣仁等同用,如天王补心丹(《摄生秘剖》)。

【用法用量】煎服,3~6 g;研末服,1~3 g。

【使用注意】凡表邪未解,内有实热,咳嗽初起,麻疹初期,均不宜用。

五味子

乌　梅(wūméi)

《神农本草经》

为蔷薇科植物梅 *Prunus mume*(Sieb.) Sieb. et Zucc. 的近成熟果实。主产于浙江、福建、云南等地。夏季果实近成熟时采收,低温烘干后闷至皱皮,色变黑时即成。去核生用或炒炭用。

【处方用名】乌梅。

【性味归经】酸、涩,平。归肝、脾、肺、大肠经。

【功效】敛肺,涩肠,安蛔,生津。

【应用】

1.肺虚久咳 本品味酸而涩,其性收敛,入肺经能敛肺气,止咳嗽。适用于肺虚久咳少痰或干咳无痰之证。可与罂粟壳、杏仁等同用,如一服散(《世医得效方》)。

2.久泻,久痢 本品酸涩入大肠经,有良好的涩肠止泻痢作用,为治疗久泻、久痢之常用药。可与罂粟壳、诃子等同用,如固肠丸(《证治准绳》);取其涩肠止痢之功,配伍解毒止痢之黄连,亦可用于湿热泻痢,便脓血者,如乌梅丸(《圣惠方》)。

3.蛔厥腹痛,呕吐 蛔得酸则静,本品极酸,具有安蛔止痛、和胃止呕的功效,为安蛔之良药。适用于蛔虫所致腹痛、呕吐、四肢厥冷的蛔厥病证,常配伍细辛、川椒、黄连、附子等同用,如乌梅丸(《伤寒论》)。

4.虚热消渴 本品至酸性平,善能生津液,止烦渴。治虚热消渴,可单用煎服,或与天花粉、麦冬、人参等同用,如玉泉散(《沈氏尊生书》)。

此外,本品炒炭后,涩重于酸,收敛力强,能固冲止漏,可用于崩漏不止、便血等;外敷能消疮毒,可治胬肉外突、头疮等。

【用法用量】煎服,3~10 g,大剂量可用至 30 g。外用适量,捣烂或炒炭研末外敷。止泻止血宜炒炭用。

【使用注意】外有表邪或内有实热积滞者均不宜服。

五倍子(wǔbèizǐ)
《本草拾遗》

为漆树科植物盐肤木 *Rhus chinensis* Mill.、青麸杨 *Rhus potaninii* Maxim. 或红麸杨 *Rhus punjabensis* Stew. var. *sinica* (Diels) Rehd. et Wils. 叶上的虫瘿,主要由五倍子蚜 *Melaphis chinensis*(Bell) Baker 寄生而形成。我国大部分地区均有,而以四川为主。秋季摘下虫瘿。煮死内中寄生虫,干燥。生用。

【处方用名】五倍子。

【性味归经】酸、涩,寒。归肺、大肠、肾经。

【功效】敛肺降火,涩肠止泻,敛汗,止血,收湿敛疮。

【应用】

1.咳嗽,咯血 本品酸涩收敛,性寒清降,入于肺经,既能敛肺止咳,又能清肺降火,适用于久咳及肺热咳嗽。因本品又能止血,故尤宜用于咳嗽咯血者。治肺虚久咳,常与五味子、罂粟壳等药同用;治肺热痰嗽,可与瓜蒌、黄芩、贝母等药同用;治热灼肺络、咳嗽咯血,常与藕节、白及等药同用。

2.自汗,盗汗 本品功能敛肺止汗。治自汗、盗汗,可单用研末,与荞面等份作饼,煨熟食之;或研末水调敷肚脐处。

3.久泻,久痢 本品酸涩入大肠,有涩肠止泻之功。用治久泻久痢,可与诃子、五味子同用,以增强涩肠之功。

4.遗精,滑精 本品入肾,又能涩精止遗。治肾虚精关不固之遗精、滑精者,常与龙骨、茯苓等同用,如玉锁丹(《和剂局方》)。

5.崩漏,便血痔血 本品有收敛止血作用。治崩漏,可单用,或与棕榈炭、血余炭等同用;治便血、痔血,可与槐花、地榆等同用,或煎汤熏洗患处。

6.**湿疮,肿毒**　本品外用能收湿敛疮,且有解毒消肿之功。治湿疮流水、溃疡不敛、疮疖肿毒、肛脱不收、子宫下垂等,可单味或配合枯矾研末外敷或煎汤熏洗。

【用法用量】煎服,3～9 g;入丸、散服,每次 1.0～1.5 g。外用适量。研末外敷或煎汤熏洗。

【使用注意】湿热泻痢者忌用。

知识链接

五倍子与五味子:二药味酸收敛,均具有敛肺止咳、敛汗止汗、涩精止遗、涩肠止泻的作用,可用于肺虚久咳、自汗盗汗、遗精滑精、久泻不止等病证。五倍子于敛肺之中又有清肺降火及收敛止血作用,可用于肺热痰嗽及咳嗽咯血者;五味子能滋肾,多用于肺肾两虚之虚喘及肾虚精关不固之遗精滑精等。

罂粟壳(yīngsùqiào)
《本草发挥》

为罂粟科植物罂粟 *Papaver somniferum* L. 成熟蒴果的外壳。原产于外国,我国部分地区的药物种植场有少量栽培药用。夏季采收,去蒂及种子、晒干。蜜炙或醋炒用。

【处方用名】罂粟壳、米壳。

【性味归经】酸、涩,平。有毒。归肺、大肠、肾经。

【功效】涩肠,敛肺,止痛。

【应用】

1.**久泻,久痢**　本品味酸涩,性平和,能固肠道,涩滑脱,《本草纲目》称"为涩肠止泻之圣药",适用于久泻、久痢而无邪滞者。治脾虚久泻不止者,常与诃子、陈皮、砂仁等同用,如罂粟散(《普济方》);治脾虚中寒久痢不止者,常与肉豆蔻等同用,如真人养脏汤(《和剂局方》);若配苍术、人参、乌梅、肉豆蔻等可治脾肾两虚,久泻不止,如固肠丸《证治准绳》。

2.**肺虚久咳**　本品酸收,主入肺经,具有较强的敛肺气止咳逆作用,适用于肺虚久咳不止之证。可单用蜜炙研末冲服,或配伍乌梅肉,如小百劳散(《宣明论方》)。

3.**胃痛,腹痛,筋骨疼痛**　本品有良好的止痛作用,可用治上述诸痛较剧者。单用有效或配入复方使用。

【用法用量】煎服,3～6 g。止咳蜜炙用,止血止痛醋炒用。

【使用注意】本品过量或持续服用易成瘾。咳嗽或泻痢初起邪实者忌用。

罂粟壳

诃　子(hēzǐ)
《药性论》

为使君子科植物诃子 *Terminalia chebula* Retz. 的成熟果实。主产于云南及广东、广西等地。秋、冬二季采取、晒干、生用或煨用。若用果肉,则去核。

【处方用名】诃子、诃子肉、诃黎勒。

【性味归经】苦、酸、涩,平。归肺、大肠经。

【功效】涩肠止泻,敛肺止咳,降火利咽。

【应用】

1.久泻,久痢 本品酸涩性收,入于大肠,善能涩肠止泻,为治疗久泻、久痢之常用药物。可单用,如诃黎勒散(《金匮要略》)。若久泻、久痢属虚寒者,常与干姜、罂粟壳、陈皮配伍,如诃子皮饮(《兰室秘藏》)。本品酸涩之性,又能涩肠固脱,涩肠止血。配伍人参、黄芪、升麻等药,可用于泻痢日久,中气下陷之脱肛;若配伍防风、秦艽、白芷等药,可治肠风下血证,如肠风泻血丸(《本草汇言》)。

2.久咳,失音 本品酸涩而苦,既收又降,既能敛肺下气止咳,又能清肺利咽开音,为治失音之要药。治肺虚久咳、失音者,可与人参、五味子等同用;治痰热郁肺,久咳失音者,常与桔梗、甘草同用,如诃子汤(《宣明论方》)。治久咳失音,咽喉肿痛者,常与硼酸、青黛、冰片等蜜丸噙化,如清音丸(《医学统旨》)。

【用法用量】煎服,3~10 g。涩肠止泻宜煨用,敛肺清热、利咽开音宜生用。

【使用注意】凡外有表邪、内有湿热积滞者忌用。

石榴皮(shíliúpí)
《名医别录》

为石榴科植物石榴 *Punica granatum* L. 的果皮。我国大部分地区有栽培,秋季果实成熟时采果取皮。切小块,晒干。生用或炒炭用。

【处方用名】石榴皮。

【性味归经】酸、涩,温。归大肠经。

【功效】涩肠止泻,驱虫,止血。

【应用】

1.久泻,久痢 本品酸涩收敛,入大肠经,能涩肠道,止泻痢,为久泻久痢之常用药物。可单用煎服;或研末冲服;亦可配肉豆蔻、诃子等药同用。本品长于涩肠,若配伍党参、黄芪、升麻等药,可治久泻久痢而致中气下陷脱肛者。

2.虫积腹痛 本品有杀虫作用,治蛔虫、蛲虫、绦虫等虫积腹痛,常与槟榔、使君子等同用,如石榴皮散(《圣惠方》)。

3.崩漏,便血 本品能收敛止血,治崩漏及妊娠下血不止者,常与当归、阿胶、艾叶炭等同用,如石榴皮汤(《产经方》)。治便血,可单用煎服,或配伍地榆、槐花等药同用。

此外,本品尚有涩精、止带作用,亦可用于遗精、带下等证。

【用法用量】煎服,3~10 g。入汤剂生用,入丸、散多炒用,止血多炒炭用。

肉豆蔻(ròudòukòu)
《药性论》

为肉豆蔻科植物肉豆蔻 *Myristica fragrans* Houtt 的成熟种仁。主产于马来西亚、印度尼西亚,我国广东、广西、云南亦有栽培。冬、春二季果实成熟时采收。除去皮壳后,干燥。煨制去油用。

【处方用名】肉豆蔻。

【性味归经】辛,温。归脾、胃、大肠经。

【功效】涩肠止泻,温中行气。

【应用】

1.虚泻,冷痢　本品辛温而涩,入中焦,能暖脾胃,固大肠,止泻痢,为治疗虚寒性泻痢之要药。治脾胃虚寒之久泻、久痢者,常与肉桂、干姜、党参、白术、诃子等药同用;若配补骨脂、五味子、吴茱萸,可治脾肾阳虚,五更泄泻者,如四神丸(《证治准绳》)。

2.胃寒胀痛,食少呕吐　本品辛香温燥,能温中理脾、行气止痛。治胃寒气滞、脘腹胀痛、食少呕吐等证,常与木香、干姜、半夏等药同用。

【用法用量】煎服,3～9 g;入丸、散服,每次 0.5～1.0 g。内服须煨熟去油用。

【使用注意】湿热泻痢者忌用。

覆盆子(fùpénzǐ)
《名医别录》

为蔷薇科植物华东覆盆子 *Rubua chingii* Hu 的未成熟果实。主产浙江、福建等地。夏初果实含青时采收,沸水略烫,晒干。生用。

【处方用名】覆盆子。

【性味归经】甘、酸,微温。入肝、肾经。

【功效】益肾固精缩尿,养肝明目。

【应用】

1.遗精滑精、遗尿尿频　本品甘酸微温,主入肝肾,既能收涩固精缩尿,又能补益肝肾。治肾虚遗精、滑精、阳痿、不孕者,常与枸杞子、菟丝子、五味子等同用,如五子衍宗丸(《丹溪心法》);治肾虚遗尿、尿频者,常与桑螵蛸、益智仁、补骨脂等药同用。

2.肝肾不足,目暗不明　本品能益肝肾明目。治疗肝肾不足,目暗不明者,可单用久服,或与枸杞、桑椹子、菟丝子等药同用。

【用法用量】煎服,5～10 g。

桑螵蛸(sāngpiāoxiāo)
《神农本草经》

为螳螂科昆虫大刀螂 *Tenodera sinensis* Saussure、小刀螂 *Statilia maculate* (Thunberg)或巨斧螳螂 *Hierodula patellifera* (Serville)的卵鞘。分别习称"团螵蛸"、"长螵蛸"及"黑螵蛸"。全国大部分地区均产。深秋至次春采收。置沸水浸杀其卵,或蒸透晒干用。

【处方用名】桑螵蛸。

【性味归经】甘、咸,平。归肝、肾经。

【功效】固精缩尿,补肾助阳。

【应用】

1.遗精滑精,遗尿尿频,白浊　本品甘能补益,咸以入肾,性收敛,能补肾气、固精关、缩小便,为治疗肾虚不固之遗精滑精、遗尿尿频、白浊之良药。治肾虚遗精、滑精,常与龙骨、五味子、制附子等同用,如桑螵蛸丸(《世医得效方》);治小儿遗尿,可单用为末,米汤送服;治心神恍惚、小便频数、遗尿、白浊,可与远志、龙骨、石菖蒲等配伍,如桑螵蛸散(《本草衍义》)。

2.**肾虚阳痿**　本品有补肾助阳功效。可治肾虚阳痿,常与鹿茸、肉苁蓉、菟丝子等药同用。

【用法用量】煎服,6～10 g。

【使用注意】本品助阳固涩,故阴虚多火,膀胱有热而小便频数者忌用。

金樱子(jīnyīngzǐ)
《雷公炮炙论》

为蔷薇科植物金樱子 *Rosa laevigata* Michx. 的成熟果实。主产于广东、四川、云南、湖北、贵州等地。9—10 月采收。去刺及核,晒干用。

【处方用名】金樱子。

【性味归经】酸、涩,平。归肾、膀胱、大肠经。

【功效】固精缩尿,固崩止带,涩肠止泻。

【应用】

1.**遗精滑精,遗尿尿频,带下**　本品味酸而涩,功专固敛,入肾经,具有固精、缩尿止带作用。适用于肾虚精关不固之遗精滑精、膀胱失约之遗尿尿频、带脉不束之带下过多。可单用本品熬膏服,如金樱子膏(《明医指掌》);或与芡实相须而用,如水陆二仙丹(《仁存堂经验方》);或配伍菟丝子、补骨脂、海螵蛸等补肾固涩之品同用。

2.**久泻久痢**　本品入大肠,能涩肠止泻。治脾虚久泻、久痢,可单用浓煎服;或配伍党参、白术、芡实、五味子等同用,如秘元煎(《景岳全书》)。

此外,取其收涩固敛之功,本品还可用于崩漏、脱肛、子宫脱垂等证。

【用法用量】煎服,6～12 g。

海螵蛸(hǎipiāoxiāo)
《神农本草经》

为乌贼科动物无针乌贼 *Sepiella maindronide* Rochebrune 或金乌贼 *Sepia esculenta* Hoyle 的内壳。主产于辽宁、江苏及浙江沿海各地。收集其骨状内壳洗净,干燥。生用。

【处方用名】海螵蛸、乌贼骨。

【性味归经】咸、涩,微温。归肝、肾经。

【功效】涩精止带,收敛止血,制酸止痛,收湿敛疮。

【应用】

1.**遗精,带下**　本品温涩收敛,有固精止带之功。治肾失固藏之遗精、滑精,常与山茱萸、菟丝子、沙苑子等药同用;治肾虚带脉不固之带下清稀者,常与山药、芡实等药同用;如为赤白带下,则配伍白芷、血余炭同用,如白芷散(《妇人良方》)。

2.**崩漏,吐血,便血及外伤出血**　本品能收敛止血。治崩漏,常与茜草、棕榈炭、五倍子等同用,如固冲汤(《医学衷中参西录》);治吐血、便血者,常与白及等份为末服;治外伤出血,可单用研末外敷。

3.**胃痛吐酸**　本品味咸而涩,能制酸止痛,为治疗胃脘痛胃酸过多之佳品。常与延胡索、白及、贝母、瓦楞子等药同用。

4.**湿疮,湿疹,溃疡不敛**　本品外用能收湿敛疮。治湿疮、湿疹,配黄柏、青黛、煅石膏等药研末外敷;治溃疡多脓,久不愈合者,可单用研末外敷,或配煅石膏、枯矾、冰片等药共研细末,撒敷患处。

【用法用量】煎服,6～12 g。散剂酌减。外用适量。

知识链接

　　海螵蛸与桑螵蛸:两药均有固精止遗作用,均可用以治疗肾虚精关不固之遗精、滑精等证,但桑螵蛸固涩之中能补肾助阳,而海螵蛸固涩力较强。

莲　子(liánzǐ)
《神农本草经》

　　为睡莲科植物莲 *Nelumbo nucifera* Gaertn. 的成熟种子。主产于湖南、福建、江苏、浙江及南方各地池沼湖塘中。秋季采收,晒干。生用。

【处方用名】莲子、莲子肉。

【性味归经】甘、涩,平。归脾、肾、心经。

【功效】止带,补脾止泻,益肾涩精,养心安神。

【应用】

1.遗精滑精　本品味甘而涩,入肾经而能益肾固精。治肾虚精关不固之遗精、滑精,常与芡实、龙骨等同用,如金锁固精丸(《医方集解》)。

2.带下　本品既补脾益肾,又固涩止带,补涩兼施,为治疗脾虚、肾虚带下之常用之品。治脾虚带下者,常与茯苓、白术等药同用;治脾肾两虚,带下清稀,腰膝酸软者,可与山茱萸、山药、芡实等药同用。

3.脾虚泄泻　本品甘可补脾,涩能止泻,既可补益脾气,又能涩肠止泻。治脾虚久泻,食欲不振者,常与党参、茯苓、白术等同用,如参苓白术散(《和剂局方》)。

4.心悸,失眠　本品甘平,入于心肾,能养心血,益肾气,交通心肾而有安神之功。治心肾不交之虚烦、心悸、失眠者,常与酸枣仁、茯神、远志等药同用。

【用法用量】煎服,10～15 g。去心打碎用。

莲子

芡　实(qiànshí)
《神农本草经》

　　为睡莲科植物芡 *Euryale ferox* Salisb. 的成熟种仁。主产于湖南、江西、安徽、山东等地。秋末冬初采收成熟果实,除去果皮,取出种仁,再除去硬壳,晒干。捣碎生用或炒用。

【处方用名】芡实、芡实米、鸡头米。

【性味归经】甘、涩,平。归脾、肾经。

【功效】益肾固精,补脾止泻,除湿止带。

【应用】

1.遗精滑精　本品甘涩收敛,善能益肾固精。治肾虚不固之腰膝酸软,遗精滑精者,常与金樱子相须而用,如水陆二仙丹(《仁存堂经验方》);亦可与莲子、莲须、牡蛎等配伍,如金锁固精丸(《医方集解》)。

2.**脾虚久泻** 本品既能健脾除湿,又能收敛止泻。可用治脾虚湿盛,久泻不愈者,常与白术、茯苓、扁豆等药同用。

3.**带下** 本品能益肾健脾、收敛固涩、除湿止带,为治疗带下证之佳品。治脾肾两虚之带下清稀,常与党参、白术、山药等药同用。若治湿热带下黄稠,则配伍清热利湿之黄柏、车前子等同用,如易黄汤(《傅青主女科》)。

【用法用量】煎服,10~15 g。

知识链接

芡实与莲子:二者同科属,均为甘涩平,主归脾、肾经。均能益肾固精、补脾止泻、止带,补中兼涩,主治肾虚遗精、遗尿及脾虚食少、泄泻及脾肾两虚之带下等,但芡实益脾肾固涩之中,又能除湿止带,故为虚、实带下证之常用药物。

椿 皮(chūnpí)

《新修本草》

为苦木科植物臭椿(樗)*Ailanthus altissima*(Mill.)Swingle 的根皮或树皮。主产于山东、辽宁、河南、安徽等地。全年可采,剥下根皮或干皮,刮去外层粗皮,晒干、切断或切丝。生用或麸炒用。

【处方用名】椿皮。

【性味归经】苦、涩,寒。归大肠、肝经。

【功效】清热燥湿,收敛止带,止泻,止血。

【应用】

1.**赤白带下** 本品入大肠,苦可燥湿,寒以清热,涩能收敛。既可清热燥湿,又能收敛止带,为止带之常用药物。治疗湿热下注,带脉失约而致赤白带下者,常与黄柏等同用,如樗树根丸(《摄生众妙方》)。

2.**久泻久痢,湿热泻痢** 本品入大肠经能收涩止泻,清热燥湿。治久泻久痢,常与诃子、母丁香同用,如诃黎勒丸(《脾胃论》);治湿热泻痢,常与地榆同用,如椿根散(《鲁府禁方》)

3.**崩漏经多,便血痔血** 本品入肝经血分,善能收敛止血,因其性寒,尤宜用于血热崩漏、便血者。治崩漏、月经过多者,常与黄柏、黄芩、白芍、龟甲等同用,如固经丸(《医学入门》)。治便血痔血,可单用本品为丸服;或与侧柏叶、升麻、白芍等同用,如椿皮丸(《丹溪心法》)。

此外,本品尚有杀虫功效,内服治蛔虫腹痛,外洗治疥癣瘙痒。

【用法用量】煎服,6~9 g。外用适量。

【使用注意】脾胃虚寒者慎用。

目标检测

课件 19

一、选择题

1. 可用于心悸、失眠、多梦的药物是 （　　）
   A. 山茱萸　　　　　 B. 五味子　　　　　 C. 金樱子　　　　　 D. 覆盆子

2. 既能敛肺止咳，又能涩肠止泻的药物是 （　　）
   A. 乌梅　　　　　　 B. 金樱子　　　　　 C. 白果　　　　　　 D. 肉豆蔻

3. 具有敛汗、除热作用的药物是 （　　）
   A. 麻黄根　　　　　 B. 五味子　　　　　 C. 浮小麦　　　　　 D. 山茱萸

4. 可用于久咳、失音的药物是 （　　）
   A. 苏子　　　　　　 B. 罂粟壳　　　　　 C. 白芥子　　　　　 D. 诃子

5. 上能敛肺气，下能滋肾阴的药物是 （　　）
   A. 诃子　　　　　　 B. 五味子　　　　　 C. 乌梅　　　　　　 D. 五倍子

6. 既能益肾固精，又能补脾止泻的药物是 （　　）
   A. 山茱萸　　　　　 B. 覆盆子　　　　　 C. 枸杞子　　　　　 D. 莲子

二、多项选择题

1. 浮小麦主治的病证是 （　　）
   A. 自汗　　　　　　 B. 脏躁病　　　　　 C. 盗汗　　　　　　 D. 骨蒸潮热
   E. 食积不化

2. 收涩药中具有收敛止汗的药物是 （　　）
   A. 浮小麦　　　　　 B. 糯稻根　　　　　 C. 五味子　　　　　 D. 五倍子
   E. 山茱萸

3. 五倍子主治的病证是 （　　）
   A. 肺虚久咳　　　　 B. 遗精滑精　　　　 C. 久泻久痢　　　　 D. 自汗盗汗
   E. 崩漏下血

三、简答题

1. 收涩药与补虚药配伍之意义为何？

第十七章　其他药

学习目的与要求

学习目的

通过学习拔毒化腐、杀虫止痒等其他药物的性能功效、主治应用的有关知识,培养学生合理应用这些药物的能力。

知识要求

掌握雄黄、轻粉、大蒜、蟾酥、硫黄的性能与配伍应用。

熟悉本章部分有毒药物的使用注意;熟悉白矾、升药、铅丹、常山、炉甘石、蛇床子的功效、主治和应用。

了解砒石、硼砂、马钱子等药物的功用。

能力要求

能在实际工作中合理应用该类中药。

本章所收载的药物,大都用于外科疾患,临床上以外用为主,具有消肿解毒、收敛止血、化腐生肌、排脓止痛等作用。

某些具有剧毒的药物用于内服时,应注意严格控制剂量,不能过量和持续使用。在剂型方面,内服一般宜作为丸剂,取其缓缓溶解吸收。在炮制方面,应严格遵照一定的操作要求,以保证用药安全。

其他药

除上述治疗外科疾患的药物外,对其他具有涌吐、截疟等作用的药物,由于药数较少,不能自成一章,或不能恰当地归入前面各章,也附编在内。

常　　山(chángshān)

《神农本草经》

为虎耳草科植物常山 *Dichroa febrifuga* Lour. 的根。主产于四川、贵州,湖南、湖北亦

产。秋季采收,除去须根,洗净,晒干。生用,或酒炙,或醋炙后用。

【处方用名】常山。

【性味归经】苦、辛,寒。有毒。归肺、心、肝经。

【功效】涌吐痰涎,截疟。

【应用】

1.胸中痰饮　本品辛开苦泄,善泄痰结,其性上行,能引吐胸中痰饮,适用于痰饮停聚,胸膈壅塞,不欲饮食,欲吐而不能吐者。常以本品配甘草,水煎和蜜温服。然此法今已少用。

2.疟疾　古有"无痰不成疟"之说。本品善祛痰而截疟,为治疟之要药。适用于各种疟疾,尤以治间日疟、三日疟为佳。古方常单用本品浸酒或煎服治疟,每获良效;亦可配伍运用。若治一切疟疾,寒热往来,发作有时者,可以常山酒浸蒸焙,与槟榔共研末,糊丸服之,如胜金丸(《和剂局方》);治疟疾寒热,或二三日一发者,可与厚朴、草豆蔻、肉豆蔻、槟榔等同用,如常山饮(《圣济总录》);若虚人久疟不止者,可与黄芪、人参、乌梅等同用,如截疟饮(《医宗必读》);疟久不愈,而成疟母者,则与鳖甲、三棱、莪术等同用,如截疟常山饮(《丹溪心法》)。

【用法用量】煎服,4.5～9.0 g;入丸、散酌减。涌吐可生用,截疟宜酒制用。治疟宜在病发作前半天或2小时服用,并配伍陈皮、半夏等减轻其致吐作用。

【使用注意】本品有毒,且能催吐,故用量不宜过大,体虚及孕妇不宜用。

雄　黄(xiónghuáng)
《神农本草经》

为硫化物类矿物雄黄的矿石,主含二硫化二砷(As_2S_2)。主产于广东、湖南、湖北、贵州、四川等地。随时可采,采挖后除去杂质。研成细粉或水飞,生用。切忌火煅。

【处方用名】雄黄。

【性味归经】辛,温。有毒。归肝、胃、大肠经。

【功效】解毒杀虫,燥湿祛痰,截疟。

【应用】

痈肿疔疮,湿疹疥癣,蛇虫咬伤　雄黄温燥有毒,外用或内服均可以毒攻毒而解毒杀虫疗疮。治痈肿疔毒,可单用或入复方,且较多外用,如《千金方》以本品为末涂之;或配白矾等分,名二味拔毒散(《医宗金鉴》);或配伍乳香、没药、麝香为丸,名醒消丸(《外科全生集》),陈酒送服,治痈疽肿毒,均有良效。若与黄连、松脂、发灰为末,猪脂为膏外涂,可用治病疥(《肘后方》)。治蛇虫咬伤,轻者单用本品香油调涂患处,重者内外兼施,当与五灵脂共为细末,酒调灌服,并外敷(《瑞竹堂经验方》)。若与牵牛子、槟榔等同用,可治虫积腹痛,如牵牛丸(《沈氏尊生书》)。

本品内服能祛痰截疟。如与朱砂同用的治癫痫方(《仁斋直指方》)。若与杏仁、巴豆同用,可治小儿喘满咳嗽,如雄黄丹(《证治准绳》)。古方还用雄黄截疟,治疟疾,今已少用。

【用法用量】外用适量,研末敷,香油调搽或烟熏。内服0.05～0.10 g,入丸、散用。

【使用注意】切忌火煅。内服宜慎,不可久服。外用不宜大面积涂擦及长期持续使用。孕妇禁用。

硫　黄(liúhuáng)

《神农本草经》

为自然元素类矿物硫族自然硫。主产于山西、山东、陕西、河南等地。采挖后加热熔化，除去杂质，或用含硫矿物经加工制得。生硫黄只作外用，内服常与豆腐同煮后阴干用。

【处方用名】硫黄、硫磺。

【性味归经】酸，温。有毒。归肾、大肠经。

【功效】外用解毒杀虫疗疮；内服补火助阳通便。

【应用】

1.外用治疥癣，湿疹，阴疽疮疡　本品性温而燥，有解毒杀虫、燥湿止痒诸功效，尤为治疗疥疮的要药。如《肘后方》治疥即单取硫黄为末，麻油调涂用；或配伍风化石灰、铅丹、腻粉研末，猪油调涂治疥疮，如硫黄散（《圣济总录》）。若与轻粉、斑蝥、冰片为末，同香油、面粉为膏，涂敷患处，可治顽癣瘙痒，如臭灵丹（《医宗金鉴》）；若治疮疽，则可与荞麦面、白面为末贴敷患处，如痈疽发背方（《仁斋直指方》）。

2.内服治阳痿，虚喘冷哮，虚寒便秘　硫黄乃纯阳之品，入肾大补命门火而助元阳。可用于肾阳衰微、下元虚冷诸证。如金液丹即单用硫黄治腰冷膝弱、失精遗溺等。治肾虚阳痿，常与鹿茸、补骨脂、蛇床子等同用；若配附子、肉桂、沉香，可治肾不纳气之喘促等，如黑锡丹（《和剂局方》）。虚冷便秘，以硫黄配半夏用，即半硫丸（《和剂局方》）。因硫黄能补虚而暖肾与大肠，因而也可止泻治冷泻腹痛。

【用法用量】外用适量，研末敷或加油调敷患处。内服1.5～3.0 g，炮制后入丸、散服。

【使用注意】阴虚火旺及孕妇忌服。

白　矾(báifán)

《神农本草经》

为硫酸盐类矿物明矾石经加工提炼制成，主含含水硫酸铝钾[$KAl(SO_4)_2 \cdot 12H_2O$]。主产于安徽、浙江、山西、湖北等地。全年均可采挖。将采得的明矾石用水溶解，滤过，滤液加热浓缩，放冷后所得结晶即为白矾。生用或煅用。煅后称枯矾。

【处方用名】白矾、明矾。

【性味归经】酸、涩，寒。归肺、脾、肝、大肠经。

【功效】外用解毒杀虫，燥湿止痒；内服止血止泻，祛除风痰。

【应用】

1.湿疹瘙痒，疮疡疥癣　本品性燥酸涩，而善收湿止痒。尤宜治疮面湿烂或瘙痒者。治痈疽，常配朴硝研末外用，如二仙散（《卫生宝鉴》）；《证治准绳》单用白矾或配伍硫黄、乳香等治疗口疮、聤耳、鼻息肉、酒渣鼻。白矾更是治疗痔疮、脱肛、子宫脱垂的常用药，如以白矾、五倍子为主组成的消痔灵注射液。治金疮出血，用生矾、煅矾配松香研末，外敷伤处。

2.便血、吐衄、崩漏　本品性涩，能入肝经血分，有收敛止血作用，可用治多种出血证。治衄血不止，以枯矾研末吹鼻（《圣济总录》）；治崩漏，配五倍子、地榆同用。

3.久泻久痢　取其涩肠止泻作用，配煨诃子肉为散，粥饮调下治之，如诃黎勒散（《圣惠方》）。

4.**痰厥癫狂、痫证**　白矾酸苦涌泄而能祛除风痰,又当配郁金为末,薄荷糊丸服,治痰壅心窍癫痫发狂,如白金丸(《医方集解》)。

5.**湿热黄疸**　有去湿退黄之功,可与硝石配伍,治女劳疸,如硝石散(《金匮要略》)。

【用法用量】外用适量,研末撒布、调敷或化水洗患处。内服0.6～1.5 g,入丸、散服。

【使用注意】体虚胃弱及无湿热痰火者忌服。

蛇床子(shéchuángzǐ)
《神农本草经》

为伞形科植物蛇床 *Cnidium monnieri*（L.）Cuss. 的成熟果实。全国各地均产,以河北、山东、浙江、江苏、四川等地产量较大。均为野生,夏、秋二季果实成熟时采收,除去杂质,晒干。生用。

【处方用名】蛇床子。

【性味归经】辛、苦,温。有小毒。归肾经。

【功效】杀虫止痒,燥湿祛风,温肾壮阳。

【应用】

1.**阴部湿痒,湿疹,疥癣**　本品辛苦温燥,有杀虫止痒、燥湿诸作用。为皮肤及妇科病常用药,常与苦参、黄柏、白矾等配伍,且较多外用。治阴部瘙痒,与白矾煎汤频洗,如《濒湖集简方》。现临床治滴虫性阴道炎较常用。《千金方》单用本品研粉,猪脂调之外涂,治疗疥癣瘙痒。

2.**寒湿带下,湿痹腰痛**　本品性温热可助阳散寒,辛苦又具燥湿祛风之功。治带下腰痛,尤宜于寒湿兼肾虚所致者,常与山药、杜仲、牛膝等同用。

3.**肾虚阳痿,宫冷不孕**　本品温肾壮阳之功亦佳。如《千金方》在30首治肾虚阳痿精冷方中,用蛇床子方达半数以上,且内服、外用均有。亦常配伍当归、枸杞、淫羊藿、肉苁蓉等治疗阳痿无子,如赞育丹(《景岳全书》)。

【用法用量】外用适量,多煎汤熏洗或研末调敷。内服3～9 g。

【使用注意】阴虚火旺或下焦有湿热者不宜内服。

蟾　酥(chánsū)
《药性论》

为蟾蜍科动物中华大蟾蜍 *Bufo bufo gargarizans* Cantor 或黑眶蟾蜍 *Bufo melanostictus* Schneider 的耳后腺及皮肤腺分泌的白色浆液,经加工干燥而成。主产于河北、山东、四川、湖南、江苏、浙江等地。多为野生品种。夏、秋二季捕捉蟾蜍,洗净体表,挤取耳后腺及皮肤腺的浆液,盛于瓷器内(忌与铁器接触),晒干贮存。用时以碎块置酒或鲜牛奶中溶化,然后风干或晒干。

【处方用名】蟾酥。

【性味归经】辛,温。有毒。归心经。

【功效】解毒,止痛,开窍醒神。

【应用】

1.**痈疽疔疮,瘰疬,咽喉肿痛,牙痛**　本品有良好解毒消肿、麻醉止痛作用,可外用及内服。治痈疽及恶疮,常配伍麝香、朱砂等,用葱白汤送服取汗,如蟾酥丸(《外科正宗》);治咽喉肿痛及痈疖,与牛黄、冰片等配用,如雷氏六神丸;治牙痛,单用本品研细少许点患处(《本草正》)。本品亦用于五官科手术的黏膜麻醉,配川乌、生南星、生半夏为末,烧酒调敷患处,如外敷麻药方(《医宗金鉴》)。

2.痧胀腹痛,神昏吐泻　本品辛温走窜,有辟秽化浊、开窍醒神之功,嗅之亦能催嚏。用治伤于暑湿秽浊或饮食不洁而致痧胀腹痛,吐泻不止,甚至昏厥,常与麝香、丁香、雄黄等药配伍,用时研末吹入鼻中取嚏收效,如蟾酥丸(《集验简易良方》)。

【用法用量】内服 0.015～0.03 g,研细,多入丸、散用。外用适量。

【使用注意】本品有毒,内服慎勿过量。外用不可入目。孕妇忌用。

附药:蟾　皮(chánpí)

为蟾蜍科动物中华大蟾蜍或黑眶蟾蜍等的皮。其味辛,性凉,有小毒。功能清热解毒,利水消胀。适用于痈疽疮毒、疳积腹胀、瘰疬肿瘤等证。煎服,3～6 g。研末入丸散,每次0.3～0.9 g。外用适量,可研末调敷患处,或以新鲜蟾皮外贴患处。

大　蒜(dàsuàn)
《名医别录》

为百合科植物大蒜 *Allium sativum* L. 的鳞茎。全国各地均有栽培。5 月叶枯时采挖晾干。生用。

【处方用名】大蒜。

【性味归经】辛,温。归脾、胃、肺经。

【功效】解毒消肿,杀虫,止痢。

【应用】

1.用于痈肿疔毒,疥癣　大蒜外用或内服,均有良好的解毒、杀虫、消肿作用。治疮疖初发,可用独头蒜切片贴肿处(《外科精要》)。民间亦常用大蒜切片外擦或捣烂外敷,治疗皮肤或头癣瘙痒。

2.痢疾,泄泻,肺痨,顿咳　可单独或配伍入复方中用。如验方以大蒜煮粥送服白及粉治肺痨咯血。治泻痢,单用或以 10%大蒜浸液保留灌肠。大蒜还可防治流感、流脑、乙脑等流行性传染病。

3.钩虫病,蛲虫病　治蛲虫病可将大蒜捣烂,加茶油少许,睡前涂于肛门周围。

此外,大蒜还能健脾温胃而用治脘腹冷痛,食欲减退或饮食不消。

【用法用量】外用适量,捣敷,切片擦或隔蒜灸。内服 5～10 g,或生食,或制成糖浆。

【使用注意】外用可引起皮肤发红、灼热甚至起泡,故不可敷之过久。阴虚火旺及有目、舌、喉、口齿诸疾不宜内服用。孕妇忌灌肠用。

升　药(shēngyào)
《外科大成》

由水银、火硝、白矾各等份混合升华制成。红色者称红升,黄色者称黄升。各地均产,以河北、湖北、湖南、江苏等地产量较大。研细末入药,陈久者良。又名红粉、三仙丹、红升丹、黄升丹。

【处方用名】升药、红粉、红升丹、黄升丹。

【性味归经】辛,热。有大毒。归肺、脾经。

【功效】拔毒,去腐。

【应用】

痈疽溃后,脓出不畅,腐肉不去,新肉难生　本品有良好的拔毒去腐排脓作用,为只供外用的外科常用药之一。常与收湿敛疮的煅石膏同用,可随病情不同,调整二药的用量比例,如升药与煅石膏的用量比为1∶9者称九一丹,拔毒力较轻而收湿生肌力较强;2∶8者称八二丹,3∶7者称七三丹,1∶1者称五五丹,9∶1者称九转丹,则拔毒提脓之力逐步增强。

此外,升药也可用治湿疮、黄水疮、顽癣及梅毒等。

【用法用量】外用适量。本品只供外用,不能内服。且不用纯品,而多配煅石膏外用。用时,研极细粉末,干掺或调敷,或以药捻沾药粉使用。

【使用注意】本品有大毒,外用亦不可过量或持续使用。外疡腐肉已去或脓水已尽者,不宜用。

轻　粉(qīngfěn)
《本草拾遗》

为水银、白矾(或胆矾)、食盐等用升华法制成的氯化亚汞(Hg_2Cl_2)结晶性粉末。主产于湖北、湖南、山西、陕西、贵州等地。避光保存,研细末用。又名汞粉、水银粉。

【处方用名】轻粉、汞粉、水银粉。

【性味归经】辛,寒。有毒。归大肠、小肠经。

【功效】外用杀虫,攻毒,敛疮;内服祛痰消积,逐水通便。

【应用】

1.外用治疮疡溃烂,疥癣瘙痒,湿疹,酒渣鼻,梅毒下疳　本品辛寒燥烈,有较强的攻毒杀虫止痒及生肌敛疮作用。治黄水疮痒痛,配黄柏、蛤粉、煅石膏共为细末,凉水或麻油调涂,如蛤粉散(《外科正宗》);如配黄连末、猪胆汁调涂,治臁疮不合(《永类钤方》);或配风化石灰、铅丹、硫黄为细末,生油调涂治干湿癣,如如圣散(《圣济总录》);又可配大黄、硫黄加凉水调涂,治酒渣鼻、痤疮,如加味颠倒散(《疮疡外用本草》)。

2.内服治水肿胀满,二便不利　本品内服能通利二便,逐水退肿。常配伍大黄、甘遂、大戟等同用,治水肿便秘实证,如舟车丸(《丹溪心法》)。

【用法用量】外用适量,研末调涂或干掺,或制膏外贴。内服每次0.1～0.2 g,入丸、散服。

【使用注意】本品有毒(可致汞中毒),内服宜慎,且服后应漱口。体虚及孕妇忌服。

铅　丹(qiāndān)
《神农本草经》

为纯铅加工制成的铅的氧化物(Pb_3O_4)。主产于河南、广东、福建、云南等地,生用或炒用。

【处方用名】铅丹、广丹、黄丹。

【性味归经】辛,微寒。有毒。归心、肝经。

【功效】拔毒生肌,杀虫止痒。

【应用】

1.外用治疮疡溃烂,湿疹瘙痒,疥癣,狐臭,酒渣鼻　本品辛寒,具拔毒化腐生肌、收湿杀虫止痒之功。可治疗多种疮疡、顽癣、湿疹等。配黄明胶,治疮疡初起红肿或脓成未溃者,如敛疮内消方(《普济本事方》);配煅石膏、轻粉、冰片研细末,外掺疮上治痈疽溃后不敛,如桃花散(《马氏方》)。铅丹又为制备外用膏药的原料,常与植物油及解毒、活血、生肌药熬制成外贴膏药应用。

2.内服治惊痫癫狂,疟疾　因其有毒,现已很少应用。

【用法用量】外用适量,研末撒布或熬膏贴敷。内服每次 0.3~0.6 g,入丸、散服。

【使用注意】本品有毒,用之不当可引起铅中毒,应慎用;不可持续使用以防蓄积中毒。

炉甘石(lúgānshí)
《外丹本草》

为碳酸盐类矿物菱锌矿石,主含碳酸锌($ZnCO_3$)。主产于广西、湖南、四川、云南等地。全年可采挖,采挖后,除去泥土杂石,洗净,晒干。有火煅、醋淬及火煅后用三黄汤(黄连、黄柏、大黄)淬等制法。水飞用。

【处方用名】炉甘石。

【性味归经】甘,平。归肝、胃经。

【功效】解毒明目退翳,收湿止痒敛疮。

【应用】

1.目赤翳障　本品甘平无毒,可解毒明目退翳,收湿止痒。为眼科外用常用药。与玄明粉各等份为末点眼,治目赤暴肿,如神应散(《御药院方》);若与海螵蛸、冰片为细末点眼,可治风眼流泪,如止泪散(《证治准绳》)。

2.溃疡不敛,湿疮,湿疹,眼睑溃烂　有生肌敛疮、收湿止痒、解毒诸功效。常配煅石膏、龙骨、青黛、黄连等同用,以提高药效。如治疮疡不敛,配龙骨同用,研极细末,干掺患处的平肌散(《御药院方》)。若配黄连、冰片,可治眼眶破烂,畏光羞明,如黄连炉甘石散(《证治准绳》)。

【用法用量】外用适量,研末撒布或调敷;水飞点眼、吹喉。一般不内服。

【使用注意】宜炮制后用。

其他药简表

分类	药名	性味归经	功效应用	用法用量
涌吐药	瓜蒂	苦,寒。有毒。归胃经	涌吐痰食,祛湿退黄	煎服 2.5~5.0 g;入丸、散服,每次 0.3~1.0 g;外用适量
	胆矾	酸、涩、辛,寒。有毒。归肝、胆经	涌吐痰涎,解毒收湿,祛腐蚀疮	内服,0.30~0.61 g。外用适量

续表

分类	药名	性味归经	功效应用	用法用量
攻毒杀虫止痒药	樟脑	辛,热。有毒。归心、脾经	除湿杀虫,温散止痛,开窍辟秽	外用适量,内服 0.1～0.2 g
	木鳖子	苦、微甘,凉。有毒。归肝、脾、胃经	攻毒疗疮,消肿散结	外用适量,内服 0.6～1.2 g
	土荆皮	辛,温。有毒。归肺、脾经	杀虫,止痒	外用适量
	蜂房	甘,平。归胃经	攻毒杀虫,祛风止痛	外用适量
	砒石	辛,大热。有大毒。归肺、肝经	外用攻毒杀虫,蚀疮去腐;内服劫痰平喘,截疟	外用适量,内服每次 0.002～0.004 g
拔毒化腐生肌药	硼砂	甘、咸,凉。归肺、胃经	拔毒生肌,杀虫止痒。外用清热解毒,内服清肺化痰	外用适量,内服,1.5～3.0 g
消肿止痛药	马钱子	苦,温;有大毒。归肝、脾经	通络止痛,散结消肿。用于跌打损伤,骨折肿痛,风湿顽痹,麻木瘫痪,痈疽疮毒,咽喉肿痛	0.3～0.6 g,炮制后入丸散用

目标检测

课件 20

一、选择题

1. 既能涌吐痰涎,又能截疟的药物是 （ ）
   A. 槟榔   B. 青蒿
   C. 常山   D. 生首乌
2. 下列主治阳痿、阴痒、湿疹、带下的药物是 （ ）
   A. 肉苁蓉   B. 续断
   C. 硫黄   D. 蛇床子

二、简答题

列举具有攻毒、拔毒、解毒、托毒功效的药物(各类可举 2～3 个)。

中药名索引

（按拼音排序）